Über Transformat

„Ich wusste schon seit Jahren, dass ich meine eigene Wirklichkeit erschaffe. Nur wusste ich nicht, wie ich das erschaffen könnte, was ich mir wünschte. Jetzt weiß ich's. Es ist in greifbarer Nähe."
- Ellis Freeman

„Die Transformative Atmung hat die jahrelange Ansammlung von Stress in meinem Körper, die zu häufigen Erschöpfungszuständen und Depressionen geführt hatte, nach und nach aufgelöst. Es war ein Segen für mich und hat meine Lebenseinstellung dramatisch verändert."
- Lisa Clare Kombrink, Rechtsanwältin, Town of Southampton, New York

„Es half mir, mich zu entspannen und die vielen kleinen Alltagssorgen zu vergessen. Ich hätte nie gedacht, dass unsere alltäglichen Gefühlsschwankungen so eng mit der Atmung zusammenhängen."
- Julie S.

„Die Transformative Atmung hat sehr viel Zorn, Entfremdung und Traurigkeit von mir genommen. Es hat mir tatsächlich geholfen, meine ganze Lebensphilosophie gedanklich umzugestalten."
- Chris Riopelle

„Es hat mir geholfen, mich durch meine tiefsitzende Angst vorm Fliegen hindurchzuarbeiten. Ich brauche keine blutdrucksenkenden Mittel, Tranquilizer, Antazida usw. mehr. Ich fühle mich so wohl in meinem Körper, wie ich es noch nie erlebt habe, soweit ich mich erinnern kann – stärker und freier. Viele emotionale und Blockaden und Widerstände haben sich aufgelöst."
- Gene Troy

„Sie können, genauso wie ich, wenn Sie am Boden liegen, sich wieder hochraffen und sich Ihre verlorene Macht über sich selbst zurückholen. Und die Methode, die mich am meisten dazu befähigte, war die tiefe Atemarbeit."
- Joan Gatuso, A Course in Life

„Diese einzige Atemsession war mehr wert als zwei Jahre Therapie."
- Gabrielle Hass, Leiterin des Blind Children Learning Center, Tustin, CA

„Nach etwa zehn Minuten Atmen erschien vor meinen inneren Augen ein reiches tiefes Kobaltblau. Körper und Seele verströmten sich in Farbe, und ich erlebte ... das Eine kosmische Bewusstsein."
- Pamela H., Teilnehmerin am Owens Retreat

„TrA hat mir bei meiner größten Leidenschaft, den Kampfkünsten, geholfen ... Es verbessert meine Performance. Es hat vieles für mich geklärt, von meiner Sicht der Dinge bis hin zur Umsetzung in die Praxis."
- Angie B.

Ich widme dieses Buch meinem Enkel

Collin Guyotte,

dessen Hinscheiden uns so viel lehrte

über die kostbaren Geschenke

von Leben und Atmen.

BREATHE DEEP, LAUGH LOUDLY: The Joy of Transformational
Breathing™
3rd Edition

Hinweis für den Leser: Dieses Buch dient lediglich Ihrer Information.
Es werden keine Empfehlungen für spezifische Gesundheitsprobleme
gegeben. Personen mit geistigen oder körperlichen Beschwerden wird
empfohlen, entsprechenden professionellen oder medizinischen Rat
zu suchen. Weder der Verlag noch die Autorin oder die
Transformational Breath Foundation können verantwortlich gemacht
werden für Missverständnisse oder Missbrauch der vorliegenden
Informationen. Es wird empfohlen, erst nach einigen Lektionen mit
einem professionellen Trainer für Transformative Atmung
selbstständig weiter zu üben.

**Atme tief – Lebe intensiv: Freude erleben durch Transformative
Atmung**

3. überarbeitete Auflage, Juli 2007
Free Breath Press, P.O. Box 248, Tilton, NH 03276
Erstausgabe bei INI Free Press, West Hartford, CT 06119 (1999)

LIBRARY OF CONGRESS CATALOGING IN PUBLICATION DATA

Kravitz, Judith, 1946
Breathe Deep, Laugh Loudly: The Joy of Transformational Breathing / Judith
Kravitz / 240p
ISBN: 1-929271-01-8
CIP: 99-66174

Printed and bound in the United States of America

Entwurf von Schrift und Buchgestaltung: Dianne J. Mecklenburg und Stephen
Gooby
Bild für den Buchumschlag von Eric Almaas

Ursprüngliche Verleger: Lois A. Grasso, Laura Jensen, Marilyn Perona
Übersetzung aus dem Amerikanischen von Friedrich Hartmann;
Überarbeitet von Monika Kind
Verantwortlich für den Index: Dianne J. Mecklenburg und Christian Müller

Atme tief – Lebe intensiv

Freude erleben durch Transformative Atmung

Judith Kravitz

Zur Autorin

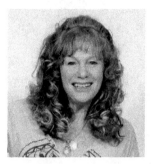

JUDITH KRAVITZ, D.M.

Dr. Judith Kravitz hat „Transformational Breath" im Verlaufe von mehr als dreißig Jahren entwickelt und weltweit unterrichtet. Anfang der achtziger Jahre heilte sie sich selbst von Kehlkopfkrebs, und seither war sie Zeugin tausender ähnlicher Heilungen bei Anderen.

Als führende Expertin in der Atemarbeit hat Dr. Kravitz Hunderttausende Menschen in mehr als zwanzig Ländern erreicht und rühmende Anerkennung von Dr. Deepak Chopra, Dr. Christiane Northrup, Goldie Hawn, Norman Lear und vielen anderen erfahren. Die achtfache Mutter und Großmutter ist auch ordinierte Pfarrerin mit einem Doktortitel in Metaphysik. Sie hat an vielen renommierten Orten unterrichtet, wie beispielsweise The Chopra Center, Canyon Ranch, Omega Institute, Rowe Camp & Conference Center, The Sirius Community und Kripalu Center for Yoga & Health. Im Jahr 2007 hielt sie die Keynote-Ansprache auf der Global Inspiration Conference in der Türkei.

Danksagung

Viele Menschen haben beigetragen zur Gestaltung der folgenden Informationen, die ich mit Liebe und Demut weitergebe. Dank sagen möchte ich zunächst und vor allem dem Geist des Alls, der mir die Gabe und Erfahrung dieser höchst wunderbaren Form des „Spiels" geschenkt hat, die unter dem Namen „Transformational Breathing" bekannt wurde. Ich fühle mich geehrt, in Erfüllung eines Teils meiner Lebensaufgabe beizutragen zum Wissensschatz hinsichtlich bewusster Atmung, sodass die Praxis sich erweitern und immer mehr verfeinern kann. Indem ich diese Gabe mit so vielen Menschen auf der ganzen Welt geteilt habe, hat sich mir unzweifelhaft erwiesen, dass der Atem unsere machtvollste und zugleich einfachste Hilfsquelle für beglückende Heilung und leidenschaftliches Leben ist.

Das vorliegende Buch wurde möglich durch die grundlegenden Beiträge mehrerer Personen. Lois Grassos Begabung, Konzepte im Wortlaut zu entwickeln, brachte zahlreiche Ideen hervor. Eine synergetische Magie ist zwischen uns am Werk – Worte strömen und gerinnen zu Ideen, und Konzepte finden zueinander. Ihre Dynamik als erste Herausgeberin und Koordinatorin war es, die dieses Vorhaben Wirklichkeit werden ließ. Sodann möchte ich Marilyn Perona danken, deren Engagement und harte Arbeit unschätzbar waren bei der Fertigstellung der zweiten Auflage.

Von Herzen Dank gebührt auch den Getreuen, die dieses Vorhaben finanziell unterstützt haben, wie auch Laura Jensen, Dr. Scott Kwiatkowski, Liz Comeau, Carol Hawk, Cynthia Van Savage, Judy Tache, Catherine Doucette, Kathy Glass, Samvedam Randels, Kevin Macarewicz, Dr. Abraham Sussman und Richard Handel, die alle mit großem Engagement und mit

Rücksicht auf den Leser Schätze an Wissen, Talent und Erfahrung mit eingebracht haben. Dieses Buch ist wahrhaftig eine Mitschöpfung liebevoller Seelen.

Dank sei Eric Almaas, dem begabten Künstler, dessen Umschlagbild die Schönheit der vier Elemente darstellt. Meinem Freund Norman Lear, der diese Arbeit weiterhin auf mancherlei Weise fördert. Und den vielen wunderbaren Atembegleitern und Klienten, deren persönliche Mitteilungen diesen Seiten wahres Leben einhauchten.

Ich widme dieses, mein „neuntes Kind" Ihnen, der Leserin, dem Leser, in der zuversichtlichen Hoffnung, dass Sie Ihren größten Aktivposten einfordern werden: das innere Geschenk Ihres eigenen glücklichen Lachens in jedem transformierenden Atemzug, den Sie nehmen.

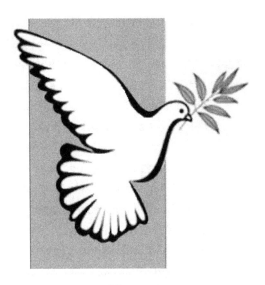

Vorwort

Im Laufe meiner bisher neunundzwanzigjährigen Berufspraxis, in der ich mit mehr als hunderttausend Menschen sowohl einzeln als auch in Gruppen arbeitete, habe ich eine große Vielfalt von ganzheitlichen Heilmethoden erlebt. Nirgendwo bin ich auf meinen Reisen einem therapeutischen Prozess begegnet, der uns so direkt, sicher und freudvoll wie der in diesem Buch dargestellte von der negativen Konditionierung und den Traumen der eigenen Vergangenheit befreien kann. Der Transformative Atem verleiht uns die Kraft, unser Leben in Gesundheit, energievoll und leidenschaftlich zu gestalten.

Ich machte meine erste Erfahrung mit bewusster Atmung Mitte der siebziger Jahre, als ich mit einem Rebirther in Sonoma County in Kalifornien arbeitete. Im Rebirthing findet ein Prozess statt, bei dem in stundenlangen Sessions mithilfe von ununterbrochenem und bewusstem Atmen Geburtstraumen gelöst werden. Das löste bei mir sehr viel aus: Es schien mich in der Zeit zurückzuführen, um selbstbeschränkende Glaubenseinstellungen aufzulösen, die von Geburt an (zur Zeit der Geburt) entstanden waren. Nach einigen Rebirthing-Sessions schlug mir mein Therapeut vor, das bewusste Atmen in die Heilarbeit einzufügen, die ich als Beraterin ausübte. So begann ich Ende der Siebzigerjahre, Klienten durch das Rebirthing zu führen.

Kaum hatte ich begonnen, die Atemarbeit meinen Klienten zu vermitteln, zeigten mir Eingebungen, wie ich diese Arbeit noch wirkungsvoller, machtvoller und nachhaltiger gestalten konnte. So ließ ich immer neue Eingebungen in meine Arbeit einfließen, und die Wirkungen bei meinen Klienten verbesserten sich zunehmend. Bald passte meine Arbeit nicht mehr in den Rahmen des Rebirthing. Es hatten sich wesentliche Veränderungen in der Form, im Bewusstsein, in den Techniken und in der Absicht des Prozesses ergeben. So begann ich, die Arbeit „Transformational Breathing" zu nennen.

Etwa ein Jahr danach wurde an meinem Hals eine Krebsgeschwulst festgestellt, und mir wurde nahegelegt, den Krebs operativ entfernen zu lassen. Das war ein Schock; ich war 29 Jahre alt, gesundheitsbewusst und Mutter von zwei kleinen Kindern. Eine Operation fühlte sich für mich nicht richtig an, aber auch das Nichtoperieren schien ziemlich erschreckend. Ich wusste jedoch dank meiner metaphysischen Orientierung und aus meiner Erfahrung mit der Atemarbeit, dass Krebs geheilt werden kann. Ich betete und bat um Führung. Die Antwort, die ich erhielt, war eine beträchtliche Herausforderung: Ich sollte mich selbst heilen, ohne Operation oder Chemotherapie. In diesem Augenblick erkannte ich, dass all die Therapiemethoden, die ich über die Jahre erlernt hatte, mich genau an diesen Punkt geführt hatten – sofern ich den Mut hatte, diesen Weg zu gehen.

Ich begann, noch eifriger mit dem Atem zu arbeiten und kam dabei täglich zu neuen Einsichten. So wurde mir während einer meiner Atemsessions in lebhafter Weise bewusst, dass ich meine Essgewohnheiten ändern müsse. Ich begann also, leichtere Kost zu mir zu nehmen, mehr frische Früchte und Gemüse, und ich hörte ganz auf, rotes Fleisch zu essen. Bald fühlte ich mich leichter und von neuer Energie erfüllt. In meinen zahlreichen Atemsessions erlebte ich Aufwallungen von ungelöstem Ärger, der geheilt werden wollte. Gefühlsregungen aus frühester Kindheit, die ich nie zum Ausdruck hatte bringen können, kamen an die Oberfläche und lösten sich in der Energie meines eigenen Atems auf. Und ich fühlte konnte fühlen, wie Wellen des Verzeihens aus einem sehr heiligen Ort in mir aufwallten und mich mit Dankbarkeit und Freude erfüllten.

Als ich so durch das Atmen immer mehr Klarheit und Zuversicht gewann, erkannte ich immer deutlicher, dass ich, statt mich auf die Symptome der Krankheit zu konzentrieren, vielmehr die mir zugrundeliegende Ganzheit und Vollkommenheit bewusst hervorheben und ins Zentrum meiner Aufmerksamkeit stellen musste. Ich übte mich darin, das hervorquellende Gewächs an meinem Hals nicht im Spiegel zu beobachten, sondern meine Aufmerksamkeit auf Vorzüge zu richten, die ich an mir wahrnehmen konnte. Eines Tages und etliche Monate, nachdem ich mich auf diese Selbstheilungsreise begeben hatte und dabei war, meinen Körper einzucremen, entdeckte ich, als ich zum Halsbereich kam, dass die Geschwulst verschwunden war! In diesem Moment wusste ich, dass ich mit etwas Wunderbarem in Verbindung stand – mit etwas, das weit über meine menschliche Fassungskraft hinausreicht.

Einige Jahre nach dieser Heilung fühlte ich den starken Drang, Kalifornien zu verlassen und meine jungen Kinder in einer sauberen und gesunden ländlichen Umgebung aufwachsen zu lassen. Sie schienen zu schnell zu wachsen. Anfang der Achtziger zogen wir mit unseren sechs Kindern (Nummer sieben war unterwegs) in eine kleine Stadt in Maine. Verglichen mit Kalifornien erschien Maine wie ein anderer Planet. Der Wechsel aus dem Zentrum der holistischen Gesundheitsbewegung in einen ländlichen Ort mit 500 Einwohnern war ein richtiger Kulturschock. Nun waren wir von der Schönheit der Natur umgeben, von sauberer Luft und freien Räumen, aber es gab da wenig Verständnis für Selbstheilung, bewusstes Atmen oder ganzheitliches Leben.

Oft habe ich verzweifelt ausgerufen: „Was mach ich hier nur?" Ich wollte die Gaben der Transformativen Atmung mit so vielen Menschen wie möglich teilen. Ich wusste, dass die Antworten, die in der Atemarbeit liegen, tief in die Seele der Menschheit hineinreichen und den Menschen, die sie üben, tiefen Frieden schenken. Ich befürchtete, niemals genügend Menschen zu erreichen, falls ich in Maine bliebe.

Doch als ich mir mehr Zeit nahm, um in mich hineinzuhorchen, ging mir auf, dass ich nach Maine gekommen war, um den Prozess eher durch innere Führung als durch äußere Einflüsse weiter zu entwickeln. Wichtig war, die Saat des Atems in die fruchtbaren Herzen dieser freundlichen Menschen zu säen. Ich begann mit Yoga-Unterricht und Meditationsklassen im örtlichen Gymnasium, und ich bot Gruppenarbeit in Selbsterfahrung an. Ich atmete mit jedem, der offen genug war, es zu versuchen. Bald war das Interesse groß genug, um einige Gruppen von Personen als Atembegleiter auszubilden. Seither war es mir vergönnt, Menschen in zahlreichen Städten der Vereinigten Staaten und Europas, wie auch in Lateinamerika, im Mittleren Osten und in Asien zu Atembegleitern auszubilden.

Der Transformative Atem ist nun eine fein gestimmte Kunst und Wissenschaft. All jene, die sich der Selbstheilung widmen und das erforderliche Training absolvieren, können es ohne Schwierigkeit unterrichten und weitergeben. Es ist eine Weiterentwicklung des Rebirthing nach Leonard Orr, das den Menschen des Westens das bewusste Atmen gebracht hat, und es hat einige grundlegende Gemeinsamkeiten mit der Holotropen Atemarbeit nach Dr. Stanislav Grof. Meine eigenen Studien der metaphysischen Wissenschaft und meine vielfältigen Erfahrungen und Ausbildungen in Kundalini Yoga, Heilung durch Klang, „Body Mapping" u. a. haben sicherlich dazu beigetragen, dass die Transformative Atmung heute ihren Platz an der vordersten Front der Atemarbeit einnimmt. Vor allem jedoch empfinde ich es als ein Geschenk Gottes an die Welt, und ich bin nur die Überbringerin.

Es erstaunt mich immer wieder, wie viel Liebe, Energie und Freude dieses Atemgeschehen in das Leben all derer bringt, die es annehmen und damit spielen. Es steht jedem von uns offen, unabhängig von Hautfarbe, Konfession, Religion, Beruf, Nationalität, politischer Überzeugung, sexueller Ausrichtung, körperlicher Verfassung, Kultur und Sprache. Hier gibt es keine Diskriminierung, nur diese einzigartige Gelegenheit, die Lebensfreude in sich zu entdecken.

Nach meiner Erfahrung entscheidet ein einziger Faktor das Maß an Erfolg und vollkommener Freude, die jedem von uns offenstehen. Dieser Faktor ist die freie Entscheidung. Jeder wünscht sich Freude und Erfolg. Nicht jeder entscheidet sich tatsächlich dazu.

Atmen Sie tief. Lachen Sie laut. Leben Sie gut. Die Lebensqualität hängt von der Qualität der Atmung ab. Für wie viel Freude werden Sie sich entscheiden?

Dr. Judith Kravitz

Inhalt

„Atme tief und sanft

durch jede Zelle des Körpers.

Lache glücklich und befreie den Kopf

von allen Sorgen und Ängsten;

und nimm zuletzt mit der Atmung

die Fülle des Segens

von Liebe, Hoffnung und

Unsterblichkeit in dich auf,

von der die Luft vibriert,

und du wirst die Bedeutung

der menschlichen Atmung verstehen."

-Pundit Acharya

TEIL 1

„Du bittest mich um Hilfsmittel
und ich gebe sie dir.

Atme.

Atme lang und tief.

Atme langsam und sanft.

Atme ein die milde, süße
Nichtigkeit des Lebens,
so voller Energie, so voller Liebe.

Es ist Gottes Liebe, die du atmest.

Atme tief und du kannst sie fühlen.

Atme sehr sehr tief
Und du wirst vor Liebe weinen.

Vor Freude.

Denn du bist deinem Gott begegnet,
und dein Gott hat
dich zu deiner Seele hingeführt.“

- Neale Donald Walsch
*Gespräche mit Gott:
Ein ungewöhnlicher Dialog, Band 3*

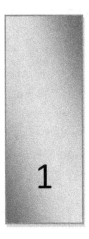

„Innenansicht" einer Atmenden

Am 5. Dezember 1998 kam Elizabeth Comeau zu ihrer ersten Session in Transformativer Atmung in die Lehrklinik, in der sich damals ihre Schwester zur Atembegleiterin ausbilden ließ. Liz litt an schweren Depressionen und konnte sich nicht einmal vorstellen, was das Wort „Freude" bedeutet. Verzweiflung war ihr, der alleinstehenden Mutter Anfang dreißig, weitaus vertrauter.

Im vorliegenden Kapitel erinnert sich Liz lebhaft und couragiert an den endlosen Strom angstvoller Gedanken und zwanghaft selbstsabotierender Gewohnheiten, von denen sie jahrelang im Griff gehalten wurde. Begleiten wir sie also zu ihrer ersten Session, in der sie eine innere Reise antritt, so tiefreichend, dass ihr Leben zwei Monate später nicht wieder zu erkennen sein sollte. Es ist die ungeschminkte Schilderung eines Weges, der aus den Tiefen von Depression und Verzweiflung zu den Höhen von Liebe, Kraft und Freude führen sollte. Dies ist eine wahre und gottlob gar nicht seltene Geschichte.

Ganz benommen von Zweifel, Skepsis und schlichter Angst, mache ich mich mit meiner Mutter auf diesen nebulösen Weg. Wohin soll es gehen? Atem? Freude? Frieden? Für mich nur obskure, mythische Träume. Andere können offenbar Freude erleben, aber für mich ist das völlig unvorstellbar. Wegen irgendetwas Freude zu empfinden erscheint mir ebenso plausibel wie plötzlich magersüchtig zu werden. Lächerlich, wie käme ich dazu! Eiscreme und Schokolade sind meine besten Freunde. Soll ich vielleicht darauf verzichten wegen dieser angeblichen „Freude"?

Na schön, ich gehe ja. Ich habe es meiner Schwester versprochen – dieser Person, die ich kaum wiedererkenne. Vorüber sind die Tage der selbstmitleidig-dekadenten Fressorgien, denen wir uns früher hingaben. Davon will sie jetzt nichts mehr wissen, weil sie voller Freude ist und himmelweit entfernt von solchem Blödsinn. Jetzt atmet sie lieber. Bin ich sauer auf sie? Allerdings! Bei wem kann ich mich jetzt über die unzähligen Tragödien des Lebens beklagen? Wo sonst kann ich das Mitleid erregen, das ich so verzweifelt suche?

Bei meiner Mutter könnte ich's auch kriegen, aber sie hat immer so was Herablassendes. Das halte ich nicht lange aus. Wenn sie mich bemitleidet, fühle ich mich wie ein jämmerlicher Idiot.

Jetzt sitzt sie neben mir, jammert und stöhnt über all die Ungerechtigkeiten im Leben, die schrecklichen Autofahrer und die schmutzige Windschutzscheibe und, und ...

„Was, Mama? Aber ja, ich weiß doch, dass dir die Versicherungsgesellschaft das Fell über die Ohren zieht. Das haben wir doch wenigstens ein Dutzend Mal diskutiert. Es tut mir leid, dass ich dich verletzt habe, aber – WAS? Ja doch, ich hab dies Auto gesehen. Beruhige dich, ich habe alles im Griff."

Habe ich wirklich alles im Griff? Diese Frage geht mir durch den Kopf, während sich ihr Gejammer in dumpfes Murmeln verliert. Ist es nicht so, dass mein Leben, je mehr ich versuche, es in den Griff zu kriegen, umso chaotischer wird? Hm, ich zähle mal all die Tragödien vom letzten Jahr oder so zusammen.

Ich hatte also – mit der bescheidenen Versicherungszahlung nach dem Autounfall – ein Geschäft eröffnet, um mein Leben besser in den Griff zu kriegen. Drei Monate später habe ich mein erstes Heim gekauft (wenn ich etwas nicht ausstehen kann, dann Vorgesetzte und Vermieter) und innerhalb eines Monats lag das Unternehmen mit dem Bauch nach oben. Hm, und was kam danach? Monatelange, schwere Depressionen, mein erstes und neues Auto wurde in Zahlung genommen und ich flog aus meinem Haus.

„Oh! Liz!" Mama hält sich krampfhaft zwischen Armaturenbrett und Rückenlehne fest. Ein Typ in einem großen, schwarzen Lastwagen ist gerade mal voll auf die Bremse getreten, um abzubiegen, ohne zu blinken!

„Schon gut, Mama." Ich fühle mich mal wieder richtig zuhause in einer Krisensituation und drücke voller Wut auf die Hupe. Es tut so gut, zu brüllen: „Lerne mal Autofahren, du Vollidiot!"

Mutter stimmt weinerlich mit ein: „Um Gottes Willen, sind diese Leute noch zu retten? Ist denen denn ganz egal, ob sie einen Unfall verursachen? So ein Blödmann!"

„Beruhige dich, Mama, ist ja noch mal gut gegangen."

Nach ein paar aussichtslosen Rettungsversuchen und zwei Monaten Obdachlosigkeit haben mein zehnjähriger Sohn und ich endlich wieder ein Dach überm Kopf. Natürlich reicht es nicht für die Abzahlung und ich bin schon im Rückstand. Jeden

Tag erwarten wir den Sheriff, der uns wegen der Verfallserklärung vor die Tür setzen wird. Fröhliche Weihnachten!

Ist es nicht eine Lust, zu leben? Tut mir leid, Schwesterherz. Meine Lebenswirklichkeit ist nichts als Verhängnis und Verzweiflung. Ja, und es geht mir gegen den Strich, wenn die Frau hier neben mir auch noch ihren Senf dazugibt. Mir braucht niemand zu bestätigen, was ich ohnehin weiß, nämlich dass diese Welt ein höllischer Albtraum ist. Andererseits kommt mir die Behauptung, dass jemand durch „Atmen" die Welt auf einmal völlig anders erleben kann, einfach lächerlich vor. Bin ich eigentlich total bescheuert, mich auf diese vierstündige Fahrt quer durch New Hampshire nach Vermont einzulassen?

Aber was bleibt mir denn sonst zu tun? Zu Hause vor der Glotze hocken, auf den Sheriff warten und mir so nebenbei zwei Kilo Dreyers Pfefferminz-Schokolade Chips einverleiben? (Alles bio, versteht sich.)

Wir nähern uns der Klinik und langsam packt mich die Angst. Werde ich mich möglicherweise blamieren? Werden diese freudigen Leute meine Fassade durchschauen und sehen, wer ich wirklich bin? Eine haltlose Heruntergekommene in einer unkontrollierbaren Depression? Was, wenn ich es nicht richtig hinkriege? Oder noch schlimmer, wenn ich es hinkriege? Was, wenn ich tatsächlich Freude empfinden sollte? Was für ein Leben wäre das denn ohne all den Kampf und Krampf, ohne Schmerz, Angst, Sorgen, Selbsthass, Ärger, Wut? Was bleibt da noch von mir übrig? Wer bin ich denn dann? Was soll ich dann bloß mit mir anfangen? Wieder mal typisch für mich selbst über eventuelle Freuden zerbreche ich mir den Kopf!

Na, toll. Jetzt haben wir uns auch noch verfahren. Das hat ja gerade noch gefehlt. Wir sind spät dran (wie gewöhnlich), fast am Ziel, und haben uns verfahren. Ist das nicht eine nette

Ablenkung von der panischen Angst vor etwas Neuem und Ungewohnten! Verfahren, spät dran, Nieselwetter und die Scheibenwischerflüssigkeit zu Ende. Na also, das kennen wir doch! Eine nette, wohlbekannte kleine Panik. Damit kann ich leben.

„Ja, Mama, das hier muss es wohl sein. Ich wende ja schon, siehst du denn nicht?"

Angekommen. Sechs Minuten verspätet. Ich muss ziemlich nach Luft schnappen. In mir ist nur noch Angst; mein Kopf schwirrt vor demütigenden und beschämenden inneren Stimmen und Vorstellungen.

Werde ich das richtige Gebäude finden? Wie viele Leute werden dort wohl sein? Hoffentlich werde ich meine Schwester finden. Ich werde auf Zehenspitzen eintreten, nur um von verärgerten Gesichtern mit konsterniertem Blick begrüßt zu werden. Ich werde eine feierliche und stimmungsvolle Zeremonie unterbrechen und sie werden sich von mir abkehren, sie werden mich alle ignorieren. Ich werde die Einzige sein, die nicht dazugehört. Das wissen alle. Wenigstens wird es nicht nur mir so gehen. Meine Mutter wird auch ihr Teil abkriegen. Aber ich bin doch ganz allein! Niemand kann meine Qual fühlen. Niemand als ich allein. Ich muss sie ertragen. Ganz allein.

Halt mal, da ist ja Lois! Uff! Sie ist draußen. Es hat noch gar nicht angefangen. Gott sei Dank! Ich bin gerettet, vorläufig wenigstens.

In den Übungsraum zu gehen war weniger beklemmend als erwartet. Die Atmosphäre war irgendwie freundlich und warm. Augenkontakt erschien plötzlich mühelos und natürlich. Mein Vertrauen wuchs, als wir in einem großen Kreis von ungefähr 40 Leuten Platz nahmen. Eine leichte Nervosität befiel mich, als ich merkte, dass wir uns alle vorstellen mussten. Aber sie verschwand rasch, als die Vorstellungen begannen.

Meine ungezügelte Phantasie hatte in mir das Bild eines Raumes voller Dalai-Lama-Gestalten heraufbeschworen, die sich alle in zutiefst spiritueller Verbundenheit miteinander austauschten, während ich ihnen vom Rande aus zusah – kurz vorm Nervenzusammenbruch. Zu meiner Erleichterung kamen mir nun alle ziemlich normal vor – sogar ich selbst! Mir fiel ein Stein vom Herzen, als Ängste und Vorbehalte zum Ausdruck gebracht wurden, und ich bewunderte die Bereitschaft der Sprecherinnen, dennoch den Versuch zu wagen. Meine Selbstachtung nahm zu, als mir bewusst wurde, dass ich im Begriff war, eben das zu tun: den Versuch zu wagen. Ich fing an, mich zu bewundern. Als die Reihe an mir war, spürte ich das überwältigende Bedürfnis, mich mitzuteilen. Voller Stolz erzählte ich von meiner Entscheidung, hierher zu kommen und was mich dazu gebracht hatte: das Versprechen gegenüber meiner Schwester.

Nun begann ich zu verstehen, warum sie nicht locker gelassen hatte, mich hierher zu kriegen. Noch ahnte ich nicht, dass dies nur der Anfang war. Als Judith zu sprechen begann, schmolz meine vorgefasste Vorstellung von ihr dahin. Meine selbsterniedrigende Phantasie hatte mir das Bild einer mit engelhafter Stimme Gleichnisse flüsternden entrückten Guru-Gestalt in wallendem Gewand vorgegaukelt.

Obwohl Judith überhaupt nichts davon an sich hatte, war mir sofort klar, dass ich genau ihretwegen gekommen war. Sie strahlte eine natürliche Wärme aus und ich empfand ein Gefühl der Vertrautheit – ganz so, als seien wir alte Freunde. Sie war von eigentümlicher Bescheidenheit; ihr Unterrichtsstil war locker und amüsant, und ein Lächeln ungetrübter Freude (habe *ich* das gesagt?) erhellte ihr Gesicht. Ich fühlte mich mehr wie eine Freundin als eine Studentin. Ein Teil von mir war ganz verblüfft, als ich mich freiwillig für eine Atem-Analyse vor der ganzen Gruppe zur Verfügung stellte.

Als ich auf sie zu ging, fühlte ich, wie mir das Blut in den Kopf stieg in einer Mischung aus Aufregung, Verlegenheit, Angst und Stolz. Wie im Traum nahm ich wahr, wie ich mit voller Absicht die Blicke aller Anwesenden auf meinem 135 Kilo gewichtigen Körper zog! Unerhört! Das Stimmengewirr in meinem Kopf schwoll an zu einem misstönenden Chor:

„Afroamerican Sistah!" „Vorwärts, Mädchen!"

Mein krankhaft übergewichtiger, persönlicher Engel: „Eiscreme, Eiscreme, du brauchst Ding-Dongs und Eiscreme!"

Ein schläfrig in die Sonne blinzelndes Mädchen: „Sollte hier etwa ein mutiges Leben beginnen?"

Eine vorwitzig kichernde kleine Göre: „Hey, ich kann's, ich kann's!!!"

Ein hochweiser Lederjackentyp: „Okay – wer bist du denn nun eigentlich? Eine Sybille?"

Ich versuche, nicht schwerfällig zu erscheinen, als ich mich vor Judith, die sich nun hingekniet hat, auf die Liege sinken lasse. Als ich ihre Stimme wie aus der Ferne höre, bin ich mir sicher, dass meine Bemühungen, entspannt zu erscheinen, erfolgreich sind. Dann plötzlich ist keine Bemühung mehr nötig. Judith hat ihre warme Hand fest auf meinen oberen Brustkorb gelegt. Und gleich darauf nehme ich einen Atemzug wie noch nie zuvor. Die Stimmen verstummen. Sie stellt ein paar gezielte Fragen zu meiner Kindheit, auf eine Weise, die es leicht macht, sie vor all diesen Fremden zu beantworten. Sie weist darauf hin, dass sich mein oberer Brustkorb nicht bewegt. Sanft bringt sie mir ein paar tief in mir verborgene Tatsachen zum Bewusstsein: Es ist nicht Asthma, worunter ich leide; mein Herzzentrum hat sich vor langer Zeit verschlossen; und ich halte an alten traumatischen Erfahrungen fest, die mir noch immer zusetzen.

Große Überraschung, stimmt's? Ja und Nein. So lange schon leide ich an Depressionen und Ängsten, dass ich vergessen hatte, dass es Ursachen dafür gibt. Will sagen, ich wusste das schon, aber ich habe mein Wissen unterdrückt und vorgezogen, zu glauben, mir bliebe keine andere Wahl, als mein wahres Ich sorgfältig zu verbergen. Die Scham war mein ständiger Begleiter im Leben. Vielleicht das einzig Beständige außer dem psychischen Schmerz.

Diese Einsichten kamen mir wieder zum Bewusstsein, während ich da am Boden lag. Ich konnte die Tränen nicht zurückhalten, als sie mich bat, ihr innerlich nachzusprechen: „Ich bin in Sicherheit, wenn ich mein Herz öffne, wenn ich meine Liebe zum Ausdruck bringe." Eine innere Regung stieg auf (und drängte zum Schluchzen, hätte ich sie nicht zurückgehalten), und gerade als ich anfing, das Schluchzen abzuwürgen, sagte Judith: „Es ist gut und sicher, meine Gefühle zum Ausdruck zu bringen."

Ich kann doch nicht vor all diesen fremden Leuten anfangen zu schluchzen! Kommt überhaupt nicht infrage, meine Liebe! Du bist doch nicht bescheuert! Du brauchst Ding Dong und Eiscreme, was sonst!

Judith sagte etwas; dann hörte ich Stimmen im Raum, die mich wieder zurückholten, und es wurde laut. Alle hatten einen langgezogenen Ton angestimmt und Judith bat mich, einen tiefen Atemzug zu nehmen und mit einzustimmen. Zunächst hatte ich Angst davor, gehört zu werden. *Kinder soll man sehen und nicht hören!!* Aber wer kann mich in all diesem Getön schon hören? Vielleicht macht es sogar Spaß? Ich holte tief Luft und legte los. *Aaaaaaaahhhhhhhh!* Und noch ein weiterer tiefer Atemzug ... *Aaaaaaaaahhhhhhhh ...*

Ich war ganz erstaunt, wie lange ich den Ton halten konnte und wie mich der darauf folgende Atemzug mit noch mehr

Energie erfüllte. Etwas begann in meinem Kopf und Körper leicht zu kribbeln, und Bilder aus meinem Leben flogen mit Lichtgeschwindigkeit vor meinem inneren Auge vorbei, komplett mit Gefühlen und voll lebendiger Farbigkeit. Ich erlebte diese Bilder, während die Gruppe meine lauthaften Äußerungen unterstützte. Worte schienen irgendwie unnötig. Ich hatte das Gefühl, als ob alles einfach dahinschmolz. Nicht nötig, darüber zu sprechen und den Schmerz noch einmal zu erleben. Mein Körper vibrierte und Judiths wohltuende Berührung ließ mich spüren, dass alles vollkommen in Ordnung war.

„Gut, gut, Liz. Es ist gut, meinen Willen zum Ausdruck zu bringen!" Sie musste beinah schreien, damit ich sie hören konnte. Aber sie liebte mich. Ich spürte, dass sie mich liebte. Ich fühlte mich in Sicherheit. Nach mehreren langen Tönen fuhr ich fort, völlig mühelos zu atmen. Es war, als ob jemand anderer für mich atmete, und doch war meine Atmung tief und voll.

„Nun beginnt Liz zu aktivieren", teilte Judith der Gruppe mit. „Wie fühlt sich das an, Liz?" Ich konnte nur den Kopf schütteln und lächeln. So viel lief in mir ab! Ich fühlte in mir Körperzonen, von deren Existenz ich bisher nichts gewusst hatte. Und all das geschah im Zeitraum von zehn Minuten. Auf dem Rückweg zu meinen Sitzplatz gab es nur noch friedvolle, ermutigende, hoffnungsfrohe, ja schier übermütige Stimmen in mir. Mmmmmmmm, ein solcher Aufbruch schon vor einer richtigen Session! Aber das Beste sollte erst kommen.

Etwas später sollte jeder einen Atembegleiter für sich auswählen. Mir hatte Alison, die neben mir saß, gleich gefallen, also wählte ich sie. Während sich alle im Raum ein geeignetes Plätzchen suchten, legte auch ich mich hin, schloss die Augen und war bereit für alles, was da kommen mochte. Zwar fühlte ich mich ein wenig befangen, (vor allem mit Mama in nächster

Nähe), doch gab ich meiner Angst keinen Raum. Alison sorgte zunächst dafür, dass ich bequem lag, erklärte mir dann kurz, was mich erwarten würde und betonte, dass es ganz unmöglich sei, in einer Atemsession irgendetwas falsch zu machen. *Ah! Welche Erleichterung!*

Das Atmen fiel mir zunächst schwerer, als ich erwartet hatte, dafür erwies sich das Tönen als unvorhergesehene Wohltat. „Tönen" schien eine bemerkenswerte Technik zu sein, um sich von negativen Emotionen wie Kummer, Wut oder Schmerz zu befreien. Der Raum füllte sich mit einer unglaublichen Vielfalt außergewöhnlicher Töne und Emotionen; es war, als ob all unsere Seelen in inniger Verbindung das Leben, die Liebe und die Freude feierten. Ich nahm die Gelegenheit wahr, mich völlig gehen zu lassen. Wie oft fühlt man sich denn sicher genug, seinen Schmerz einfach hinauszuschreien? Und ironischerweise machte dieses Hinausschreien *Freude!*

Ich weiß noch, dass ich einen Moment lang weinte; doch war ich nicht in meinem Schmerz befangen, er strömte einfach aus mir heraus. Obwohl ich eine Weile brauchte, um mich in den Rhythmus des Atemmusters einzuüben, erkannte ich seine Bedeutung und freute mich darauf, es zu beherrschen. Am Ende der halbstündigen Session bemerkte ich ein intensives Kribbeln in Lippen und Fingerspitzen. Ich fühlte mich klar im Kopf, mein Kreislauf war im Schwung, als hätte ich gerade eine Meile Dauerlauf hinter mir und mein Körper schien zu glühen. Ich war unglaublich lebendig! Eine instinktive und spontane Entscheidung fiel in diesem Moment in meinem Innersten: Das ist meine Berufung! *Das muss meine Lebensarbeit werden!*

Nie zuvor war mir etwas so klar gewesen. Ich hatte mich, seit ich vor vierzehn Jahren als Achtzehnjährige zu arbeiten begonnen hatte, in über zwanzig Jobs umgetan; immer getrieben von der unstillbaren Sehnsucht nach einem befriedigenden, bereichernden Berufsweg, nach etwas wirklich Sinnvollem, das mir im Innersten entspricht. Nun kam die Antwort so mühelos und plötzlich; all die Jahre der Frustration und des Kämpfens waren an diesem Abend gottlob zu Ende gegangen.

Als ich mich in jener Nacht zum Schlafen legte, wurde mir freudig bewusst, dass mir nicht der Kopf vor Angst schwirrte – in auffälligem Kontrast zu allen vorhergehenden Nächten, soweit meine Erinnerung zurückreichte. Zwar machten sich einige lästige Zweifel bemerkbar, wie „Und was, wenn das alles gar nicht wirklich ist? Was, wenn ich morgen aufwache und alles ist wieder wie zuvor?" Aber diesen Zweifeln fehlte es an Kraft. Es fiel mir nicht schwer, sie von der Hand zu weisen und dabei die neu gewonnene Ruhe in meinem bewussten Denken zu genießen.

Am nächsten Morgen war ich bereit für eine weitere ungewöhnliche Erfahrung. Und doch meldeten sich – wie erwartet – erneute Zweifel an der Wirklichkeit dieser „Therapie". Ich fühlte mich großartig, aber noch immer meldete sich ein heimlich nagendes Misstrauen aus irgendwelchen Abgründen meines Bewusstseins. Rückblickend verstehe ich, dass ich dem Zweifel diesen Spielraum gewährte zur Beschwichtigung des Gefühls, die Glaubenssätze zu verraten, die bis anhin mein Leben bestimmt hatten: „Das Leben ist hart, es kann nur hart sein, und wenn es *nicht* hart ist, dann machst du dir etwas vor."

Aber inwiefern mache ich mir etwas vor, wenn ich glücklich bin?

Die fortwährende Auseinandersetzung in meinem Kopf war wieder voll im Gang: *Du wirst dich selbst darum betrügen, mit all den Leuten um dich herum im Gespräch zu bleiben. Und was dann? Fast alle, die du kennst, fühlen sich miserabel, stimmt's?*

Und du wirst sie im Stich lassen. Hast du vergessen, wie dir die Freude deiner Schwester zugesetzt hat? Anderen wird es nun deinetwegen genauso gehen. Stimmt. Aber soll ich mich weiterhin elend fühlen, nur um mir ein paar Freunde zu erhalten, die sich genau so elend fühlen? Genau genommen habe ich gar keine Freunde, lediglich Bekannte. Nun gut, sie werden verärgert sein oder mindestens bestürzt, nicht wahr? Du hast hier also keine Freunde und willst die wenigen Bekanntschaften, die du hast, aufs Spiel setzen! Moment mal, vielleicht finde ich ja ein paar neue Freunde, wenn sich mein Leben ändert – hast du schon mal daran gedacht? Na ja ... Und wenn ich voller Freude bin, dann möchten die anderen das vielleicht auch ausprobieren – so wie das für mich mit meiner Schwester gelaufen ist. Na, wie hört sich das an? Hm? SCHWEIGEN. Aha, jetzt bist du platt!. Also gib jetzt endlich mal Ruhe und lass mich den Tag genießen.

Die Luft knisterte vor freudiger Erregung, als ich den weitläufigen Raum für das Atemseminar betrat. Alle wirkten diesmal sehr erleichtert, und das allgemeine Geplauder klang freundlich und entspannt. Ich suchte mir mit meiner Begleiterin ein passendes Plätzchen, und sie fing an, es warm und gemütlich für mich herzurichten. Wir begannen mit Bewegungen der Kundalini-Meditation, die ein guter Katalysator für tiefe Atmung zu sein schien, und dann begann die Session. Diesmal gab es für mich beim Liegen Kissen, um Oberkörper und Knie zu unterstützen. Auch hatte ich, um mich warm zu halten, meine Lieblingsdecke mitgebracht. Judith stimmte uns mit ein paar inspirierenden Worten und sanfter Musik ein; na, wie wurden wir da verwöhnt!

Und als wir mit dem Atmen, das eine volle Stunde dauern sollte, begannen, da lösten sich all meine früheren Zweifel in Luft auf. Ich empfand ein Gefühl, das ich noch nie zuvor empfunden hatte, das Gefühl zu Hause zu sein. Mein Leben lang hatte ich unter Heimweh gelitten, selbst in meinem eigenen Heim oder wenn ich zu Besuch war in dem Haus, in dem ich aufgewachsen war – immer hatte ich das tiefe und beunruhigende Gefühl, dass ich nirgendwo hingehörte, dass es nirgendwo so etwas wie ein Zuhause gab. In den letzten vierzehn Jahren bin ich zwölfmal umgezogen, und immer suchte ich den einen Ort, der meine Unruhe stillen würde. Ironischerweise fand ich ihn in einem Konferenzraum in einer fremden Stadt, als eine fremde Person sich über mich beugte.

Da begriff ich, dass das Zuhause kein geographischer Ort ist, sondern ein Verbundensein mir Gott – ein Verbundensein, das schon immer bestanden, das ich jedoch seit meiner frühen Kindheit nicht zur Kenntnis genommen hatte.

Es ist schwierig, diese Erfahrung in Worte zu fassen, denn nichts von alledem erreichte mich auf intellektueller Ebene. Tatsächlich entsprach keiner meiner Gedanken während der Atemsession den normalen Gedanken, über die man berichten kann. Vielmehr vollzog sich die Umwandlung auf einer Bewusstseinsebene, auf der ich mich noch nie zuvor befunden hatte.

Eine milde, doch vibrierende Energie durchsummte Körper, Gemüt und Geist und schuf sie um in eine vollkommen nahtlose Ganzheit, ohne Grenzen, ohne Schmerz. Gelegentlich drangen die Schreie meiner Mutter in mein Bewusstsein – qualvolle Schreie voll Verlangen nach der Glückseligkeit, die mir geschenkt wurde. Meine Rolle als Friedensstifterin der Familie tauchte vorübergehend auf, und ich wollte hineilen, um sie zu trösten. Doch unterließ ich das, weil ich im gleichen Augenblick begriff, dass sie diese Erfahrung allein durchmachen musste. Diese Rückfälle in alte Programmierungen vollzogen sich im

Bruchteil einer Sekunde und lösten sich umgehend in der Freude auf. *So also fühlt sich Freude an?*

Am Ende der Session kribbelten alle meine Körperzellen und ich befand mich in einem Zustand der Ekstase. Ich fühlte mich behaglich und warm, als wir alle im Kreis saßen, um einander unsere Erlebnisse mitzuteilen. Es überraschte mich nicht, dass auch viele andere ihre eigenen unglaublichen Erfahrungen als lebensverändernd bezeichneten.

U*nglaublich, welche Veränderung ein einziger Tag bringen kann!* Mutter und ich sitzen wieder im Auto und fahren nach Hause. Verrückte Fahrer? Was für verrückte Fahrer? Ich fahre in einer neuen Welt nach Hause. Aaaahhh. Ich sehe alles in einem anderen Licht und höre alles mit anderen Ohren. Die Klagen meiner Mutter sind weniger häufig, und die paar, die an meine Ohren dringen, stören mich überhaupt nicht. Anscheinend kann ich das kaum merkliche, vollkommen echte Lächeln nicht von meinem Gesicht wischen. Mir wird klar, dass es meine eigene Selbstverurteilung war, die Mama so herablassend erscheinen ließ.

Als ich nach einer angenehmen vierstündigen Fahrt mit Mama im Durcheinander meines mobilen Heims ankomme, blicke ich mich um und weiß: Das gehört der Vergangenheit an! Ich danke Gott für die Gelegenheit, weiterzugehen.

I*m Januar 1999 fanden Liz, ihr zehnjähriger Sohn Alex und ihr Hund Buster ein glückliches Heim, zusammen mit einer anderen alleinstehenden Mutter und ihren zwei Kindern. Sie findet nun Freude an all den kleinen Dingen: gesunde Mahlzeiten zubereiten, ihr Schlafzimmer in Ordnung halten, abnehmen, sowie eine kleine Handelsfirma und ein

Austauschnetzwerk für holistische Gesundheit leiten. Zudem ist sie eine ausgebildete Transformative Atembegleiterin.

„Fehlerhafte Atmung

ist eine weitverbreitete Ursache

schlechter Gesundheit."

- Andrew Weil, M.D.

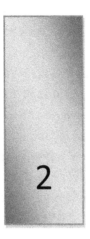

2

Die Zeit ist im Jetzt

Viele von uns suchen nach neuen Wegen zu einem langen Leben in Gesundheit, Frieden und Wohlstand, und doch vergessen wir gewöhnlich das Nächstliegende und Wichtigste: richtig zu atmen. Die meisten von uns achten ihr Leben lang wenig oder gar nicht darauf, wie sie atmen. Wir haben keine Ahnung, wie wichtig es für uns ist, richtig zu atmen, und welch tiefen Einfluss die Atmung auf unsere Lebensqualität hat.

In der heutigen Welt voller Anforderungen ist effektives Atmen entscheidender als je zuvor. Zeitdruck scheint unser Leben zu beherrschen; viele von uns sind dauernd in Eile. Die Luft ist oft verschmutzt. Überfüllte Städte und chaotische Terminkalender liefern uns mehr als genug Anlässe für chronischen Stress. Nie zuvor war die Atmung der Menschen so eingeschränkt wie heute; bei vielen ist die Fähigkeit zu atmen fast auf dem Nullpunkt angelangt.

In der unbewussten tiefen Angst, uns ganz allein gegen eine „große böse Welt" wehren zu müssen, drangsalieren und zermürben wir uns gegenseitig und setzen alles daran, aufkommende Gefühle im Keim zu ersticken. Steigen in uns Emotionen auf, die wir nicht wahrnehmen wollen, so drosseln wir unsere Atmung und mit ihr den Fluss der Lebensenergie.

Sehr wenige Menschen wissen um die zutiefst heilende und schöpferische Kraft, die uns zu Gebote steht, wenn wir gelernt haben, das latente Potenzial unserer Atmung voll auszuschöpfen. Bedenken wir allerdings, dass nirgendwo in unserem Erziehungssystem das gesunde Atmen auf dem Lehrplan steht, so kann das nicht weiter überraschen. Nicht einmal im Yogaunterricht wird heutzutage ein umfassendes Wissen über effektives Atmen vermittelt. Nicht minder unzureichend wird es vermittelt im Training von Athleten, Tänzern, Sängern, in der Ausbildung für Menschen, die im Gesundheitswesen oder in anderen Berufen arbeiten, in denen die Sauerstoffversorgung ein wichtiges Thema ist. Zwar werden in diesen Berufszweigen verschiedene Formen bewussten Atmens vermittelt, doch fehlt es ihnen allen an einem wirklich umfassenden Verständnis der offenen, uneingeschränkten Atemfunktion als der Grundvoraussetzung für effizientes Arbeiten.

Viele der vorliegenden Informationen mögen den modernen Menschen wie neue Erkenntnisse anmuten; tatsächlich jedoch handelt es sich um ein Wiederaufleben von uraltem Wissen. Wir werden heute wieder darauf hingewiesen, weil unsere Welt positive Veränderungen so dringend benötigt. Persönliche Heilung und Transformation durch den Atem ist ein Geschenk, das der Menschheit gegeben wurde, um uns vor der drohenden Selbstzerstörung zu bewahren. Wir treten in ein von düsteren Prophezeiungen überschattetes Zeitalter ein, und die Botschaft ist unmissverständlich: Das Schicksal der Erde hängt davon ab, wie wir den heutigen Herausforderungen begegnen. Es gibt genügend Anzeichen dafür, dass unsere derzeitige Lebensweise sich, aufgrund mangelnder Voraussicht bei unseren technischen Fortschritten, drastisch verändern könnte.

In dem vielgelesenen Buch von Dr. Norma J. Milanovich, *We, The Arcturians, A True Experience*, wird das volle und bewusste Atmen ausdrücklich als „Schlüssel zur Meisterung der elektronischen Kraft des Universums" und als „Ermächtigung zur Manifestation der fünften Dimension" bezeichnet.

Diese außerordentliche Aussage stimmt voll überein mit den von so vielen Menschen wie ein Wunder erlebten Heilungen durch die Transformative Atmung. Immer wieder konnte ich miterleben, wie durch meine Anleitung zu verbesserter Atmung befähigte Menschen sich von lebensbedrohenden Krankheiten, Süchten und psychischen Störungen zu befreien vermochten.

Ich betrachte solche Erfahrungen nicht mehr als Wunder; sie sind eine natürliche Folge der Rückkehr zum Wesensgrund des Seins. Unsere Atmung führt uns wieder dorthin.

Durch Transformative Atmung zeigen wir den Menschen zuallererst, wie man voll und tief atmet. Wir helfen ihnen, ihre eigenen eingeschränkten Atemmuster wahrzunehmen und zu ändern. Der Transformative Atem ist eine Heilmethode, die selbstverantwortlich angewendet wird. Sie nutzt eine durch den Atem erzeugte hochschwingende Energie, um die niedrig schwingende bioelektrische Ladung von Krankheit und schädlicher Zellinformation aufzulösen.

Diese durch ein spezifisches, kreisförmig in sich verbundenes Atemmuster ausgelöste, hochfrequente Energie ermöglicht eine tiefreichende Auflösung unheilstiftender irrtümlicher Grundannahmen, unserer „Areale des Irrtums" (*erroneous zones*), wie Dr. Wayne Dyer sie nennt. Die in sich verbundene

Atmung bewirkt eine umfassende Integration von Körper, Fühlen, Denken und Geist.

Diese hochentwickelte Form der Atemtherapie ermöglicht uns den Zugang zu unbegrenzten Energien und führt uns zu der Erkenntnis, wer wir im Innersten wirklich sind. Die in den Atemsessions geübte volle, offene und verbundene Atmung überträgt sich mit der Zeit in unseren Alltag. Nach nur wenigen Sessions mit einem Atembegleiter verbessert sich unsere Sauerstoffaufnahme, und neue Energie und Vitalität sind die natürliche Folge.

Schon bald fühlen wir uns in ganz neuer Weise motiviert, die natürlichen Empfindungen von Freude, bedingungsloser Liebe und friedlicher Kraft – die uns allen jederzeit unbegrenzt und unabhängig von äußeren Bedingungen zur Verfügung stehen – frei zum Ausdruck zu bringen. Ja, wir können sogar das unerschütterliche Vertrauen gewinnen, das wir brauchen, um uns selbst in dunkelsten Lebensmomenten sicher aufgehoben zu fühlen in der Allmacht der Liebe.

Manche Menschen tun sich schwer damit, bewusst etwas Gutes für sich selbst zu tun, weil sie das für Schwäche oder Egoismus halten. Aber nur die Selbstliebe befähigt uns wirklich zum Geben, weil sie unseren Energielevel und unser Gewahrsein derart erhöht, dass wir erst aus dieser inneren Fülle wahrhaft zu geben imstande sind. Und handeln wir aus einem Gefühl inneren Friedens und ruhiger Kraft, so helfen wir wiederum anderen, in gleicher Weise zu handeln. So kann dieses machtvolle innere Gewahrsein in exponentieller Weise zunehmen, und dementsprechend wird auch in der äußeren Welt Friede einkehren. Wir alle sind die Gewinner.

Ich lade Sie ein, sich uns anzuschließen, um einer Welt voller Frieden entgegen zu gehen. Das hier Dargelegte kann uns helfen, unser Selbstgewahrsein zu erhöhen und beizutragen zum universellen Feld bewussten Gewahrseins, das uns alle miteinander verbindet.

Dieses Prinzip kommt beispielhaft zum Ausdruck im Phänomen des „hundertsten Affen", über das der verstorbene Ken Keyes junior, ausgehend von einer Verhaltensstudie über Tiere, in seinem bahnbrechenden Buch *Der hundertste Affe* berichtete. Um es kurz zusammenzufassen: Auf einer isolierten Insel hatten Affen von Menschen gelernt, Kartoffeln vor dem Verzehr zu waschen – ein Verhalten, das bis dahin nirgends bei Affengesellschaften beobachtet worden war. Kurz darauf wurde dieses Verhalten an ganz verschiedenen Orten auf der Welt zum ersten Mal beobachtet. Die Affen der Insel hatten keinerlei offensichtliche Möglichkeit, anderswo lebenden Affen das Kartoffelwaschen beizubringen. Doch anscheinend gibt es eine Art „Informations-Schnellstraße", meist als „Universelles Bewusstsein" bezeichnet, mit dem jedes individuelle Bewusstsein verbunden ist.

Larry Dossey, M.D., Autor vieler Bücher über Spiritualität, Heilung und die Kraft des Gebetes, nennt es das „nichtörtliche Bewusstsein". Wenn wir mit Überzeugung beten oder Affirmationen aussprechen, so leiten wir unseren Gedankenstrom bewusst in eine bestimmte Richtung, wodurch das Universelle Bewusstsein und somit auch jedes individuelle Bewusstsein beeinflusst wird.

In seinem Buch *I'll See It When I Believe It* (Ich werde es sehen, wenn ich daran glaube) liefert auch Herbert Benson, M.D., eindrucksvolle Beweise für die Annahme, dass wir das Universum aktiv beeinflussen. Er legt über 60 klinische Studien vor, aus denen die Wirksamkeit des Gebets hervorgeht. Etwas in uns reicht über Raum und Zeit hinaus und kommuniziert mit jedem von uns. Wir selbst erschaffen unsere Erfahrung, indem wir das, woran wir glauben, in unser Leben einladen. Wir sehen, was wir glauben.

Die Transformative Atmung ermöglicht uns eine bessere Verbindung zum Universellen Bewusstsein, sodass wir klare Einsicht gewinnen und zur rechten Zeit angemessen handeln können, anstatt die Dinge vor uns herzuschieben oder bei plötzlichen Veränderungen in Panik zu geraten. Es steht uns frei, das Universelle Bewusstsein in positiver Weise zu beeinflussen. Sind wir bereit, uns ihm in dankbarer Anerkennung zu öffnen, so finden wir endgültige Sicherheit in uns selbst, da wir lernen, das von uns Gewünschte zu *erschaffen*, statt danach zu trachten, es zu *kriegen*.

Und nicht lange, so sind wir bereit, uns auf aufregende Lebensabenteuer einzulassen, statt uns angstvoll vor dunkel dräuenden Untergangsvisionen zu verkriechen. Mit einem Wechsel der Perspektive und der nötigen Energie für angemessenes Reagieren erweisen sich Probleme als Gelegenheiten für Lösungen, und die Gewohnheit, Tatsachen und Umstände nicht zur Kenntnis zu nehmen oder sich ihnen zu widersetzen, entpuppt sich als pure Selbstsabotage.

Befreites Atmen löst das Bewusstsein aus der Bindung an negatives Denken, und somit können Sie frei entscheiden, wann und wo sie ihre Zeit und Aufmerksamkeit einsetzen, um die günstigsten Resultate zu erzielen.

Außerdem gewinnen wir dadurch einen neuen Standpunkt, von dem aus wir genau zu erkennen vermögen, was wir zum besten Nutzen Aller leisten können. Vor allem aber hilft uns der Transformative Atem, unsere Aufmerksamkeit wieder auf die Ehrfurcht gebietende Macht unserer grundlegendsten Verbindung mit der Lebenskraft zu lenken.

Es ist mein innigster Wunsch, dass das Wort „atmen" für Sie bald so süß, wie Kinderlachen klingt und dass Ihrem Herzen die

gleiche spielerische Freude entspringt, eine Freude, die laut und
klar zu singen anhebt.

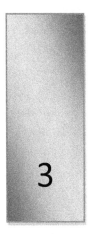

3

Blühende Gesundheit schaffen

B ei der Arbeit mit Tausenden von Menschen in Gruppen und Einzelbehandlungen habe ich herausgefunden, dass nahezu 80 Prozent aller Amerikaner unter schwer eingeschränkter Atmung leiden. Sie nutzen im Durchschnitt nicht mehr als zwanzig bis 30 Prozent ihrer Lungenkapazität. Wenn wir unsere Körperzellen in solchem Ausmaß nach Sauerstoff hungern lassen, ist es da verwunderlich, wenn chronische Müdigkeit epidemische Ausmaße angenommen hat? In unserer Ahnungslosigkeit berauben wir uns selbst der allerwichtigsten Energiequelle für optimale Gesundheit.

Flache Atmung steht in Zusammenhang mit einer erschreckend großen Anzahl körperlicher und psychisch-emotionaler Störungen wie auch katastrophaler Krankheiten. Auf diesen Seiten werden Sie Einblicke erhalten in das Leben vieler Menschen die, nachdem sie sich für die Einübung in eine gesunde Atmung entschieden hatten, in dramatischer Weise ihre Gesundheit wiederfanden.

Lassen Sie mich klarstellen, dass ich niemals irgendjemanden kuriert oder geheilt habe – außer mich selbst. Und selbst wenn ich auf legalem Weg einen solchen Anspruch erheben könnte, würde ich es niemals tun. Ich weiß, dass jede Heilung Selbstheilung ist. Wann immer wir die Verantwortung für unsere Gesundheit an jemand anderen abgeben, sei es nun der Atembegleiter oder der Arzt, so üben wir im Grunde Verrat an unserer eigenen Heilkraft.

Noch einmal sei's gesagt: die Transformative Atmung ist eine *selbstverantwortliche* Heilmethode. Die Atembegleiter geben Anleitung und Unterstützung. Aber atmen müssen Sie selbst. Die Verantwortung für Ihre Heilung und Transformation liegt ganz bei Ihnen selbst.

Die integrale Atmung ist der wichtigste Faktor für körperliches, emotionales und geistiges Wohlbefinden.

Wie ist das zu verstehen in einer Welt, deren wirtschaftliche Entwicklung von immer raffinierteren Hightechlösungen vorangetrieben wird?

1. Sauerstoff ist die wesentlichste natürliche Ressource für unsere Zellen. Wir können bis zu vierzig Tagen ohne feste Nahrung und drei Tage lang ohne Flüssigkeit überleben; doch wenn wir nicht atmen, tritt nach wenigen Minuten der Tod ein. Für unseren Körper heißt das: Atem ist Leben.

2. Ungefähr 75 Prozent der Blutgefäße unseres Kreislaufs befinden sich in unserer Körpermitte. Nehmen wir tiefe Atemzüge, dann versorgen wir diese Blutgefäße mit lebenswichtigem Sauerstoff. Ist unsere Atmung hingegen flach, dann ist unser Körper *unterversorgt*; ihm fehlt die grundlegende, Leben spendende Nahrung.

3. Durch die Atmung werden die elektrochemischen Prozesse in allen Zellen unseres Körpers, in Haut, Organen, Muskeln, Knochen, Blut und so weiter angeregt. Nahrung und elektrische Ladung, d. h., Energie wird den Zellen vom Atem als ihrem wichtigsten Zubringer geliefert.

4. Tiefe Zwerchfellatmung kräftigt und massiert Herz, Leber, sämtliche inneren Organe und Muskeln sowie das Gehirn und die Fortpflanzungsorgane. Ein sinnvoll in sich verbundenes achtfaches Zwerchfellsystem, aus dem sich ein einheitliches Funktionieren des Körpers von Kopf bis Fuß ergibt, regt jeden Körperbereich an, wenn sich das Bauchzwerchfell dehnt und zusammenzieht. (Siehe Anhang B)

5. Das Einatmen von Sauerstoff stärkt unser Immunsystem, während das Ausatmen Gifte ausscheidet. Flach Atmende vergiften sich buchstäblich selbst, da die meisten Gifte durch den Atem entsorgt werden. Bei ungenügender Atmung verbleiben Gifte im Körper, durchlaufen *erneut* das gesamte Ausscheidungssystem und belasten den Kreislauf.

6. Die Atmung ist von tiefreichendem Einfluss auf die mentale und emotionale Verfassung. Wird dieser Zusammenhang vernachlässigt, können emotionaler Stress und Krankheit die Folge sein.

7. Geistige Wachheit, die Fähigkeit, zu lernen und Informationen zu verarbeiten, seine Aufmerksamkeit zu konzentrieren und sich zu erinnern – all dies hängt weitgehend von der Qualität der Atmung ab, denn das Gehirn braucht eine Menge Sauerstoff, um gut zu funktionieren.

Was also ist der Grund für die unzureichende Atmung so vieler Menschen, wenn doch die uneingeschränkte natürliche Atmung so grundlegend wichtig ist?

Es ist eine Frage der Konditionierung und Einübung. Der Atemprozess ist der einzige autonome, unwillkürliche Stoffwechselvorgang, der willentlich gesteuert werden kann, sobald wir *beschließen*, bewusst zu atmen. Da nun der Körper auch weiter atmet, wenn wir uns nicht weiter darum kümmern, ist es wenig verwunderlich, dass wir die Atmung, ohne darüber nachzudenken, einfach für gegeben halten.

In eingehenden Studien mit heutigen Yogis wie Swami Rama, (Mitautor von *Science of Breath*) konnten sich Wissenschaftler davon überzeugen, dass auch Herzschlag, Stoffwechsel und weitere unwillkürliche Körperfunktionen durchaus kontrollierbar sind. Es erstaunt freilich nicht, dass derartige Fähigkeiten lange Jahre der Selbstdisziplin und Übung in Techniken *bewusster Atmung* voraussetzen. Der Atem bildet den Zugang zum Unbewussten – dem Bereich, in dem die *automatischen* Funktionen, Muster und Gewohnheiten gespeichert – und uns gegebenenfalls zugänglich sind!

Obwohl unsere Ziele der Selbstmeisterung nicht denen eines Yogis gleichen, so können wir doch sehr rasch bedeutenden Gewinn aus der bewussten Atmung ziehen. Sobald wir absichtsvoll die Herrschaft über unseren Atem übernehmen, können wir unsere eingeschränkten Atemmuster ändern und in verbesserter körperlicher und geistiger Verfassung zu leben beginnen. Das ist *jederzeit* möglich, ganz gleich, in welchen Lebensumständen wir uns gerade befinden. Hingegen sind wir, solange wir unsere Fähigkeit, die Kontrolle zu übernehmen, nicht nutzen, gewöhnlich der Willkür unserer unbewussten, automatischen Reaktionen ausgeliefert.

Vielleicht fühlt sich nun mancher schon durch die Idee aufgebracht, dass es uns frei steht, zu *wählen*, wie wir das Leben erfahren wollen. Nach jahrelanger Konditionierung zum Gegenteil ist die irrtümliche, von fast allen geteilte Auffassung zum Gemeinplatz geworden, dass äußere Umstände – als deren Opfer wir uns betrachten – für unser Unbehagen verantwortlich sind.

Hier nun bietet sich Ihnen eine vortreffliche Gelegenheit, das in Ihnen schlummernde Vermögen zu wecken, und zwar auf ganz angenehme Weise. Beginnen wir also mit einem kleinen Appetitanreger, um herauszufinden, was eine bewusste Atmung für Sie tun kann.

Setzen oder legen Sie sich bequem hin und nehmen Sie sich einen Moment Zeit, um zur Ruhe zu kommen. Stellen Sie bitte fest, wie Sie sich in diesem Moment fühlen.

Legen Sie nun die Hände auf den Bauch, öffnen Sie, indem Sie das Kiefergelenk entspannen, ganz weit den Mund und holen im tiefstmöglichen Atemzug Luft. Atmen Sie nur durch den Mund und schicken Sie die Luft ganz tief in den Unterbauch. Fühlen Sie, wie sich die Bauchmuskeln spannen, auch wenn Sie sich dabei etwas zurücklehnen müssen, und drücken Sie während der Einatmung mit dem Bauch bewusst gegen Ihre Hände. Spüren Sie dann, wie der Atem aufwärts in ihren Brustkorb strömt.

Auf dem Höhepunkt der Einatmung, wenn Sie sich bis oben hin mit Luft gefüllt fühlen und nichts mehr hereinpasst, atmen Sie unverzüglich und rasch die Luft wieder aus in einem tief entspannenden, stimmlosen Seufzer. Atmen Sie ohne Pause sofort wieder ein wie zuvor.

Gleichzeitig lächeln Sie innerlich (Ihr Mund ist mit der Luftaufnahme beschäftigt) Ihren Körperzellen zu und stellen sich vor, wie dankbar Ihre Zellen für diese unerwartete Aufmerksamkeit sind. Atmen Sie Selbstwertschätzung ein für das, was Sie gerade tun. Atmen Sie noch fünfzehnmal pausenlos ein und aus.

Nun, sind Sie bereit? Los geht's!
Ich warte inzwischen mit dem größten Vergnügen.

Nun, fühlen Sie sich irgendwie anders als zuvor?

Das war ein kleiner Vorgeschmack auf Ihre Fähigkeit, Ihr inneres Erleben zu verändern. Wir nennen es: zur Freude atmen, und ich empfehle meinen Schülern, täglich 100 solcher Atemzüge zu machen! Dies ist eine wunderbare Übung, um Ihr Atempotenzial allmählich zu erschließen und Ihnen auch längere Sessions zu erleichtern.

Ich möchte Sie nun bitten, einen Vertrag mit sich selbst zu abzuschließen. Geben Sie sich das Versprechen, dass Sie jedes Mal, wenn Sie sich angespannt fühlen oder sich dabei erwischen, den Atem anzuhalten, in drei tiefen, verbundenen Atemzügen Luft holen werden. Zudem schlage ich Ihnen vor, dass Sie zu Beginn eines jeden neuen Kapitels fünfzehn solcher Atemzüge machen. Folgen Sie diesem Vorschlag, so sind Sie auf dem besten Wege, einige der fabelhaften Resultate durch tiefe Transformative Atmung zu erleben.

Überlassen wir die Atmung dem Unbewussten, so kann sie zunehmend flach und eingeschränkt werden. Einer der Gründe dafür ist, dass wir gelernt haben, unter Stress den Atem anzuhalten. Als Kindern wurde uns häufig befohlen, *mit dem Weinen* aufzuhören, wenn wir uns verletzt hatten oder unglücklich waren, und endlich Ruhe zu geben, wenn wir lebhaft und voller Begeisterung waren. So wird der Lebensgeist gebrochen. Wir haben gelernt, unsere Gefühle zu unterdrücken, um Anerkennung zu finden. Und um Gefühle zu unterdrücken, gibt es nur einen Weg – den Atem anhalten!

Das Atemanhalten kann die Intensität unserer Gefühle für den Augenblick mindern, kann sie jedoch nicht zum

Verschwinden bringen. Es verschiebt sie einfach ins Unbewusste, von wo aus wir sie auf andere, unerwartete (und vielleicht ganz automatische) Art und Weise erneut zum Ausdruck bringen. Unterdrückte Emotionen und Traumen am Auftauchen zu hindern erfordert eine ungeheure Entschlossenheit und Energie – ganz unbewusst, natürlich. Das andauernde flache und eingeschränkte Atmen wird zur Gewohnheit, kostet uns weitere Energie und erzeugt chronische Anspannungen im Körper.

Eine weitere und primäre Ursache für die verschlossene und eingeschränkte Atemweise finden wir in unserem allerersten Atemzug. Im Augenblick der Geburt legt jeder von uns das Fundament für die Beziehung zum eigenen Körper, insbesondere zur Atmung. Der erste Augenblick war mehrheitlich eine traumatische Erfahrung. Die meisten von uns wurden im Krankenhaus geboren, wo der Geburtsvorgang als Notfall gilt.

Aus Gründen, die nichts mit den Bedürfnissen des Neugeborenen zu tun haben, wird in der traditionellen Praxis die Nabelschnur unmittelbar nach der Geburt durchschnitten und somit unsere Sauerstoffversorgung schlagartig beendet – wodurch wir inmitten einer gewaltigen Umstellung in extremen Stress versetzt werden. Unsere winzigen, mit Flüssigkeit gefüllten Lungen waren genötigt, sich umgehend zu öffnen. Gezwungen, den allerersten Atemzug unvorbereitet und in panischem Schrecken zu vollziehen, wurden wir von dem Gefühl überwältigt, zu ersticken und im Stich gelassen zu werden. Nach dem Zeitplan eines Anderen wurden wir vorzeitig zum Atmen gezwungen. (Eine ausführliche Beschreibung dieser Art des Geborenwerdens und ihrer Folgen finden Sie in *The Magical Child* von Joseph Chilton Pearce).

Es ist naheliegend anzunehmen, dass die Natur diesen äußerst bedeutsamen Übergang als einen allmählich sich vollziehenden, sanften und von Freude begleiteten Vorgang geplant hat. Die meisten von uns mussten jedoch den ersten überstürzten Atemzug als versehrenden Schmerz empfinden und daraus den Schluss ziehen, dass Atmen mit Schmerzen verbunden ist. Von diesem Moment an begannen viele von uns, mit innerem Widerstand zu atmen, da wir unbewusst annahmen, dass atmen wehtut. Und es tat weh, in mehr als einer Hinsicht.

Viele von uns ringen noch immer verzweifelt um ein inneres Gefühl von Selbstachtung und Kontrolle, das ihnen abhandengekommen ist im Verlauf eines Geburtsvorgangs, in dem ihre grundlegendsten natürlichen Bedürfnisse missachtet wurden. Damals war die Botschaft laut und unmissverständlich: Atme, wie unser Wille es dir befiehlt, oder stirb! Es war buchstäblich eine Frage von Leben oder Tod.

Unsere Atmung wird vom allerersten Atemzug an beeinträchtigt und nimmt auf dieser Grundlage ihren Fortgang. Das kontinuierliche Training im Zurückhalten von Atmung und Gefühlen hat sich – als integraler Bestandteil des Sozialisierungsprozesses – in unserem ganzen Wesen tief verwurzelt.

Wenn wir nicht voll atmen, leiden wir. Wir existieren dann bestenfalls am Rande unseres Lebens. Die gute Nachricht lautet, dass wir unser Wesen – als Gesamtheit von Körper, Denken, Fühlen und Geist – transformieren können, indem wir unsere Atemweise ein für alle Mal ändern.

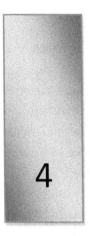

4

Aufbau einer Atemsession

Am Anfang meiner eigenen Selbstheilungsreise fand ich zu meiner Überraschung, dass jede Atemsession eine völlig neue Erfahrung ist, die sich von allen vorhergehenden Sessions unterscheidet. Noch überraschender ist die Tatsache, dass dies nach 20 Jahren eigener Sessions und der Begleitung Anderer in Sessions noch immer so ist. Abgesehen von einigen klaren und unmissverständlichen Anzeichen und Zyklen, an denen sich der Atembegleiter bei seiner Unterstützung des Verlaufs orientiert, ist jede Session ebenso einzigartig wie die individuelle Atmung im jeweils gegebenen Moment.

Was sich während einer Session entfaltet, hängt vor allem von der Intention des Atmenden ab und von dem, was derzeitig zum Besten dieses Menschen benötigt wird. Obwohl es also keine typische Session in Transformativer Atmung gibt, wollen wir in diesem Kapitel über Verfahren und Komponenten sprechen, die in den meisten Sessions zum Tragen kommen, sodass Sie sich eine Vorstellung davon machen können, was Sie beim ersten Mal erwartet.

Eine Session dauert gewöhnlich etwa anderthalb Stunden und beginnt mit einem kurzen Gespräch. Man wird Sie um einige Angaben zur Person und zu Ihrem Gesundheitszustand bitten, sodass der Begleiter vorbereitet ist auf das, was möglicherweise auftauchen kann. Es empfiehlt sich auch, kurz darüber zu sprechen, wie Sie Ihre derzeitigen Lebensumstände wahrnehmen und bewerten.

Allerdings sind diese Auskünfte nicht so wichtig wie der Kontakt, der zwischen Ihnen und Ihrem Begleiter entsteht. Das Gespräch erlaubt beiden, sich zu entspannen, einander kennenzulernen und – hoffentlich – eine Atmosphäre von Wohlfühlen und gegenseitigem Vertrauen herzustellen. Jetzt haben Sie Zeit, Ihre Fragen oder Anliegen zur Sprache zu bringen. Vor allem aber ist jetzt der Moment gekommen, Ihre Absicht für diese Atemsession klar zu formulieren. Die Schlüsselfrage lautet: Wovon möchte ich mehr haben in meinem Leben?

Ihre Atembegleiterin, Ihr Coach, wird Ihnen das volle und verbundene Atmen erklären und zeigen. Danach wird sie Ihr persönliches Atemmuster analysieren. Indem sie die Mängel in ihrer Atmung feststellt, kann sie einen Plan entwickeln, wie Ihnen am besten zu helfen ist, die alten dysfunktionalen Atemmuster zu verändern.

Ein bequemer Platz zum Hinlegen mit vielen Kissen und Decken wird Sie erwarten. Vielleicht läuft eine leise Musik, geeignet, Ihr inneres Erleben zu bestärken. Fühlen Sie sich nun so wohl und entspannt wie nur möglich, so wird Ihre Begleiterin Sie anleiten, sich in das volle, verbundene Atemmuster hineinzufinden, bis Sie es selbstständig weiterführen können.

Zu dieser Anleitung können verbale Anleitungen, Affirmationen, Änderungen der Körperposition sowie sanfte oder nachdrückliche Berührungen der blockierten Bereiche des Körpers gehören. Die Wirkung von Affirmationen ist den Befürwortern der Selbsthilfe und deren begeisterten Lesern wohl bekannt. Louise Hay zum Beispiel, die Autorin des Bestsellers *You Can Heal Your Life* hat ein ganzes Gesundheits- und Wellness-Programm entwickelt, das hauptsächlich auf der Anwendung von Affirmationen beruht. Solche selbst- befreienden Verlautbarungen grundlegender Wahrheiten ersetzen negative durch positive Beeinflussung. Während das zirkuläre Atmen die Tür zum Unbewussten offen hält, können sie von diesem leichter aufgenommen werden und ihre Wirksamkeit rascher und gründlicher entfalten.

Hörbar ausgesprochene Anrufungen bringen das höchste Anliegen einer Session zum Ausdruck. Der Atembegleiter wird vielleicht Ihr höheres Selbst, Gott, die höheren Mächte, den Heiligen Geist, Engel oder Geistführer bitten, die Ihnen aus der Sicht der göttlichen Intelligenz innewohnenden höchsten Kräfte freizusetzen. Die jeweiligen Formulierungen werden sich von Coach zu Coach ein wenig unterscheiden; entscheidend ist die Absicht, um Beistand zu bitten. Und fühlen Sie sich frei, gegebenenfalls Ihre eigenen Vorlieben geltend zu machen.

Oft findet man am leichtesten in den Atemprozess, indem man einfach mit der als Vorbild atmenden Begleiterin mitatmet. Eine solche Atmung ist wie eine Welle, die gleichmäßig und ununterbrochen steigt und fällt. Wir bezeichnen sie als zirkulär, als Atemkreislauf, weil es kein Pausieren oder Innehalten zwischen Einatmung und Ausatmung gibt. Manchmal hilft es, sich die eigene Atmung als einen Lichtkreis vorzustellen und sich darauf zu konzentrieren.

Die ideale Einatmung ist lang und voll, die Ausatmung dagegen kurz und entspannt. Ein Fluss muss nicht geschoben werden. Unterlassen Sie jegliche Anstrengung, den Atem aus Ihren Lungen auszustoßen oder den Bauch zur Wirbelsäule hin einzuziehen. Wenn Sie Ihren Körper bitten, sich bei jedem Ausatmen zu entspannen, werden im Körper aufgestaute Spannungen gelöst, und Sie erschaffen damit ein tieferes Gefühl der Sicherheit, das Ihren Prozess zunehmend unterstützen wird.

In den ersten Sessions atmen wir durch den Mund, um die größtmögliche Menge an Luft aufnehmen zu können. Die Nase ist eine zu enge Passage für die erforderliche Maximierung des Luftvolumens und ist, besonders in Momenten emotionaler Erregung, rasch verstopft. Zudem öffnet die Mundatmung die unteren Energiezentren, auch *Chakren* genannt (*Chakra* ist ein Sanskritwort für „Rad").

Obwohl viele Yogis vorzugsweise durch die Nase atmen (oder bei einigen Übungen in einer Kombination von Nasen- und Mundatmung), finden wir, dass die Nasenatmung vorwiegend die oberen Chakren aktiviert. Geschieht das, bevor die unteren Chakren ausgeglichen und frei von Blockaden sind, kann die Wirkung gegenteilig sein, da die erhöhte Energie in den oberen Zentren nur die Blockade der unterdrückten Negativität in den unteren Zentren verstärken würde.

Wir wechseln nicht ab zwischen Mund- und Nasenatmung, weil dadurch der Energiekreislauf unterbrochen würde, der für den Prozess und seinen Fortgang entscheidend ist.

Im Laufe der Session werden Sie irgendwann feststellen, dass Sie in einer Weise atmen, wie wahrscheinlich nie zuvor. Vielleicht fühlt es sich zunächst ungewohnt und unangenehm an, aber das geht schnell vorbei. Sie werden ihrem Körper sehr viel Sauerstoff zuführen und damit viele neuartige Empfindungen und Gefühle auslösen.

Als eine der ersten und häufigsten Empfindungen werden Sie vielleicht ein feines Kribbeln durch den ganzen Körper verspüren. Es zeigt an, dass sich Energie bewegt und die Schwingungsfrequenz der vorhandenen Energie angehoben wird. Ein Gefühl von Leichtigkeit im Kopf ist nicht ungewöhnlich, obwohl es oft mit einem Schwindelgefühl verwechselt wird. Wenn Sie diesem Gefühl genauer nachgehen, werden Sie wahrscheinlich feststellen, dass Sie sich nicht wirklich schwindlig fühlen. Sie sind es einfach nicht gewohnt, eine Leichtheit im Kopf zu spüren, die sich aus der erhöhten Sauerstoffzufuhr ins Gehirn ergibt.

Möglicherweise werden Sie Hitze oder Kälte verspüren. Das ist eine der möglichen Reaktionen auf die Ausscheidung von Giften aus Ihrem System. Eine Vielfalt weiterer machtvoller Empfindungen, Emotionen, Erinnerungen und Glaubenssätze kann Ihnen zu Bewusstsein kommen. Sie werden zunächst an Intensität zunehmen, um sich, während Sie durch sie hindurchatmen, schließlich aufzulösen.

Zunächst werden Sie es vielleicht schwierig finden, in diesem vollen, ununterbrochenen Rhythmus zu atmen. Bedenken Sie aber, dass Sie dabei sind, abträgliche funktionale Gewohnheiten zu ändern, denen Sie Ihr ganzes bisheriges Leben lang gefolgt sind. Nichts ist wirklich schwierig an dieser Weise zu atmen; es erscheint nur so aufgrund von Assoziationen, die uns an alte untergründige Einstellungen binden. Der Transformative Atem kann wie alles, was wir zum ersten Mal versuchen, etwas Übung erfordern.

Ihr Begleiter wird positive Affirmationen aussprechen, um Ihr Unbewusstes beim Loslassen dieser alten, selbsteinschränkenden Einstellungen zu unterstützen. Vielleicht hilft es Ihnen, diese Affirmationen innerlich nachzusprechen, doch ist das nicht notwendig. Diese ganz einfachen und grundlegenden Affirmationen eignen sich hervorragend zur Entmachtung der selbsteinschränkenden Glaubensinhalte. Zudem können sie Emotionen auslösen, und auch das hilft weiter. Ihre Aufgabe besteht einfach darin, alles, was da auftaucht, wahrzunehmen und anzunehmen und dabei ununterbrochen weiter zu atmen.

Eine weitere hilfreiche Technik ist *das Tönen*. Im Verlauf der Session wird Ihr Begleiter Sie gelegentlich auffordern, nach der Einatmung einen möglichst volltönenden Laut anzustimmen, den sie während der ganzen Ausatmung durchhalten. Ihr Begleiter wird vielleicht mit einstimmen, um Sie von Befangenheit zu befreien, doch ist es nicht notwendig, dass Sie sich ihm in Tonhöhe oder Zeitdauer anpassen. Vielmehr ist es wichtig, dass Sie nicht versuchen, den Laut in irgendeiner Weise zu kontrollieren. Entspannen Sie einfach Ihre Kehle so weit wie möglich und lassen Sie den vollsten und kräftigsten Laut, der kommen will, heraus. Sobald sie mehr Luft benötigen, atmen Sie ohne Pause ein und stimmen einen weiteren Laut an. Das Tönen erweist sich als besonders hilfreich bei dreifacher oder mehrfacher Wiederholung.

Ihr Atembegleiter wird Ihnen vorschlagen, ins Tönen zu gehen, wenn es ihm notwendig zu sein scheint; doch sollten Sie es auch von sich aus anstimmen, wann immer Sie das Gefühl haben, dass es Ihnen helfen könnte. Das Tönen kann als Hilfe genutzt werden, um eine Aktivierung anzuregen (das Erleben, geatmet zu werden), oder um den Energiefluss zu kontrollieren, falls Sie sich durch irgendetwas allzu überwältigt fühlen. Tönen bietet sich auch als wirksame Alternative zum Weinen an, da es die Energie rascher in Fluss bringt.

Töne sind Ausdruck reiner Energie in hoher Frequenz. Wenn Sie Ihrem Körper erlauben, sich durch den Laut, nach dem es ihn verlangt, zum Ausdruck zu bringen, so wird er immer den richtigen Ton für den gerade anstehenden Heilungsvorgang hervorbringen. Auch wenn er anfangs vielleicht misstönend klingt, sollte man dabei bleiben, bis er sich ganz von selbst in Wohlklang verwandelt. Sie werden das Vibrieren im Körper spüren, dort, wo Heilung stattfindet.

Möglicherweise wird Ihr Atembegleiter im Laufe der Session immer wieder mit Fingerdruck nachhelfen. Das kann aus mehreren Gründen notwendig sein. Durch nachdrückliche Berührung werden die für die Atmung zuständigen Muskeln entspannt und der Atem wird in blockierte Bereiche geleitet. So öffnet beispielsweise ein festes Drücken auf den Bauch den Abdominalbereich. Fester Druck auf die Muskulatur des Solarplexus ermöglicht dem Atem, in den oberen Brustbereich zu strömen; und wir können uns bei der Ausatmung tiefer entspannen.

Die Berührung vermag die blockierte Energie verdrängter Emotionen zu entdecken, in Bewegung zu setzen und schließlich zur Auflösung zu bringen. Atembegleiter verwenden eine Technik namens *body mapping;* d. h., sie lernen, den Körper wie eine Landkarte zu lesen, indem sie die Beziehungen zwischen bestimmten spannungsgeladenen Körper-Arealen und den entsprechenden emotionalen Blockaden aufdecken und benennen. Wird auf solche Punkte Druck ausgeübt und gleichzeitig eine geeignete Affirmation ausgesprochen, so werden das Zellgedächtnis und die blockierte Emotion aktiviert und der Atmende fühlt sich ermutigt, im sicheren Rahmen seine Emotion zum Ausdruck zu bringen.

Nicht zuletzt ist die Berührung ein wichtiges Mittel, um eine sanfte und nährende Unterstützung zu geben, die Sie zunehmend befähigen soll, sich im Verlauf der gesamten Session einem neuen Erleben von Sicherheit hinzugeben. Natürlich ist es immer wichtig, Ihren Atembegleiter zu verständigen, falls eine bestimmte Berührung Sie in Ihrem Erleben stört oder davon ablenkt, oder falls es irgendetwas gibt, das die Session wirkungsvoller für Sie machen könnte. Es ist in Ordnung – und wichtig – das zu erbitten, was Sie brauchen.

Im Verlauf der Session, gewöhnlich innerhalb der ersten 15 Minuten, werden Sie „aktivieren", und das Atmen ist plötzlich ganz mühelos. Sie haben vielleicht den Eindruck, als ob der Atem Sie atme. Von diesem Moment an werden Sie sich kaum oder gar nicht mehr bemühen, und doch wird der Atem weitergehen, noch stärker als zuvor, als sie sich noch darum bemühten.

Die Aktivierung ist etwas Geheimnisvolles, Magisches, und sie zu erreichen ist wirklich aller Mühe wert. Dies ist das Stadium, in dem sich Heilung und Transformation vollzieht. Es kann 30 bis 40 Minuten andauern. Doch da Sie sich nun in einem tieferen Bewusstseinszustand befinden, kann es Ihnen wie nur ein paar Minuten erscheinen.

Beobachtet man während der Aktivierung den Atemfluss und seine Bewegung, so kann man nur staunen. Der Atem scheint eine eigene Intelligenz angenommen zu haben und genau zu wissen, wohin er gehen muss und was er zu tun hat. Und warum auch nicht? Der Atem ist ja vor allem Lebensenergie – die ursprüngliche, kreative Intelligenz des Universums – der wir uns öffnen. Ich glaube, es ist dieser geheimnisvolle Zustand der Aktivierung, der uns empfänglich macht für die wundersame Gaben der Transformativen Atmung, die sich als innere Wandlung manifestieren.

Während der Aktivierung werden Sie Zyklen von „Integration" durchlaufen, die Sie als Umwandlung von Energiemustern oder als deutlich wahrnehmbare Veränderungen Ihrer körperlichen und emotionalen Empfindungen erleben. So können Sie beispielsweise während des Atmens eine Anspannung in Ihrem Nacken bemerken und gleichzeitig ein Gefühl des Ärgers wahrnehmen. Wenn sie nun Ihre Aufmerksamkeit weiterhin auf diesen Bereich richten, da hineinatmen und bereit sein, all Ihre Gefühle bereitwillig anzunehmen, so werden Sie wahrscheinlich feststellen, dass diese Empfindungen tatsächlich reine Energie sind. Wenn Sie nun weiterhin in diese Bereiche und Empfindungen hineinatmen, werden Sie als Nächstes feststellen, dass sie sich verändern. Die Anspannung löst sich vielleicht allmählich oder aber in einem Augenblick vollständig auf.

Ein Klient beschreibt eine solche Erfahrung: „Die Verspannung in meinen Armen und Beinen wurde so stark, dass sie zu schmerzen begann. Da entsann ich mich der Erklärung meiner Atembegleiterin – dies war altes Zeug, im Begriff, sich zu integrieren. Also folgte ich Ihrer Aufforderung und lächelte, tönte, kickte und boxte. Auf einmal verwandelte sich der Schmerz in pulsierende Wellen von Wohlgefühl. Körper und Geist schienen hinzuschmelzen wie flüssiges Gold. Nie zuvor hatte ich ein solches Hochgefühl erlebt."

Zorn verwandelt sich oft in Gefühle wie Liebe oder Freude. Kummer und Sorgen können dem Gefühl des Friedens oder einem glücklichen Lachen weichen. Umwandlungen wie diese weisen klar darauf hin, dass das ursprüngliche Muster endgültig transformiert wurde. Der Schlüssel für solche Umwandlungen liegt darin, sich dem Prozess hinzugeben, alle Empfindungen im Körper zuzulassen und sie vorbehaltlos willkommen zu heißen.

Vor allem, hören Sie nicht auf zu atmen. Sind die Gefühle einmal geweckt, so ist es wichtig, beim zirkulären Atmen zu bleiben, bis Sie die andere Seite der Gefühle erreicht haben. Sind sie erst einmal integriert, so verwandeln sich unangenehme Gefühle in äußerst angenehme. Ich konnte Atmende beobachten, die in einer einzigen Session bis zu zwanzig integrierende Zyklen durchliefen, während sich in anderen, ebenso machtvollen Sessions nur wenige Zyklen ereigneten.

Die Anzahl solcher integrierenden Zyklen variiert von Session zu Session und hängt von den aufkommenden Mustern ab wie auch von unserer Bereitschaft, uns ihnen hinzugeben. Hingabe bedeutet, dass wir uns öffnen und die Energie, die Gefühle und den Atem vollumfänglich erleben. Wir umarmen sie, statt sie zu beurteilen, zu kontrollieren oder uns ihnen zu widersetzen.

Es ist wichtig zu verstehen, dass sich unterdrückte Traumen auch ohne das Auftauchen bewusster Erinnerungen integrieren können. Oft tauchen Emotionen auf, ohne dass uns ihr Ursprung bewusst wird. Tatsächlich wird manchmal der Integrationsprozess, ohne jede damit verbundene Erinnerung oder Emotion, als reines Körperempfinden erlebt. So verspüren wir vielleicht im Laufe einer Atemsession Anspannung und Kribbeln in Kiefer und Gesicht und einen abwechslungsreichen Strom verschiedenster Empfindungen. Obwohl sich diese körperlichen Veränderungen ohne irgendwelche erkennbaren Emotionen oder Erinnerungen zu vollziehen scheinen, integrieren wir doch höchstwahrscheinlich unterdrückten Zorn, der gewöhnlich im Kiefer gespeichert und zurückgehalten wird.

Wichtig ist, dass wir in der Phase der Aktivierung dieser Intelligenz vertrauen und dass wir uns dem inneren Energiefluss überlassen. Wichtig ist auch, dass wir nicht nur alle aufkommenden Gefühle zulassen, sondern sie auch frei zum Ausdruck bringen. Das kann auf vielerlei Weise geschehen, zum Beispiel mit Husten, Tönen, Lachen, Weinen, Schreien und Bewegungen. Lassen Sie alle Befangenheit beiseite! All dies ist durchaus gesund und vollkommen akzeptabel.

Ihr Coach wird gut vorbereitet sein und Sie bedingungslos unterstützen. Wir Begleiter haben all das selbst und mit vielen anderen durchgemacht. Unsere Absicht ist, Sie darin zu unterstützen, Ihre Emotionen und Gefühle so, wie sie auftauchen, zum Ausdruck zu bringen und zu integrieren. Auf keinen Fall wollen wir sie in einer Atemsession weiter verdrängen!

Wenn Sie sich als Atmender zurückhalten und Widerstand leisten, werden Sie sich wahrscheinlich unbehaglich fühlen und möglicherweise sogar den ganzen Integrationsprozess stoppen. Wenn Sie sich hingeben und Ihre Gefühle annehmen, werden Sie vielleicht beginnen, sich wie von den Wellen des Atems getragen zu fühlen. Wie auch immer, Ihr Begleiter wird ganz mit Ihnen sein als beglückter Zeuge Ihres Fortschritts. Dies ist für beide eine freudvolle Erfahrung.

Die besten Ergebnisse erhalten wir, wenn wir uns bewusst entschieden haben, alles, was da auftauchen will, zu bejahen und uns selbst währenddessen nicht negativ zu beurteilen. Denken Sie daran, dass Sie, ganz gleich, in welcher Weise Sie auf Ihre Erfahrung reagieren, viel mehr Sauerstoff einatmen als gewöhnlich, und das ist gut für Körper, Geist und Gemüt. Sie können dabei nichts verlieren! Falls Sie ins Selbstbeurteilen verfallen, nehmen Sie es einfach zur Kenntnis und erinnern sich daran, dass auch dies nichts weiter als ein Lebens- und Atemmuster ist, das geheilt werden wird – wenn nicht in dieser, dann in einer späteren Atemsession.

Ab einem gewissen Punkt der Session wird Ihre Atmung beginnen, ruhiger zu werden. Obwohl sie immer noch voll, offen und verbunden bleibt, wird sie sanfter und weniger intensiv sein. Ihr Atembegleiter wird in einer erneuten Anrufung um ein klares Zeichen der Verbundenheit mit Ihrem höheren Selbst bitten. Wenn er diese Verbundenheit in Ihrem Bewusstsein wahrnimmt, wird er Sie bitten, dass Sie sich für die Geschenke öffnen, die Sie zu diesem Zeitpunkt und zu Ihrem höchsten

Nutzen anzunehmen bereit sind. Danach wird er Sie daran erinnern, Ihre Intention für diese Session einzuatmen.

So, wie Sie den Sauerstoff in Ihren Körper einladen, so laden Sie auch Ihre Intention bewusst in Ihr Leben ein. Vielleicht hat sich Ihr inneres Augenmerk im Laufe der Session verlagert und damit auch Ihre anfängliche Intention verändert. Das ist ganz normal und Teil des Transformationsprozesses. Durch das Einatmen Ihrer Intention können Sie das von Ihnen gewünschte Ergebnis bewusst mitgestalten. Sie können vielleicht tatsächlich fühlen, wie sich das ereignet, wenn Sie innerlich und mit befreiter Vorstellungskraft erleben, wie jede Ihrer Körperzellen den Atem und die Intention in sich aufnimmt.

In der Endphase der Atemsession öffnet sich Ihr Gewahrsein für höhere Bewusstseinsebenen. Das geschieht durch Anrufung und durch den vom Atem geschaffenen energetischen Freiraum. Sie werden sich nun wahrscheinlich in einem vollkommen entspannten und tiefen meditativen Zustand befinden, in dem Sie sich der Führung durch Ihr höheres Selbst öffnen können. Möglicherweise wird Ihnen eine mystische Erfahrung geschenkt oder eine Vision oder sie bekommen eine klare Anweisung übermittelt.

Manche Menschen erleben so ihr wahres Selbst zum ersten Mal – das Selbst, das natürlich schon immer da war, allerdings fast ganz überschattet von Schichten unterdrückter Negativität und Ängste. Dieses Gewahrwerden ist wahrhaftig einer der erstaunlichsten Aspekte der Transformativen Atmung.

Es ist wichtig, von Vergleichen und Erwartungen abzulassen. Tatsächlich beschleunigt unser Vertrauen, dass jede Atemsession genau die richtige ist für das, was wir gerade am meisten benötigen, die völlige Auflösung all dessen, was da auftaucht. Das zeigt sich nicht nur in unserem Gefühl von Klarheit, Leichtigkeit und Freude unmittelbar nach der Session;

es zeigt sich insbesondere in den äußeren Veränderungen, die sich von da an in unserem Leben manifestieren.

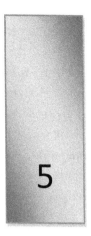

5

Atemanalyse: Kartierung des Unterbewussten

Ihre gegenwärtigen Atemmuster ergeben eine Art Landkarte Ihrer Persönlichkeit. Da Ihre Atmung sowohl bewusste als auch unbewusste Verhaltensmuster zum Ausdruck bringt, gibt sie direkt sowie metaphorisch Auskunft darüber, wie Sie sich selbst sehen und wie Sie das Leben wahrnehmen und sich daraufhin verhalten. Wie Sie mit Ihrem Atem umgehen, zeigt dem geschulten Auge in der Tat ganz klar, wie Sie mit der Lebenskraft selbst umgehen.

Die Kunst und Wissenschaft, diese direkte Beziehung zwischen Atmung und Lebenserfahrung zu verstehen und aufzudecken, heißt *Atemanalyse*. Zunächst einmal zeigt sie auf, wie Sie mit sich und Ihrem Leben umgehen, und darüber hinaus liefert sie die notwendigen Richtlinien zur Neuprogrammierung Ihrer Atmung.

In einer Zeit, in der das Leben manchmal so komplex erscheint und in der gegen jedes überhaupt bekannte Problem oder Symptom mit einem teuren, patentierten Medikament zu Felde gezogen wird, mag dieses Verfahren zu simpel erscheinen, um tauglich zu sein. Nach einigen Atemsessions jedoch beginnt alles vollkommen Sinn zu machen, denn Sie werden entdecken, dass Ihre ganze Lebenseinstellung sich ändert und von viel mehr Freude und Selbstverantwortung geprägt ist.

Einschränkende Denkmuster und aus daraus resultierende selbstsabotierende Verhaltensweisen können am einfachsten mit einer Änderung der Atemmuster aufgelöst werden. Zunächst müssen wir jedoch die Atemmuster selbst erkennen, bevor wir daran gehen können, sie zu korrigieren. Betrachten wir die Art und Weise, wie wir atmen, als Ausdruck unserer Lebensweise, dann wird uns deutlich, dass wir den Fluss unseres Lebens in derselben Weise eindämmen wie unseren natürlichen Atemfluss. Richten wir nun unsere Intention darauf, unseren Atemfluss neu auszurichten, so können wir allmählich spüren, wie wir uns bewusster mit der Lebenskraft verbinden, die unsere schöpferische Kraft ist. Und haben wir erst einmal diesen kreativen Fluss neu belebt, dann wählen wir bald lieber den Atem statt der Medikamente und Liebe und Freude statt Angst und Leid.

Die Atemanalyse ist der erste Schritt, um einen solchen dynamischen Aufschwung in Ihrem Leben in Gang zu setzen. Indem Ihr Begleiter Ihre oft ganz feinen Körperbewegungen beim Atmen genau beobachtet, kann er Ihnen zunehmend behilflich sein beim Durchführen der notwendigen Korrekturen und deren Einprogrammierung in den unwillkürlichen Atemvorgang, um eine dauerhafte Veränderung herbeizuführen.

Es geht bei dieser Beobachtung vor allem um zweierlei: zum einen darum, welche Bereiche des Atemsystems genutzt werden, und zum anderen darum, wie viel Luft Sie aufnehmen und wie viel Sie ausstoßen. Dann gibt es da einige wichtige Merkmale im Atemfluss: wir beobachten, wohin der Atem zuerst fließt, wo er stockt oder blockiert wird, und wie viel Zeit für die Einatmung im Vergleich zur Ausatmung aufgewandt wird. Jedes dieser Merkmale gibt uns Hinweise sowohl auf die körperliche Verfassung als auch auf bestimmte Neigungen im Verhalten und im Gefühlsbereich.

Um herauszufinden, welche Bereiche des Atemsystems genutzt werden, beobachten wir zunächst den Bauch. Hebt und senkt er sich mit jedem Atemzug? Fließt der Atem in den Beckenbereich? Denken Sie daran, ungefähr 75 Prozent unseres Blutes zirkuliert im mittleren und unteren Rumpfbereich, sodass volle und tiefe Atemzüge entscheidend für eine gute Gesundheit sind. Haben sich aus unterdrückten Gefühlen herrührende Spannungen in verschiedenen Bereichen unseres Körpers festgesetzt, dann ist auch unsere Atmung verspannt. Das Zwerchfell wird nicht genutzt, und wir vergeuden damit die Kraft unseres wichtigsten Atemmuskels. (Wir werden später die weitreichenden Funktionen der Zwerchfelle aufzeigen). Eingeschränkte, angespannte oder flache Atmung kann ein Hinweis auf vorhandene Ängste sein, während uns tiefe Bauchatmung entspannt und zur Produktion von Endorphinen führt, die uns ein Wohlgefühl bescheren. Um die optimale Atmung zu erreichen, müssen wir damit beginnen, ihre grundlegende Funktion tief unten im Bauchraum wieder herzustellen.

Der Bauch ist im energetischen Sinne der Sitz des Unbewussten, daher ermöglicht eine kräftige Bauchatmung den Zugang zum Unbewussten und dessen Klärung. Es ist nicht überraschend, dass ungefähr ein Drittel aller Menschen, die ich in Atemsessions begleitet habe, anfangs nicht in den Bauch geatmet haben, was darauf hindeutet, dass sie sich dem Sein im Hier und im Körper sehr widersetzt haben. Wir nennen das den „unbewussten Todeswunsch". Lernen solche Menschen nicht, in den Bauch zu atmen, so neigen sie dazu, sich weiterhin selbstzerstörerisch zu verhalten und entwickeln nicht selten Probleme im unteren Rückenbereich, in den Verdauungsorganen und/ oder in den Fortpflanzungsorganen.

Auch die Kraft des persönlichen Willens ruht im Bauch. Daher sind Bauchatmer willensstarke, kreative Menschen. Sie sind auch sehr gut geerdet und mit ihrem Körper in Einklang. Demgegenüber haben diejenigen, die nicht in den Bauch atmen, gewöhnlich einen schwächeren Willen und werden eher ausgenutzt oder beherrscht. Auch neigen sie zu Selbstverurteilung und Schuldgefühlen. Menschen, die nicht oder flach in den Bauch atmen, fühlen sich oft weder hier noch dort und unfähig, sich zu konzentrieren. Gewöhnlich fällt es ihnen schwer, mit beiden Beinen im Leben zu stehen, da sie nicht vollständig mit ihrem Körper verbunden sind. Häufig spüren beispielsweise Frauen nicht die körperlichen Symptome, die den Beginn der Menstruationsperiode ankündigen. Dagegen können starke Bauchatmerinnen oft die feinsten körperlichen Regungen wahrnehmen, wie zum Beispiel den Eisprung oder die Konzeption eines Kindes.

Um tiefe Bauchatmung (man nennt sie auch starke Zwerchfellatmung) zu erreichen, konzentrieren Sie sich bewusst darauf, den Atem in den unteren Bauchbereich zu ziehen, und ebenso auf die Affirmation: „Ich bin in Sicherheit in meinem Körper. Ich bin vollkommen sicher. Ich vergebe mir vollständig." Manchmal legt der Begleiter einen zehn Pfund schweren Sandsack auf den Bauch des Atmenden. Dieser Druck bewirkt einen Gegendruck und sorgt dafür, dass die beteiligten Muskeln sich wieder im Anspannen und Loslassen üben.

Sobald sich dieser Bereich öffnet, beginnen neue Gefühle der Sicherheit und Selbstbestätigung die alten Gefühle von Scham und Selbstbeurteilung im Unbewussten abzulösen. Solcherart entspannt ist der Geist-Körper nunmehr in der Lage, die Lebenskraft ungehindert in die vorher unzugänglichen Räume fließen zu lassen. Dadurch wird die zuvor blockierte Kreativität befreit, was zu vermehrter Energie, einer bodenständigen Präsenz und einem guten Gespür für die Richtung des eigenen Lebens führt.

Als Nächstes beobachten wir den Bereich von Solarplexus und Zwerchfell in der Mitte des Atmungssystems. Atemausfälle im mittleren Bereich deuten auf eine Trennung zwischen Herz und Willen hin. Anders gesagt, blockierte Atmung in diesem Bereich verrät die Überzeugung, dass wir uns nicht erlauben können, unserem Herzen zu folgen, weil es uns davon abhalten würde, zu tun, was die Welt von uns erwartet.

Falls Sie diesem Muster folgen, erleben Sie sich wahrscheinlich als einen Menschen, den es fortwährend in zwei gegensätzliche Richtungen zieht, so als führten Sie zwei verschiedene Leben. Vielleicht leiden Sie an übertriebenen Ängsten, Sorgen oder sogar Panikattacken.

Um diesen Bereich zu öffnen, wird manueller Druck auf den Solarplexus ausgeübt, um die Spannung in diesem Bereich etwas zu lockern und der Begleiter spricht die folgende Affirmation: „Mein Herz und mein Wille sind eins. Indem ich meinem Herzen folge, bin ich in Sicherheit." Dieses Zusammenwirken von körperlicher und emotionaler Anregung erlaubt der Muskulatur, sich zu entspannen und damit den Atem in diesem Bereich zuzulassen, sodass Herz und Wille in Übereinstimmung kommen.

Sind nun der untere und mittlere Bauchbereich geöffnet, so kann der Atmende die volle Bauch-Zwerchfellatmung erleben. Darauf folgt die Beobachtung des oberen Rumpfes. Wird zu wenig in den Brustbereich geatmet, so deutet das auf ein geschlossenes Herzzentrum hin und auf eine Unterdrückung der Liebe. Irgendwann wurde in der Vergangenheit die bewusste oder unbewusste Entscheidung getroffen, die Gefühle und das Herz im eigenen Erleben zu verschließen. Oft ist das eine Reaktion aus der frühen Kindheit gegenüber allzu willensstarken Eltern. Kinder verschließen sich, um sich emotional zu schützen und ihren persönlichen Willen zu erhalten, um in einer willensstarken Umwelt zu überleben.

Wirkt unsere Brustkorb aufgeblasen und starr, als entleere sie sich nicht bei der Ausatmung, so deutet das darauf hin, dass wir an altem Kummer und Zorn festhalten. In diesem Fall sind wir nicht frei, Liebe zu empfangen oder zum Ausdruck zu bringen. Das Tönen und ein Anheben des Oberkörpers mit Kissen sind zwei Hilfsmittel, um den Atem wieder in den oberen Atembereich zu lenken. Voll und frei in die Brust zu atmen, verbunden mit der Affirmation: „Ich kann unbesorgt Liebe geben und empfangen; ich kann unbesorgt meine Gefühle zeigen", erleichtert die Auflösung und Umwandlung unterdrückter, schmerzlicher Gefühle. Dies wiederum gibt dem Gefühl der Liebe Raum, um sich im Geben und Nehmen zu entfalten.

Im oberen Brustbereich (oberhalb des Herzens) und in der Kehle kommt der Höhere Wille zum Ausdruck oder wird dort unterdrückt. Oft wird der Wille zur Erfüllung unserer wahren Mission in diesem Leben durchkreuzt oder vergessen, besonders wenn wir in einer Umwelt aufwachsen, die unserem persönlichen Willen den Ausdruck verwehrt. Der persönliche Wille, der im Unterbauch seinen Sitz hat, zielt darauf ab, unsere menschlichen Bedürfnisse und Wünsche (zum Beispiel nach Wohlbefinden, Nahrung und Obdach) zu befriedigen. Der Höhere Wille übertrifft den persönlichen Willen. Es ist der Wille unserer Seele, der dem höheren Sinn unseres Daseins folgt.

Ist beim Atmen im oberen Brustbereich keine Bewegung sichtbar, oder ist die Kehle verspannt, dann liegt die Vermutung nahe, dass wir einen Mangel an innerer Kraft und Ausrichtung fühlen. Wir mögen uns fragen, welchen Sinn dieses Leben hat und warum wir überhaupt hier sind. Ist der obere Atembereich fast *vollständig* verschlossen, dann fehlt uns vermutlich jegliche Klarheit über den Sinn unseres Lebens; auch haben wir unserer Liebesfähigkeit den Riegel vorgeschoben.

Indem wir unsere ganze Aufmerksamkeit darauf richten, diesen Bereich beim Einatmen wirklich mit Atemluft aufzufüllen, während wir gleichzeitig Affirmationen wiederholen wie diese: „Es ist gut und richtig, meinen Willen zum Ausdruck zu bringen. Mein Wille und Gottes Wille sind eins", dann können wir unterdrückte Emotionen transformieren, indem wir uns erlauben, sie zu erleben. Regungen des höheren Willens zeigen sich, die Freude am Leben erwacht wieder und mit ihr die Bereitschaft zu lieben, die uns als Kind eigen war.

Zeigt die Atemanalyse, dass alle Bereiche des Atemsystems in Bewegung sind, insbesondere, wenn die verbundene Atmung dauernd beibehalten wird, dann sind wir ganz offen, vertrauensvoll und in Einklang mit dem Fluss des Lebens. Unser Lebensverständnis zeichnet sich aus durch Akzeptanz und Ungezwungenheit. Wir sind „im Fluss".

Die Abfolge des Atemflusses gibt uns weitere Aufschlüsse. Im Idealfall fließt der Atem folgendermaßen: zuerst in den Unterbauch, dann in den mittleren Zwerchfellbereich, dann in den Brustkorb und schließlich in den Bereich der Kehle. Beginnt die Atmung im oberen Atembereich, dann bleibt ihr kaum eine

Möglichkeit, sich zu vertiefen. In diesem Fall bleiben die unteren Räume typischerweise verschlossen.

Beginnt der Atem im mittleren Bereich, so handelt es sich vermutlich um einen Perfektionisten. Hier dürfte es uns schwerfallen, Aufgaben zu delegieren; wir glauben, alles selbst erledigen zu müssen, da sonst nichts erledigt würde – wenigstens nicht entsprechend unseren Vorstellungen! Ein Druck auf den Solarplexus während der Einatmung lenkt den Atem in den unteren Bauchbereich. Affirmationen wie: „Es ist richtig und gut, loszulassen" und „Ich lasse Hilfe und Unterstützung für mich zu. Ich lasse los und überlasse mich Gott" sind besonders geeignet, den diesem Atemmuster zugrundeliegenden Mangel an Vertrauen zu transformieren.

Als Nächstes beobachten wir, wie viel Luft eingeatmet wird. Die Einatmung kennzeichnet unser Verhältnis zum positiven Lebensfluss, dem Zufluss an Fülle und Gütern. Wie viel von dem, was wir benötigen, wollen wir auch tatsächlich annehmen? Wenn wir die Luftzufuhr wie durch einen Filter drosseln, indem wir unsere Mundspalte verengen, durch die zusammengebissenen Zähne atmen oder die Kehle mit der Zunge versperren, dann können wir den Überfluss an Lebensenergie, der uns zur Verfügung steht, nicht in seiner Fülle in uns aufnehmen. Wir haben dann wahrscheinlich das Gefühl, dass wir nicht genug oder sogar *nichts* von dem bekommen, was wir in unserem Leben haben möchten.

Jack, 65 Jahre alt, behauptete immer, dass seine Kinder und Enkel die wichtigste Rolle in seinem Leben spielten. Dabei nahm er sich selten die Mühe, eine erwachsene Beziehung zu seinen vier erwachsenen Kindern und deren Nachkommenschaft zu entwickeln. Er beklagte den Mangel an Nähe, suchte jedoch selbst die Nähe zu ihnen kaum, weder gefühlsmäßig noch körperlich, da er nie viel Interesse an ihrem Leben zeigte, nicht einmal in den gemeinsamen Ferien. Vielmehr zog er sich zurück, war unerreichbar und nahm keine Notiz von seinen Enkeln. Dennoch beklagte er sich, dass ihn niemand besuchte, und er zerbrach sich den Kopf darüber, warum sein Leben der liebevollen Beziehungen ermangelte, nach denen er sich so sehnte.

Die Analyse von Jacks Atemmuster ergab, dass er wie durch einen Filter atmete – wie nicht anders zu erwarten bei jemandem, der den eigenen Zugang zur Fülle blockiert. Aus seinem Atemmuster ging auch hervor, dass er seine Fähigkeit, den mühelosen Fluss von Intimität und Selbstausdruck in Beziehungen zu erleben, unterdrückte. Jack presste nämlich seine Zähne so fest aufeinander, dass er beim Ein- und Ausatmen zischte. Für den größten Teil seiner ersten Atemsession hätte man ein Brecheisen benötigt, um seine Kiefer zu lösen, und seine Halsmuskeln zitterten sichtbar vor lauter Anspannung. Das Tönen half, die Verspannungen zu lösen, und seine Kiefer öffneten sich gegen Ende der Session. Endlich konnte er empfangen, anstatt sich abzumühen, das zu erhalten, was er sich wünschte.

Nach dieser ersten Atemsession berichtete eine seiner Töchter, dass ihr Vater sie zum ersten Mal seit Jahren wirklich umarmt habe. „Er hielt mich wirklich in seinen Armen, anstatt mir bloß auf den Rücken zu klopfen und mich dann wegzuschieben." Auch Jack meldete, dass er sich entspannter und mehr mit seinen Kindern verbunden fühle.

Jack, der an Diabetes litt, berichtete außerdem, dass sein Blutzuckerspiegel seit der Session viel leichter zu halten war, was darauf hinweist, dass er der „Süße" des Lebens weniger widersteht als zuvor. Diese Analyse mag sehr esoterisch klingen, doch ist sie auf physischer Ebene unschwer nachzuvollziehen. Rufen Sie sich die einfache Tatsache ins Gedächtnis, dass der grundlegende Treibstoff, den unser Körper benötigt um zu funktionieren, der Sauerstoff ist. Ob wir uns dessen bewusst sind oder nicht: was immer wir auch tun, um für unser leibliches Wohl zu sorgen – essen, uns bewegen, atmen, Wasser trinken, Heilkräuter und Vitamine zu uns nehmen –, all das versorgt unseren Körper mit Sauerstoff. Der Sauerstoff reinigt unsere Körperzellen und gibt ihnen dadurch die Möglichkeit, Energie zu erzeugen. Wenn wir nicht über genügend Energie verfügen (kommt Ihnen das vielleicht bekannt vor?), wie sollten wir dann in der Lage sein, wahrzunehmen, wonach uns verlangt – auch wenn es direkt vor unserer Nase liegt? Ohne den notwendigen Sauerstoff und ausreichend Energie wird der Körper krank. Krankheit entfernt uns noch weiter von dem, was uns nottut, und so rollt der sprichwörtliche Schneeball rascher und immer rascher den Abhang hinab.

Aber selbst kranke Menschen können zu verbesserter Atmung angeleitet werden und sich dadurch mit mehr Sauerstoff zu versorgen. Tun sie das, dann wird auch mehr von dem, was sie als „gut" empfinden, in ihr Leben kommen. Es ist also einleuchtend, dass tiefes Einatmen mit der Fähigkeit verbunden ist, das Positive im eigenen Leben willkommen zu heißen. Auch erhalten Sie mehr Energie, um auf das zu zugehen, was Ihnen als wünschenswert erscheint.

Umgekehrt verrät eine sehr flache Einatmung geringes Selbstwertgefühl und mangelnde Selbstakzeptanz. Ein derart negatives Selbstbild kann manchmal nur im Unbewussten identifiziert werden. Im alltäglichen Bewusstsein mögen wir uns energetisch, offen und aufnahmefähig fühlen; ist jedoch der Atem flach, dann widersetzt sich etwas in uns dem, was wir eigentlich wollen, und hält es auf Distanz.

Die Korrektur dieses Musters erfordert eine bewusste Anstrengung, tiefer und voller zu atmen, aus der Einsicht heraus, dass Atmen gleich Leben und somit eben dieses „Gute" ist, wonach wir uns innerlich zutiefst sehnen. Je mehr Sauerstoff wir in unseren Körper aufnehmen können, desto mehr des Guten zeigt sich in unserem Leben. Hat sich das alte Muster einmal aufgelöst und tritt das neue an seine Stelle, so ist keine bewusste Anstrengung mehr nötig. Die innere Empfangsbereitschaft stellt sich so unwillkürlich von selbst her wie das volle und freie Einatmen.

Affirmationen, wie „Ich verdiene es, wohlhabend zu sein und in Fülle zu leben" und „Ich nehme alles Gute frei und unbefangen entgegen" sind wirkmächtige Auslöser für Transformation im Unbewussten, vor allem, wenn sie während der vertieften Atmung lautlos wiederholt werden.

Betrachten wir nun die Ausatmung. In der Art, wie wir ausatmen, zeigt sich, allgemein gesagt, unser Umgang mit Negativität und unsere Bereitschaft, loszulassen, was wir nicht mehr benötigen. Zeigt sich beispielsweise in der Atemanalyse ein Schnauben bei der Ausatmung, so ist das ein Hinweis, dass wir versuchen, Ungewolltes von uns zu stoßen, statt es einfach gehen oder sich auflösen zu lassen.

Dieses Atemmuster deutet auf eine kämpferische Persönlichkeit, einen Krieger, der das Negative bekämpfen will. Problematisch an dieser Art zu leben und zu atmen ist, dass wir immer genau das in unser Leben ziehen, worauf wir unsere Aufmerksamkeit richten. Der Versuch, etwas von uns zu stoßen, bewirkt oft genug das Gegenteil und lässt es verstärkt auf uns zurückfallen, gleich einem Bumerang.

Die biochemische Entsprechung dieses Atemmusters ist eine Art leichter Hyperventilation. Wenn wir die Luft nachdrücklich schnaubend ausstoßen, erzeugen wir ein unnatürliches Ungleichgewicht zwischen Sauerstoff und Kohlendioxid im Körper. So ist es nicht weiter überraschend, dass solche

Kämpfernaturen häufig unter wiederkehrenden Angstzuständen leiden und in ihrem meist sehr geschäftigen Leben auch manchmal hyperventilieren.

Ein anderes, weitverbreitetes Muster ist die stockende Ausatmung; hierbei wird die Solarplexus-Muskulatur angespannt und die Atemluft nur in kleinen Portionen abgegeben. Darin zeigt sich eine Tendenz, am Negativen festzuhalten. Es kann auch ein Hinweis auf übermäßiges Kontrollbedürfnis sein, auf die Neigung, Personen und Umstände zu manipulieren, damit ja nichts schiefgehen kann. Beide Tendenzen hängen freilich zusammen, denn Menschen, die an unerfreulichen, negativen Gedanken und Gefühlen festhalten, fühlen sich oft veranlasst, ihre Umwelt zu kontrollieren, um noch mehr Unheil abzuwehren. Der gemeinsame Nenner ist die Fixierung auf Probleme oder das Negative im Leben.

Indem wir lernen, den Atem entspannt und lautlos ausströmen zu lassen, gewinnen wir eine innere Einstellung zum Leben, die uns ermöglicht, entspannter mit Negativität umzugehen. Können wir den Atem rasch und leicht gehen lassen, ohne Versuch, ihn zu kontrollieren oder auszustoßen, so sind innerer Friede und Ergebung die natürliche Folge. Je mehr wir uns beim Ausatmen entspannen und Gifte ausströmen lassen, umso mehr unserer ungesunden Verhaltensmuster lassen wir los. Entspannen wir uns während der Ausatmung, dann laufen alle körperlichen Prozesse ruhiger ab, und unserem Unbewussten wird signalisiert, dass wir unbedenklich allen Ärger, alle Enttäuschungen und Sorgen wegen irgendwelcher Unvorsehbarkeiten loslassen können. Dann sind wir offen für den gegenwärtigen Moment und können wach und unbefangen darauf eingehen.

Einer der Schlüssel also, um mithilfe der Atemanalyse Einsichten zu gewinnen, ist das Verhältnis von Einatmung und Ausatmung. Menschen mit längerer Einatmung richten ihre Aufmerksamkeit vornehmlich auf die positiven Seiten des Lebens. Menschen mit längerer Ausatmung verharren typischerweise bei dessen negativen Seiten. Daher konzentrieren wir uns, wenn wir mehr von dem erhalten möchten, was wir als gut und positiv erachten, auf die Einatmung. Während einer Session in Transformativer Atmung sind wir bestrebt, der Einatmung im Vergleich zur Ausatmung die doppelte bis dreifache Zeit einzuräumen. Wir beabsichtigen, so voll und offen wie möglich einzuatmen, wodurch wir ganz von selbst freier, kürzer und entspannter ausatmen.

Im gleichen Masse, wie wir unseren Atemfluss blockiert und beeinträchtigt haben, blockieren und beeinträchtigen wir auch den Fluss unseres Lebens.

Doch selbst wenn uns solche abträglichen Atemgewohnheiten in unserem ganzen bisherigen Leben behindert haben – sie können in nur ein paar Sessions überwunden und durch bessere ersetzt werden, manchmal sogar in wenigen Augenblicken.

Aber, so mögen Sie jetzt fragen, ist es denn nicht viel schwieriger, Gewohnheiten zu ändern? Mit den üblichen traditionellen Methoden allerdings. Die Transformative Atmung wirkt jedoch in Bereichen jenseits des Bewusstseins, in denen Zeit wenig Bedeutung hat. Glaubenssätze können in einem Augenblick neu programmiert werden – sogar die Überzeugung, dass Gewohnheiten schwer zu ändern sind.

Andere Länder, andere Atemgewohnheiten

Lange nahm ich an, dass das epidemieartige Ausmaß des dysfunktionalen Atmens ein nur in Nordamerika verbreitetes

Phänomen sei, da sich meine Arbeit in den ersten Jahren auf die Vereinigten Staaten begrenzte. Es schien einleuchtend, dass es unsere kulturelle Programmierung war, die der Technologie und dem materiellen Wohlstand so viel mehr Wert beimisst als irgendwelchen Rücksichten auf naturgemäßes Verhalten, die unsere Fähigkeit, gründlich und natürlich zu atmen, verpfuscht haben musste.

Als ich jedoch 1995 begann, die Transformative Atmung im Ausland weiterzugeben, stellte sich heraus, dass die eingeschränkte Atmung kein spezielles Merkmal der Vereinigten Staaten ist. Als äußerst interessant erwies sich zudem die Tatsache, dass sich die unterschiedlichen Eigentümlichkeiten und Lebensbedingungen der verschiedenen Kulturen ganz klar in ihren Atemmustern zeigen.

Seitdem habe ich Indien, Russland, England, Italien, Taiwan, Mexiko, die Schweiz und die Türkei besucht und weitere Reisen nach Spanien, Kroatien, Holland, Belgien, Südamerika, Kanada und in den Mittleren Osten sind geplant. In jedem Land zeigen sich bei den Teilnehmern ganz bestimmte gemeinsame Tendenzen. Meine eindrücklichsten Erfahrungen damit machte ich bisher auf Konferenzen in Russland und während Ausbildungsprogrammen in England und Italien.

1997 war ich einer Einladung zur „Internationalen Konferenz der freien Atmer" in Moskau gefolgt, um dort Workshops zu geben, desgleichen 1998 bei der „Konferenz für spirituelle Geburtshilfe". Durch das Zusammensein und die Arbeit mit russischen Menschen entdeckte ich ein einzigartiges synergetisches Gleichgewicht zwischen unseren Kulturen. Mir fiel auf, dass sich Russen und Amerikaner in der Zusammenarbeit in vielfältiger Hinsicht ergänzten. Es war, als bildeten wir die zwei Seiten ein- und derselben Münze.

Die Russen sind konditioniert und geübt in Einigkeit und Gruppenbewusstsein. Sie haben gelernt, ihren persönlichen Willen dem Wohl des Ganzen unterzuordnen, was jedoch oft zur Vernachlässigung der Ziele, Rechte und der höheren Lebensaufgabe des Einzelnen führt. In den Vereinigten Staaten ist der Blick eher auf die Erhaltung der Freiheit und Eigenständigkeit des Einzelnen gerichtet. Bei uns ist der persönliche Wille viel ausgeprägter. Doch zeigen die meisten von uns wenig Neigung, dem Wohl des Ganzen Achtung zu erweisen und sie sind nicht gewillt, im Sinne des Ganzen verantwortungsvoll zu denken und zu handeln. Diese unterschiedlichen Einstellungen finden ihre Entsprechung in der Art und Weise, wie wir atmen.

Während meiner Aufenthalte in Russland arbeitete ich individuell mit über vierhundert Personen und stellte dabei fest, dass ungefähr 90 Prozent von ihnen nur im oberen Brustraum voll atmeten. Im Verlauf des Trainings wiesen wir immer wieder darauf hin, wie wichtig es ist, in den Sitz des persönlichen Willens, den Bauch, zu atmen. Der Versuch, in diesen Bereich hineinzuatmen, war für die Teilnehmer eine wirkliche Herausforderung; und langsam aber sicher entfaltete sich ihr natürlicher Atemrhythmus. So gewann im Verlauf des Trainings der persönliche Wille an Kraft, und die Teilnehmer begannen, ihm bereitwilliger Ausdruck zu geben. Sie bekundeten auch ein sehr viel stärkeres Gewahrsein ihrer eigenen Identität und ihres persönlichen Lebenssinnes.

Mich erstaunte die Entdeckung, dass diese Menschen, die wir als „den Feind" zu betrachten gelernt haben, so liebevoll und voller Ausdrucksfähigkeit waren. Die meisten waren Leute vom Fach – Therapeuten, Ärzte, Hebammen und Atemtherapeuten – und sehr darauf bedacht, dies Wissen und diese Erfahrungen an ihre Klienten und Patienten weiterzugeben. Wir begriffen, dass wir einander viel zu geben haben, da sich unsere je eigenen Stärken und Schwächen komplementär zueinander verhalten. Im Zusammenwirken schienen wir zu einem Gleichgewicht zu finden.

Noch immer können die meisten Russen von den Freiheiten und Annehmlichkeiten, die viele Amerikaner für selbstverständlich halten, nur träumen. Doch ist die Freiheit zu atmen etwas, an dem wir alle teilhaben können – als ihnen die Möglichkeit gegeben wurde, sich durch Transformative Atmung der Freude ihres innersten Wesens zu öffnen, antworteten die Russen mit überwältigender Dankbarkeit und Wertschätzung.

Nach den Workshops standen Teilnehmer Schlange, um mir mitzuteilen, wie viel das Atmen ihnen bedeutet habe. Sie baten um Fotos, um Autogramme und bekundeten lebenslange Dankbarkeit und Zuneigung. Niemals zuvor haben irgendwo Menschen ihre Anerkennung für diese Arbeit mit solcher aus dem Herzen kommenden Leidenschaft zum Ausdruck gebracht.

In den Vereinigten Staaten habe ich kein Atemmuster gefunden, das vorherrschend wäre. Bei uns sind so ziemlich alle möglichen Atemmuster zu finden, entsprechend der Vielfalt unserer diversen Abstammungen. Doch gibt es in Amerika einige auffallende Unterschiede zwischen Männern und Frauen, die oft bei der Atemanalyse zutage treten.

So wird uns Frauen beispielsweise beigebracht, dass man einen flachen Bauch haben muss. Ziehen wir nun den Bauch ein und tragen gewisse einengende Kleidungsstücke, so behindern wir die Atmung, vor allem die Atmung in den Unterbauch, wo der persönliche Wille verankert ist. Auch den Männern wird beigebracht, den Bauch einzuziehen, vor allem aber, den Brustkorb hervorzuheben, um attraktiv und männlich auszusehen. Dadurch wird das natürliche Heben und Senken des Brustkorbs behindert, wo der Atemfluss die herzlichen Gefühle anregt.

Die Engländer sind ziemlich zurückhaltend und vorsichtig, was das Zeigen von Gefühlen angeht. Die Atemsessions boten ihnen Gelegenheit, ihre Gefühle wirklich wahrzunehmen und förderten eine beträchtliche Menge unterdrückter Emotionen zutage, die integriert werden wollten. Da die Engländer eher reserviert und emotional gehemmt sind, war es besonders wichtig, ein Umfeld zu schaffen, in dem sie sich sicher genug fühlten, um sich vor mir wie auch untereinander frei zum Ausdruck zu bringen. Das war eine ziemliche Herausforderung.

In England herrscht die Bauchatmung vor. Darin zeigt sich eine eher willensstarke und bodenständige Einstellung zum Leben. So war es für die meisten Teilnehmer nötig, den oberen Bereich des Atemsystems zu erschließen, um sich der Liebe und Herzenergie vermehrt zu öffnen.

Das konnte sie von ihren Gefühlshemmungen befreien und ihnen zu einem neuen Gleichgewicht verhelfen.

Ein Beispiel: eines Tages gingen wir für eine Unterwasser-Session mit Brille und Schnorchel in ein beheiztes Badebecken. Dieses Wassererlebnis schien den Fluss der Emotionen dramatischer als alles andere zu stimulieren. In den Vereinigten Staaten schwimmen die Atmenden typischerweise ein wenig herum und geben ein paar gedämpfte Laute von sich. Dagegen plätscherte und wirbelte die englische Gruppe wie eine Schar von Delphinen im Wasser herum. Das Element Wasser setzt oft frühe Erinnerungen an die Zeit in der Gebärmutter frei, die emotional sehr intensiv sein können. Wie auch immer, diese entzückende Gruppe entfaltete so viel und eine so ausdrucksvolle Aktivität, wie ich es bei solchen Gelegenheiten bisher nicht erlebt hatte und zeigte mir damit, wie viel unterdrückte Emotionen sich hier aufgestaut hatten.

In Italien wiederum zeigte sich eine andere spezielle Kombination von Mustern und Besonderheiten. Viele Italiener atmeten wenig oder gar nicht in den unteren Atembereich. Das ist ein Hinweis auf ungenügende Erdung und einen wenig entwickelten persönlichen Willen. In Anbetracht der politischen und religiösen Bedingungen in Italien vermute ich, dass ein Gutteil des persönlichen Willens und der Fähigkeit, ihn zum Ausdruck zu bringen, an Kirche und Staat abgetreten wurde.

Normalerweise kommt es während der Atemsessions bei einem von hundert Klienten zu einem Würgen oder leichten Erbrechen. Das wird oft als Druck verdrängter oder abgewürgter Emotionen empfunden, oder als ein Wiedererleben jenes Moments unmittelbar nach der Geburt, als sich die Lungen von Flüssigkeit befreien mussten. In Italien kommt das relativ häufig vor. Manchmal durchlebten in jeder Gruppensession bis zu zehn oder mehr Teilnehmer diesen nicht nur emotionalen, sondern auch körperlichen Aufruhr.

In Taiwan bemerkte ich, dass die Atemkapazität im oberen Brust- und im Kehlbereich bei den Frauen extrem eingeschränkt ist. Das wird erst dann verständlich, wenn man bedenkt, dass in der gesamten Geschichte dieser Kultur der Selbstausdruck der Frauen unterdrückt wurde. In Asien kam es während der Atemsessions zu viel Husten und Würgen, dem typischerweise Berichte von Teilnehmerinnen folgten, die aufzeigten, dass sie sich geöffnet hatten, um ihre Selbstwahrnehmung und ihre Gefühle deutlicher zum Ausdruck zu bringen.

So finde ich es immer wieder faszinierend, die symbolische Bedeutung der kulturell bedingten Atemmuster aufzuspüren, während sich die Transformative Atmung weiter über den Planeten verbreitet. Und noch inspirierender ist es, immer wieder zu erleben, wie leicht sich solche einschränkenden Muster ändern lassen.

Am besten in Worte gefasst hat das Norman Lear: „Wenn wir alle Völker der Welt in einen Raum zusammenbringen könnten, um dort dieselbe Erfahrung zu machen, die ich mit Transformativer Atmung hatte, dann wäre die Welt ein viel besserer Ort."

Sind wir erst einmal zu der Einsicht gelangt, dass es gar nicht nötig ist, permanent auf unserem eigenen Hochseil zu balancieren, dann gibt es nichts mehr zu verteidigen. Augenscheinliche kulturelle Unterschiede werden nicht länger als Bedrohung empfunden, und es kann keine Feinde mehr geben. Atemzug um Atemzug gelangen wir zur Ganzheit und zum Gewahrsein unserer tiefen Verbundenheit, nicht nur mit jedem individuellen Atmenden, sondern auch mit dem ganzen Planeten.

„Der Atem

ist die Bewegung

des geistigen Prinzips im Körper."

- Andrew Weil, MD

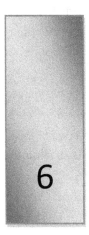

6

Atem in den Körper, in Fühlen / Denken, in den Geist

I m vergangenen Jahrzehnt haben wir alle sehr viel über den Zusammenhang zwischen Körper, Fühlen / Denken und dem höheren Bewusstsein erfahren. Was sind nun diese drei Aspekte des menschlichen Wesens, und wie wirken sie aufeinander ein? Obwohl es wahrscheinlich unmöglich ist, diese Fragen für alle befriedigend zu beantworten, können wir doch immerhin einige Grundtatsachen im Hinblick auf die Atmung überdenken.

Haben Sie jemals für einen Moment innegehalten, um zu überlegen, was Sie eigentlich meinen, wenn Sie von Ihrem Körper sprechen? Wenn Ihr Körper ein *Etwas* ist, *was* sind denn *Sie*? Ich verletze mein Fußgelenk. Bin ich mein Fußgelenk? Nein, wer bin ich denn? Ich bin der Beobachter. Mein Freund und Kollege Dr. Deepak Chopra sagt dazu gern Folgendes: „Ich bin nicht ein körperliches Wesen, das eine gelegentliche spirituelle

Erfahrung macht. Ich bin ein spirituelles Wesen, das die Gelegenheit hat, eine körperliche Erfahrung zu machen. "

Der physische Körper kann als Hightechvehikel betrachtet werden, das uns auf der Erde wohnenden, spirituellen Wesen gegeben wurde, damit wir uns hier bewegen und das Leben auf eine Weise erfahren können, die sich sehr unterscheidet von unserer Existenz als Wesen aus reiner Energie und Bewusstsein.

Und doch hat jede einzelne Zelle unseres Körpers Teil an unserer angeborenen Bewusstheit und bringt sie zum Ausdruck. Unser Problem ist, dass wir, einmal mit unserem Körper geboren und mit ihm verbunden, so sehr damit beschäftigt sind, dieses fabelhafte Vehikel steuern zu lernen, dass wir darüber ganz vergessen, dass wir der *Fahrzeuglenker* und nicht das Fahrzeug sind.

Dieses Vergessen ist in gewisser Weise hilfreich und erforderlich, solange wir lernen, das Fahrzeug zu gebrauchen und zu warten. Haben wir aber einmal das Grundlegende erlernt, sind wir für unsere große Reise gerüstet: Es gilt, uns wieder daran erinnern, wer der Fahrzeuglenker ist, und wir müssen uns selbst in jedem Augenblick neu erschaffen, um unsere wahre Größe zu manifestieren. Neubewertung und Wiedergewinn grundlegender Körperfunktionen sind wesentliche Schritte auf diesem Weg.

Was sind unsere Gefühle und Gedanken? Bleiben wir bei unserem Vergleich, so können wir sie als das Steuerrad unseres Fahrzeugs betrachten. Sie sind die Werkzeuge, die wir benutzen, um unseren Körper zu steuern und mit ihm umzugehen. Sie sind auch die Software, welche die verschiedenen Funktionen des Fahrzeugs kontrolliert, und sie sind die Programmierer, die neue Wege der Kommunikation mithilfe des Fahrzeugs finden. Sie werten Informationen aus und entscheiden, ob und wie die Auswertung zum Ausdruck gebracht wird. Sie sammeln Informationen, speichern sie für späteren Gebrauch und rufen sie ab, wenn benötigt. Sie sind die wichtigen Kopiloten oder unersetzlichen Chefsekretärinnen, die das ganze Unternehmen organisieren und die Verbindung zwischen Fahrer und Fahrzeug, d. h. zwischen Ihnen und Ihrem Körper koordinieren.

Gefühle und Gedanken bilden zwei primäre Aspekte unseres Wesens: Bewusstsein und Unbewusstes. Im Bewusstsein nehmen wir unser Denken und Fühlen wahr; das Unbewusste ist der verborgene Aufbewahrungsbereich, dessen Vorhandensein wir gewöhnlich nicht bemerken. Wir können das Bewusstsein mit dem Benutzer eines Computers vergleichen, der die Apparatur für bestimmte Zwecke einsetzt und sich dabei verschiedener Softwareprogramme bedient, um sein Vorhaben auszuführen. Das Unbewusste können wir am besten mit dem grundlegenden Arbeitssystem des Computers vergleichen, dessen sich der Benutzer selten bewusst ist, ohne das jedoch die Softwareprogramme nicht funktionieren könnten. Es enthält alle grundlegenden Funktionen und Dateien und speichert alle jemals eingegebenen Informationen. Falls nicht mehr benötigte Dateien nicht von Zeit zu Zeit gelöscht werden und das System selbst nicht regelmäßig überprüft wird, fallen Informationsteile aus und ein Systemausfall wird unvermeidlich eintreten.

Der dritte Aspekt unsres Wesens ist unser höheres, transzendentales Bewusstsein. Es ist der Bereich in unserem Bewusstsein, in dem wir direkt mit dem göttlichen Geist kommunizieren.

Was ist dieser göttliche Geist? Vielleicht ist es am einfachsten, zu sagen: es ist die innerste Essenz unseres Wesens. Es ist die intelligente Energie, die unser Bewusstsein und unseren Körper belebt.

Wenn nun irgendein Teil dieser großartigen Triade – Körper, Fühlen / Denken, Geist – eigensinnig darauf besteht, dass etwas außerhalb der Triade wichtiger sei als deren innere Ausgewogenheit, dann entsteht ein Problem. Unausgewogenheit und Disharmonie führen letztendlich zu Konflikten und Krankheiten, die sich auf uns selbst wie auch auf die Beziehungen zu unseren Mitmenschen auswirken. Die Transformative Atmung gibt uns die Möglichkeit, das innere Funktionssystem zu überprüfen und neu zu ordnen und somit das Gleichgewicht innerhalb der Triade wieder herzustellen.

Wie schon früher dargelegt, ist die Atmung eine der unbewussten Funktionen des Stoffwechsels, die wir dem Bewusstsein zugänglich machen können, wann immer wir uns dafür entscheiden. Unsere Atmung verschafft uns einen sicheren Zugang zum Kontrollraum des Unbewussten, das außer Rand und Band geraten kann. Es kann beginnen, sich aufzuführen wie Hal, das Computerkontrollsystem in Stanley Kubricks Science-Fiction-Film *2001: A Space Odyssey*, das verrücktspielte und anfing, Entscheidungen zur Ausführung für das gesamte Raumschiff zu treffen. Falls Sie sich nicht an den Film erinnern, stellen Sie sich einmal einen Computer in irgendeinem Büro vor, der plötzlich entscheidet, dass er alles am besten weiß und sich daran macht, die Geschäftsleitung zu übernehmen!

Bleibt Ihr Unbewusstes ganz sich selbst überlassen, kann es die treibende Kraft in Ihrem Leben werden. Sie können sich dabei plötzlich auf dem Rücksitz Ihres Vehikels wiederfinden und sich fragen, wie um alles in der Welt Sie in dieses Schlamassel geraten sind – und in das folgende! Da wir wissen, dass wir nicht durch unsere bewusste Entscheidung dahin gekommen sind, fangen wir gewöhnlich an, die Schuld dafür bei jemanden oder etwas in der Außenwelt zu suchen. Damit nimmt dann häufig das Gefühl überhand, ein unglückliches Opfer zu sein. Und so stürzen wir uns kopflos in einen erhofften Ausweg, verfolgt von der Bedrückung und Gnadenlosigkeit eines Albtraums.

Das bewusste Atmen bringt Sie geradenwegs dahin, wo sie die Zügel wieder in die Hand nehmen und beginnen können, das zu verwirklichen, was Sie sich für Ihr Leben wünschen, statt Ihrem Unbewussten zu erlauben, immer weiter das zu reproduzieren, was es in der Vergangenheit erlebt hat. „Machst Du immer das, was Du schon immer gemacht hast, so wirst Du immer das erhalten, was Du schon immer erhalten hast", lautet ein Axiom in den bekannten zwölf Schritte-Selbsthilfeprogrammen. Übernehmen wir bewusst die Kontrolle über unseren Atemmechanismus, so haben wir die wirkungsvollste – und einfachste – Methode gefunden, um endlich das Leben anders anzupacken.

Da transformatives Atmen auf allen drei Ebenen wirkt – der Körperebene, der Mental- und Gefühlsebene und der Ebene des Geistes, so geht man in jeder Atem-Session durch alle diese Ebenen oder Stadien. Auf jeder Ebene kommt es zu je eigenen Prozessen und positiven Auswirkungen. Manchmal kann es hilfreich sein, sich jeder einzelnen Ebene zuzuwenden; doch sind die drei nicht wirklich voneinander getrennt; vielmehr bilden sie das in sich verbundene Ganze, das Sie sind. Durch jeden unserer bewussten oder unbewussten Atemzüge werden alle Ebenen unseres Wesens berührt, und indem wir uns entscheiden, bewusst zu atmen, arbeiten wir an unserer Heilung und Ganzwerdung.

Im Integrationsprozess durchdringen und vereinigen sich die drei Aspekte unseres Wesens; in uns entstehen Ganzheit, Gleichgewicht und Harmonie. Solange diese grundlegenden Wesenszüge nicht vollkommen miteinander verbunden sind, nicht mit *einer* Stimme sprechen und in *einem* Sinne denken und handeln, so lange fühlen wir uns hin und her gerissen, unausgewogen und selbstentfremdet. Die Übereinstimmung dieser Aspekte des Selbst erlaubt uns, unsere Ganzheit zu wahren, denn nun sind wir besser gerüstet, unsere ganze Wahrheit furchtlos zum Ausdruck zu bringen. Die Freude, die schon immer in uns ist und die Liebe, die sich mitteilen möchte, sie sind dann endlich befreit, um unser Leben zu durchdringen und zu transformieren.

Sobald wir fähig sind, den Atem bewusst als Werkzeug einzusetzen, können wir uns von vergangenen Erfahrungen und all den damit verbundenen Emotionen befreien. Wir können ihn dazu einsetzen, unser tägliches geistiges und emotionales Befinden selbst zu bestimmen. Wir verfügen dann über die Möglichkeit, unsere Gedanken zu wählen und damit auch unsere Gefühle, statt in der Geiselhaft ausgedienter Programme in unserem Unbewussten gehalten zu werden.

Das bewusste Atmen lässt uns unmittelbar die Kluft zwischen Bewusstsein und Unbewusstem überbrücken und eröffnet uns einen ganz in die Tiefe führenden Weg, auf dem wir entdecken können, was den höheren Sinn unseres Daseins ausmacht. Im Lichte solcher Entdeckungen erwachen in uns Gedanken und Gefühle, die ganz natürlich zur Erfüllung unseres Lebenssinnes führen.

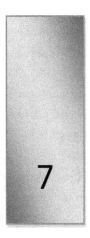

7

Stufe 1: Das Öffnen der Atmung

Stellen wir uns für einen Augenblick vor, wir befänden uns plötzlich im Sitz unseres Traumautos. Und nun rufen wir all unsere Sinnesfunktionen zu Hilfe, um es bis in die kleinsten Details zu beschreiben. Wie sieht es aus? Wie fühlt es sich an? Wie riecht es? Ich habe einen gelben Rolls-Royce-Cabrio mit grüner Lederausstattung. Na, wie finden Sie das? Und was für eins haben Sie?

Dieses Traumauto ist funkelnagelneu und voll und ganz Ihr Eigentum. Sie haben es gerade heute nach Haus gebracht. Wie wollen Sie es pflegen? Werden Sie ihm sogleich eine Politur verpassen? Eine Fahrt ins Blaue mit ihm machen? Irgendjemandem die Schlüssel ausleihen? Oder etwa Zucker in den Tank füllen? Wasser in das Getriebe? Öl in den Radiator? Natürlich nicht. Nur der beste Premiumkraftstoff und

Glacéhandschuhe kommen für diese Schönheit überhaupt infrage. Nun betrachten Sie einmal Ihr lebenslanges Fahrzeug – Ihren Körper. Er ist das Traumgefährt ihrer Seele und er ist unersetzlich – keine Austauschmöglichkeit für hundert Jahre. Ist er nicht mindestens ebenso wichtig wie Ihr Traumauto? Ebenso wertvoll? War Ihr Geist nicht ganz begeistert in einen so kunstvoll und sinnreich ausgestatteten Körper hineingeschlüpft, damit Sie berühren, schmecken, lieben und erschaffen können?

Ebenso wie unser Auto braucht unser Körper angemessene Sorgfalt und Pflege, und um ihn uns zuliebe auf den besten Stand zu bringen, müssen wir zunächst unsere eingeschränkten, verschlossenen Atemmuster öffnen.

Die meisten Leute denken, solange sie hin und wieder ein- und ausatmen, ist alles in Ordnung. Aber wenn wir nicht jeden Tag öfter tief und voll durchatmen, so erhält unser Körper nicht genügend Sauerstoff, um gesund zu bleiben. Einige unter uns nehmen nicht einmal den für einen minimalen Gesundheitszustand nötigen Sauerstoff auf. Unzureichendes Atmen hat in unserer Kultur geradezu epidemische Ausmaße, woraus sich viele Krankheiten in unserer Gesellschaft erklären.

Das Bedürfnis des Körpers nach Sauerstoff ist derart elementar und umfassend, dass ich gar nicht zu viel darüber schreiben kann. Alle physischen und chemischen Prozesse im Körper benötigen Sauerstoff. Jede Zelle im Körper muss fortwährend damit versorgt werden, um auf bestmögliche Weise zu funktionieren. Ist unsere Atmung flach und unzureichend, dann nehmen wir zu wenig Sauerstoff auf, und infolgedessen kann es zu krankhaften Veränderungen und Fehlfunktionen auf der Zellebene kommen. Somit liegt auf der Hand, dass nur der Einsatz unseres uneingeschränkten

Atmungssystems unserem Körper die Sauerstoffmenge verschafft, die er benötigt, um gesund und kraftvoll zu bleiben. Viele der häufigsten Krankheiten sind die direkte oder indirekte Folge unzureichender Sauerstoffaufnahme. In seinem Buch *Oxygen Healing Therapies for Optimum Health and Vitality*, führt Nathaniel Altman mehr als fünfzig körperliche Leiden, Krankheiten und Störungen im Immunsystem an, die in Russland, Kuba, Mexiko und Deutschland mit verschiedenen Sauerstofftherapien erfolgreich behandelt werden.

Altman erklärt dazu: „Primär bewirkt die Atmung Oxidation im Körper, einen natürlichen Prozess, in dem sich Sauerstoff mit einer anderen Substanz verbindet. Infolgedessen ändert sich die chemische Zusammensetzung beider Substanzen. Die Oxidation ist ein Verbrennungsvorgang, bei dem aus Zucker Energie freigesetzt wird. Außerdem nutzt der Körper diese Oxidation als seine vorderste Verteidigungslinie gegen schädliche Bakterien, Viren, Hefepilze und Parasiten. Das heißt, oxydierende Moleküle binden sich an krankhafte Zellen und werden danach mit diesen mittels der normalen Ausscheidungsprozesse aus dem Körper entfernt."

„Die wichtigste Funktion der Atmung ist nach der Oxidation die Oxygenation – die Sauerstoffsättigung – wie sie im Blut in den Lungen stattfindet. Bei chronischer Unterversorgung mit Sauerstoff ist unsere allgemeine Immunreaktion auf schädliche Keime und Viren geschwächt und damit die Abwehr des Körpers gegenüber einer Vielzahl von Krankheiten."

Da jede Körperzelle und jedes Organ sauerstoffreiches Blut als Nahrung benötigt, ist die Qualität des Blutes weitgehend von einer ausreichenden Oxygenation in den Lungen abhängig. Enthält das Blut nicht ausreichend Sauerstoff, häufen sich Schadstoffe darin, zum Beispiel das Kohlenmonoxid, das die Zellen vergiftet und das Immunsystem schwächt. Verbleibt es bei unvollständiger Ausscheidung als Abfallprodukt im Blut, so entwickelt sich Krankheit.

Unser Körper benötigt zwischen drei bis vier Liter Sauerstoff jeden Tag. Idealerweise sollte die Luft mindestens 20 Prozent Sauerstoff enthalten. Der Sauerstoffgehalt der Luft kann jedoch in manchen Städten bis zu 10 Prozent absinken. Der Grund hierfür liegt in der Luftverunreinigung durch die Abgase der Industrie, des Kraftfahrzeugverkehrs, aus der Müllverbrennung und ebenso in der bedrohlichen Verringerung des Baumbestandes und der Regenwälder, die den Sauerstoff der Erde produzieren. Die Abnahme des Sauerstoffanteils in der Atmosphäre wurde von Archäologen bestätigt, da sich gezeigt hat, dass sowohl die Luftblasen in uraltem Bernstein, als auch in Kernproben aus Eisschichten in den Polarregionen, doppelt so viel Sauerstoff wie die heutige Luft enthalten.

Ist der Sauerstoff das vielleicht wirksamste Mittel zur Krebsverhütung, das den Menschen heute bekannt ist? Der zweimalige Nobelpreisträger Dr. Otto Warburg hat bewiesen, dass Krebszellen von der Fermentation abhängig sind. Sie sind anaerob und können sich daher nur dort vermehren, wo wenig oder kein Sauerstoff vorhanden ist. Ihre degenerierte Natur beeinflusst auch die benachbarten Zellen. Dr. Warburg entdeckte, dass sich eine Zelle zur Krebszelle entwickelt, wenn ihr 60 Prozent ihres Sauerstoffs entzogen werden. Diese Entdeckung hat zu neuen Behandlungen bei Krebs und anderen sogenannten unheilbaren Krankheiten geführt.

Co-Enzym Q-10, Germanium, Fettsäure, Aloe vera, Ozontherapien und Sauerstoff-Unterdruck-Kammern, um nur einige zu nennen, erhöhen alle letzten Endes die Menge an verfügbarem Sauerstoff für die Zellen. In einer Vielfalt umständlicher Verfahren beeinflussen diese und andere erstaunlich heilsamen Substanzen die Versorgung und/oder den Bedarf des Körpers an Sauerstoff. Wesentlich kostengünstiger ist es, die offene Vollatmung zur dauerhaften Gewohnheit zu machen. Zusätzlich zu den Wohltaten des erhöhten Sauerstoffgehalts im Blut werden auch vermehrt Endorphine, Adrenalin, Neuropeptide, Insulin und andere heilsame Chemikalien im Körper freigesetzt, die erhöhtes emotionales Wohlbefinden und geistige Klarheit bewirken. Das volle und bewusste Atmen ist die natürlichste, sicherste, wirksamste und billigste Sauerstofftherapie, die es gibt.

Krankheitssymptome sind Botschaften des Körperbewusstseins, die uns auf Unausgewogenheiten bzw. wörtlich auf einen Mangel an Wohlbefinden (engl. *dis-ease*) hinweisen. Empfängt der bewusste Verstand die Botschaft und deutet sie richtig, so verschwinden manchmal die Symptome von selbst. Häufiger führt das Verstehen einer solchen Botschaft zu Änderungen im Verhalten und zu therapeutischen Maßnahmen, um das Problem zu beheben. Schenken wir jedoch diesen Botschaften keine Beachtung, so werden ernsthaftere Störungen unser Leben beeinträchtigen.

Indem wir bewusst atmen, erweitern wir unseren Wahrnehmungshorizont und können die Ursachen des Unwohlseins und der Krankheit besser verstehen und beheben. Gleichzeitig trägt die erhöhte Sauerstoffzufuhr ihrerseits dazu bei, das biochemische Gleichgewicht in unserem Körper wiederherzustellen. Eine wirkungsvolle Kombination also.

Einer der offensichtlichsten Gewinne, die wir aus dem Öffnen der Atemmuster und der Aneignung heilsamerer Atemgewohnheiten ziehen, ist der verbesserte Zustand der Atmungsorgane. Kräftiges, gesundes Lungengewebe ist widerstandsfähig und erkrankt nicht so leicht; und der einzige

Weg zu gesundem Gewebe ist der richtige Gebrauch unserer Lungen.

Abgesehen von den offensichtlichen Vorteilen der vollen Zwerchfell-Atmung, die die Muskulatur des Atemtrakts kräftigt und mit erhöhter Sauerstoffzufuhr das Lungengewebe heilt, aktiviert sie auch jenen Teil der Lunge, in dem die Alveolen oder Lungenbläschen in besonders dichter Konzentration nach Sauerstoff verlangen. Die Alveolen sind jene mikroskopisch kleinen Bläschen, die den Sauerstoff absorbieren und an die roten Blutzellen weitergeben, die bei jedem Herzschlag die Alveolen umströmen.

Atmen wir ohne volle Beteiligung unseres wichtigsten Atemmuskels, des Zwerchfells, so ziehen wir den Sauerstoff nicht tief genug in die Lungen, um unser reichhaltigstes Stoffwechselprogramm wirklich zu nutzen. Gähnen kann zwar temporär einen gewissen Ausgleich bilden; aber sollten wir nicht lernen, diese lufthungrigen kleinen Bläschen besser zu nutzen?

Studien haben aufgezeigt, dass Herzkranke, welche die Zwerchfell-Atmung erlernen, die Gesundheit ihres Herzens signifikant verbessern. Auch dass sich Bluthochdruck und Angstzustände durch bewusstes Atmen verringern lassen, wurde durch wissenschaftliche Untersuchungen bestätigt.

Alan Hymes M.D., Mitverfasser von *Science of Breath: A Practical Guide*, schreibt: „Es ist erwiesen, dass sich tägliches Üben der Zwerchfellatmung günstig auswirkt auf hohen Blutdruck mit unbekannter Ursache. In Anbetracht der Anzahl jährlicher Todesfälle in den USA, allein aufgrund von Herzkrankheiten im Zusammenhang mit Bluthochdruck, ist das sehr ermutigend. Und dass die Zwerchfellatmung zusammen mit Entspannungsübungen in der Behandlung von Angstzuständen zu bemerkenswerten Erfolgen geführt hat, geht aus einer weiteren Studie hervor. Dies stellt eine Art der Behandlung dar, die frei ist von den möglicherweise schädlichen Nebenwirkungen durch Arzneimittel." In mehreren Einzelsessions mit Klienten, die an hohem Blutdruck litten, habe ich den Blutdruck vor und nach den Sessions gemessen. In jedem Fall war der Blutdruck nach dem Atmen um mindestens zehn Punkte gesunken.

Ein Zwerchfell ist eine horizontale Platte aus Muskel- oder Bindegewebe, die sich beim Atmen bewegt. Dieser Definition entsprechend gibt es mehr als ein Zwerchfell im Körper. Tatsächlich gibt es deren acht. Diese horizontalen Muskelschichten sind alle miteinander durch vertikale Bindegewebsstränge verbunden. Dieses in sich zusammenhängende System erlaubt es den Zwerchfellen, sich während der Atmung synchron zu bewegen.

Da fast alle Organe im Körper an einem dieser Zwerchfelle hängen oder auf einem solchen ruhen, werden sie alle mit jedem Atemzug bewegt und durchgepumpt, wobei der Transport von Körperflüssigkeiten durch alle Organe angeregt wird. Das bedeutet, dass sich der gesamte Durchfluss verbessert: der arterielle, der venöse, der lymphatische, der Informationsfluss der Nervenzellen und der extrazelluläre Fluss. Durch den verstärkten Flüssigkeitstransport wird die Nährstoffzufuhr erhöht und die Entsorgung der Abfallprodukte verbessert.

Die Entgiftung ist eine weitere wichtige Leistung richtiger Atmung. Durch die Atmung können bis zu 70 Prozent der Gifte ausgeschieden werden, sowohl diejenigen, die wir täglich aufnehmen, als auch die schon im Körper abgelagerten. Jeder kundige Arzt wird bestätigen, dass schlechter Mundgeruch oft daher rührt, dass Gifte mit der Ausatmung ausgeschieden werden. Heißt das nun, dass Sie den Mund geschlossen halten sollten, um nicht etwa Ihre Nachbarn, Freunde und Liebhaber zu vertreiben? Ganz im Gegenteil. Therapeutische Atemsessions werden Ihren Körper entgiften und Sie motivieren, neue Gewohnheiten anzunehmen, die Sie weniger vergiften als vielmehr fortwährend entgiften. Viele bewusst Atmende finden es leicht, aufzuhören mit dem Rauchen, dem Trinken oder den Drogen; auch beginnen sie oft, sich besser zu ernähren.

Bedenken wir all diese Vorzüge bewusster Atmung, so liegt auf der Hand, wie sehr die Verbesserung unserer Atemgewohnheiten unserer Gesundheit und Vitalität zugutekommt. Oft setzt eine natürliche Heilung während der Atemsession ein, indem sich Spannungen im Körper und im Bewusstsein auflösen. Die Transformative Atmung ergänzt und verstärkt zudem alle anderen Formen von Heil- und Therapiemethoden.

Fassen wir nun einmal alle biologischen Erträge optimaler Atmung zusammen. Durch die Erhöhung des lebenswichtigen Sauerstoffgehalts trägt gründliches Atmen zum pH-Gleichgewicht im Blut bei; es verringert den Bluthochdruck, fördert die Entgiftung, stärkt das Immunsystem und steigert mächtig unsere Energien. Zudem verbessert es Gedächtnis, Stoffwechsel, den Tonus der Muskeln (insbesondere der Diaphragmen) und Gefäße, und es unterstützt die Lymphdrainage, den arteriellen Blutstrom und das psychische Gleichgewicht via Gehirnchemie. Klingt das nicht vielversprechend für den Anfang?

„Wenn ihr atmet, entzündet ihr
die subtile Schwingung der Freude.

Gebt der Freude zunehmend Raum
in eurem Körper, indem ihr atmet."

- Vywamus

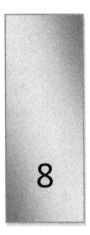

8

Der elektromagnetische Körper

Unzureichende Atmung zieht das Nervensystem in Mitleidenschaft. Enthält das Blut wenig Sauerstoff, so können weder das Gehirn, noch das Rückenmark, die Nervenzentren und die Nerven selbst genügend elektrische Impulse erzeugen, speichern und übertragen. Sauerstoff ist ein wesentlicher Rohstoff zur Erzeugung chemischer Energie in den Zellen. Über die Nervenströme, die durch Sauerstoffzufuhr geladen werden, erhalten wir unsere Lebenskraft.

Wie schon dargestellt stammen bis zu 75 Prozent der Energie, die wir brauchen, um zu funktionieren, aus der Atmung. Im Durchschnitt nimmt ein erwachsener Mann täglich zwischen 3,1 bis 3,6 Kilogramm Sauerstoff, 1,8 Kilogramm Nahrung und etwa 1 Liter Wasser zu sich. Zwar sind Quantität und die Qualität der Lebenskraft, die wir mit der Nahrung und dem Wasser zu uns nehmen, durchaus signifikant; doch bildet beides zusammen weniger als die Hälfte der Lebenskraft, die wir mit dem Sauerstoff aufnehmen. Es sind die roten Blutkörperchen, die den Sauerstoff im ganzen Körper verteilen, und bestimmte andere Substanzen aus der Ernährung sind an diesem Prozess beteiligt.

Vielleicht ist die Sauerstoffverteilung im Körper identisch mit dem Fluss der Lebenskraft oder dem Prana. Prana ist ein Begriff aus dem Sanskrit, den wir in philosophischen Texten des Ostens finden, den ersten schriftlichen Quellen unseres frühesten kollektiven Wissens über das Atmen.

Yogis sprechen vom Prana in der Luft. Es ist, so sagen sie, überall, und an manchen Orten mehr als an anderen. Der bekannte Yogi Swami Rama, der westlichen Wissenschaftlern bereitwillig erlaubte, seine erstaunliche Meisterschaft über seinen Körper und die physische Welt eingehend zu studieren, sagt dazu: „Prana ist die lebensnotwendige Verbindung zwischen Bewusstsein und Körper, und der Atem ist das Medium für Prana. Prana belebt die Materie ... Es ist ursprüngliche Energie. *Pra* bedeutet ‚primär' und *na* bedeutet ‚Einheit' oder ‚*Energie'*." Der deutsche Begriff „Lebenskraft" kommt diesem Wort aus dem Sanskrit am nächsten.

Unser Körper nimmt die Lebenskraft mit der Atemluft, mit dem Sonnenlicht, mit dem Trinkwasser und mit naturbelassener Nahrung auf. Sie wird dort umgewandelt zu zellulärem Brennstoff für die biologischen Prozesse. Die Energie, die wir mit dem Sauerstoff aufnehmen, ist sowohl biochemische als auch elektromagnetische Energie.

Untersuchungen der deutschen Physikerin Johanna Budwig demonstrieren das Zusammenspiel der biochemischen und elektromagnetischen Kräfte im Körper und liefern zudem ein paar interessante Fakten hinsichtlich der beteiligten Nährstoffe. „Die roten Blutkörperchen geben in der Lunge Kohlendioxid ab und nehmen Sauerstoff auf. Die mit Sauerstoff beladenen

Blutkörperchen wandern zu den Zellen und geben den Sauerstoff in das Zellplasma ab. Dieser frisch zugeführte Sauerstoff wird durch die Resonanz des Pi-Elektrons der die Oxidation unterstützenden Fettsäuren die Zellen gezogen. Ohne die elektrische Ladung dieser Fettsäuren kann sich der Sauerstoff seinen Weg nicht in die Zellen bahnen."

Aus ihren wissenschaftlichen Untersuchungen, die bis 1951 zurückreichen, geht hervor, dass Fettsäuren, die reich an Elektronen sind, eine entscheidende Rolle spielen in den „Enzymen des Atmungsprozesses, die für die Oxidation in den Zellen grundlegend sind." Weiterhin weist sie darauf hin, dass diese elektronenreiche Fette „mit der Wellenlänge des Sonnenlichts in Resonanz stehen und die Gesamtheit unserer vitalen Körperfunktionen kontrollieren."

Manche Menschen fühlen sich verunsichert beim Gedanken an den unfassbaren Grenzbereich zwischen der materiellen oder physischen Welt und der unsichtbaren energetischen Wirklichkeit. Doch wer weiß, ob es da überhaupt eine Grenze gibt? Vielleicht handelt es sich nur um verschiedene Ausdrucksweisen oder unterschiedliche Ebenen der Wahrnehmung, wenn über die gleichen Prozesse gesprochen wird.

Nichts ist „fraglos stofflich", sagte Albert Einstein, der geniale, vielleicht bekannteste Wissenschaftler der westlichen Welt. Alles Stoffliche – ob fest, flüssig oder gasförmig – besteht ja aus winzigen atomaren und subatomaren Teilchen oder Partikeln, jedes von einem im Verhältnis zu ihrem Volumen immensen Raum umgeben. Gase haben mehr Raum zwischen den Teilchen als feste Stoffe und Gaspartikel schwingen in einer höheren Frequenz als Teilchen fester Stoffe. Die größten unter diesen Teilchen sind die Protonen, Neutronen und Elektronen, die wiederum aus noch kleineren Teilchen bestehen die, mit relativ großen Abständen voneinander getrennt, gleichfalls energetisch zusammengehalten werden.

Das heißt, wir bestehen eigentlich aus Raum, in dem Partikel vibrieren. Ihre Schwingungen werden durch den Druck und Zug unsichtbarer und doch kraftvoller magnetischer Energie verursacht. Denken Sie nur an die Anziehungskraft eines Magneten. Können Sie sehen oder fühlen, wodurch er das Metall an sich zieht?

Jede unserer Körperzellen ist elektrisch geladen, wie ein winziger Magnet. Auch die allerkleinsten Atome einer Zelle sind geladen. Das Proton ist positiv, das Elektron negativ geladen. Neutronen sind neutral. Darüber hinaus besitzen wir alle unser eigenes elektromagnetisches Feld – ein vielfältiges, in verschiedenen Wellenlängen fluktuierendes Energiemuster.

Physiker haben festgestellt, dass die Schwingungsgeschwindigkeit (oder, wie manche lieber sagen, die Drehgeschwindigkeit) der Atome eines Objektes umso geringer ist, je fester ein Objekt ist, das heißt, je fester es aussieht und sich anfühlt. Diese Schwingungsgeschwindigkeit wird Frequenz genannt. Töne, Farben, Gedanken, Aktivitäten, Kunststoff, Ziegelsteine, Ballons, Basebälle, Menschen, Delphine, Schlangen und Schaukeln – sie alle funktionieren auf ihrer elementarsten Ebene vollkommen gleichartig. Alle bestehen aus derselben Sache: nämlich aus Energie – Elektronen, Protonen und Neutronen – doch jedes vibriert in seiner jeweils eigenen Frequenz. Die einzigartigen Energiefrequenzen sind die Ursache dafür, dass jede Sache ein eigenes Muster an wahrnehmbaren Eigenschaften und Qualitäten aufweist, mit dem unsere Sinne spielen können.

Die metaphysischen Implikationen der modernsten Theorien über das Verhalten von Energie/Materie sind von enormer Tragweite im Hinblick auf das Verhältnis von Energie und physischer Realität. Das gilt insbesondere für Einsteins Relativitätstheorie und die Beziehung zwischen Beobachter und Beobachtetem. Um es vereinfacht zu sagen: Immer, wenn man eine Sache beobachtet, wird sie beeinflusst vom Beobachter, vermutlich aufgrund des Zusammenspiels beider Energiefelder. Trifft ein hochfrequentes Energiefeld für eine längere Zeitspanne auf ein niederfrequentes Energiefeld, dann gleicht sich das niedere, zumindest annähernd, dem höheren an. Dies ist das wissenschaftliche Prinzip des Entrainment, d. h. der Energieangleichung.

Haben Sie jemals die schwere, lastende Empfindung wahrgenommen, die gewöhnlich mit unangenehmen Gefühlen wie Kummer, Depression oder Groll einhergeht? Es fühlt sich an, als ob Sie verzweifelt eine Bürde von ihren Schultern abwerfen möchten. Gefühle sind auch eine Form von Energie. Solche belastenden Gefühle und Emotionen bestehen aus Energiemustern, die in einer niedrigeren Frequenz schwingen als angenehme Gefühle, wie Liebe, Humor und Freude. Versuchen Sie sich zu erinnern, wie Sie einmal gemeinsam mit einem Freund aus vollem Halse gelacht haben. Können Sie sich an Gefühle der Leichtigkeit, des heiteren Schwebens, vielleicht sogar an eine Hochstimmung erinnern? Denken Sie an das Gefühl des Hingerissenseins, wenn Sie die Geburt eines Kindes miterleben, oder an das Gefühl des Ineinanderschmelzens beim ersten Kuss. Spüren Sie, wie Sie sich nur in Gedanken verschiedene Gefühle zurückzurufen brauchen, um sich belastet oder erleichtert zu fühlen. Das rührt daher, dass die unangenehmen Gefühle als Energiemuster mit relativ niedriger Frequenz und die angenehmen Gefühle als Muster höherer Frequenz in unserem Körper schwingen. Erhöhen wir also unsere Schwingungen, so verstärkt sich automatisch die Wahrnehmung von Freude in unserem Leben.

Falls es Ihnen schwerfällt, sich vorzustellen, dass Gefühle als eine Form von Energie in Ihrem Körper existieren, dann überlegen Sie doch einmal, dass in der medizinischen Praxis elektrische Energiefrequenzen, Gehirnwellen genannt, gemessen werden. Oder denken Sie daran, dass ein Test mit dem Lügendetektor eindeutig messbare physiologische Reaktionen auf unsere Gedanken und Gefühle aufweist. Während die Testperson bestimmte Fragen beantwortet, lesen die Elektroden, die an ihrem Körper befestigt sind, fortlaufend die dadurch ausgelösten Impulse ab. Die Energiefrequenz einer wahrheitsgemäßen Antwort ist dramatisch verschiedenen von der einer Lüge.

Das Entrainment ist ein wissenschaftlich dokumentiertes Prinzip in der energetischen Beziehung zwischen den Dingen und ihrer gegenseitigen Beeinflussung. Noch einmal: Kommt ein hochfrequentes Energiemuster für eine gewisse Zeitspanne in Kontakt mit einem Energiemuster relativ niedrigerer Frequenz, so wird das Letztere veranlasst, seine langsamere Eigenschwingung der höheren Frequenz dauerhaft anzugleichen oder anzunähern.

Und wie schon gesagt, die Atmung versorgt uns mit Prana, das eine sehr hohe Schwingungsfrequenz besitzt. Eine offene, volle und ununterbrochene Atmung, die weder nach der Einatmung noch nach der Ausatmung innehält, erzeugt eine „Lichtsphäre", einen geschlossenen Kreislauf fortlaufender hochfrequenter Energie in unserem eigenen elektromagnetischen Feld. Dieses Energiemuster ruft Gefühle der Freude, Dankbarkeit und Liebe in uns wach, die eine Atemsession zu einer sehr angenehmen Erfahrung machen können. Doch ebenso, wie entgegengesetzte Magnetpole einander anziehen, bringen uns diese höheren, lichteren Energien auch all das, was *nicht* Freude, Dankbarkeit oder Liebe

ist, zum Bewusstsein. Und wenn nun die Energien mit
niedrigeren Frequenzen, wie Ärger, Kummer, Hass oder
Schuldgefühle in direkten Kontakt mit den Energien höherer
Frequenzen kommen, so gleichen sie sich den höheren
Frequenzen an. Die Energien verschwinden nicht. Wir werden
sie nicht einfach los. Vielmehr transformieren sie sich zu
Energien höherer Frequenz, die wir als Gefühle der
Erleichterung und Heiterkeit erleben. Diese innere Leichtigkeit
eröffnet uns Zugänge zu vermehrter Energie, um zu erschaffen,
was wir *wirklich wollen*.

Die Frequenzangleichung (Entrainment) können wir im Alltag
immer wieder beobachten. Stellen Sie sich einen Raum voller
Pendeluhren vor, die alle in unterschiedlichen Rhythmen
schwingen. Nach einer gewissen Zeit werden sie alle im gleichen
Rhythmus pendeln. Ein weiteres Beispiel der
Frequenzangleichung sind die Mutter und ihr Säugling, deren
Herzschläge sich synchronisieren. Frauen, die in Gruppen leben
oder arbeiten, stellen oft fest, dass ihre Menstruationszyklen
mit der Zeit gleichzeitig verlaufen. Klangwellen und
verschiedene Tonhöhen bringen andere Energiefelder so
wirkungsvoll zur Angleichung, dass sich eine ganze Heilkunde
entwickelt hat, die mit Klangmustern arbeitet, um schadhafte
Energiemuster angleichend zu heilen.

Ganz natürlich führt eine verbesserte Atmung zu erhöhter
Energie, denn diese Energie stammt aus der hohen
Schwingungsfrequenz des Prana oder der Lebenskraft und aus
dem physiologischen Prozess der Sauerstoffsättigung unserer
Zellen und unseres Gewebes (sofern wir annehmen, dass es sich
dabei um verschiedene Prozesse handelt). Schon eine einzige
Verbesserung im Atemmuster eines Menschen kann seine
Energie und Vitalität verdoppeln oder verdreifachen. Die
Alternative zum Zustand andauernder Müdigkeit kann ganz

einfach darin bestehen, das Atemmuster bewusst zu verändern und die Atemmuskulatur entsprechend trainieren. Wenn zudem unterdrückte Emotionen, negative Gedankenformen und Energieblockaden – alles niederfrequente Energiemuster, die zu Krankheiten führen können – einer höheren und gesünderen Frequenz angeglichen und mit ihr integriert werden, dann kann sich Gesundheit entfalten.

„Es gibt eine Art zu atmen, die ist

kümmerlich und verengt.

Und es gibt eine andere Art:

Einen Atem der Liebe, der dich

bis in die Unendlichkeit trägt."

- Rumi

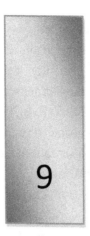

9

Stufe 2: Befreien des Bewusstseins

Einer der wichtigsten Schlüssel zum Glücklichsein liegt im bewussten Umgang mit unseren Gedanken. Gedanken sind eine sehr fruchtbare Energieform; sie sind die Samen, aus denen alles im Leben wächst. Unser Leben ist wie ein Garten, der gepflegt werden muss. Wenn wir uns nicht aufraffen und die geeigneten Samen aussäen, das Unkraut jäten und die Pflanzen ernähren, die wir um uns haben wollen, dann wird das jemand anderer tun. Wer wohl?

Wenn Sie jetzt eine Schwierigkeit in ihrem Leben haben, dann haben Sie wahrscheinlich den Garten ihrer Gedanken nicht gepflegt. Wer hat stattdessen darin gewirtschaftet? Ihre Eltern, Fernsehstars, Freunde, Nachbarn, Lehrer, die Kirche? Überlassen wir es anderen, Samen ihrer Wahl in unserem Garten auszusäen und zu düngen, ist es dann verwunderlich, dass giftiges Unkraut die Rosen verdrängt? Wir haben andere ermächtigt, ihre Gedanken in unserem Leben aufgehen zu lassen.

Um den Garten zu erhalten, den wir uns wünschen, müssen wir ihn selber pflegen. Es liegt an uns, die Samen auszuwählen. Unsere Gedanken sind diese Samen. Gute, liebevolle Absichten und Worte entsprechen dem Sonnenschein und aufrichtiges Handeln entspricht der Bewässerung. Wir selbst müssen unsere ausgewählten Samen säen, sie mit Sonnenlicht und genügend Wasser versorgen und das Unkraut ausjäten, das andernfalls unser Leben überwuchern könnte.

Das Unbewusste lässt sich mit einem Garten voll langlebiger Gewächse vergleichen, die vor vielen Jahren, als wir heranwuchsen, von den Eltern und anderen Autoritätspersonen dort eingepflanzt worden sind. Viele unbewusste Gedanken treiben immer wieder ohne unser Zutun aus. Selbst wenn wir versuchen, neue Setzlinge an deren Stelle zu pflanzen, wird es neue Triebe aus den Wurzeln der alten Pflanzen geben. Hier muss gründlich umgepflügt werden, wobei diese Wurzeln zu Mulch geraspelt werden, der nun genutzt werden kann, um das neue Gewächs zu düngen und zu stärken. Die Transformative Atmung vollbringt eben dieses Umpflügen; es dringt in die Tiefe des Unbewussten, um Negativität zu entwurzeln und in fruchtbaren Boden für gesunde Gedanken umzuwandeln.

Wilhelm Reich, Begründer der nach ihm benannten Richtung in der Psychotherapie, war einer der ersten seiner Disziplin, der klar herausstellte, dass „emotionale und körperliche Zustände durch eine Änderung der Atemmuster beeinflusst werden können."

Das hat vermutlich sehr viel mit der Funktion der zuvor erwähnten acht Diaphragmen zu tun. Dazu sagt der Osteopath Scott Kwiatkowski: „Emotionale Spannung wird meistens in oder neben einem Diaphragma gespeichert, wodurch sie die

Atembewegung behindert. Für die emotionale und physische Gesundheit ist es deshalb wichtig, dass sich alle Diaphragmen frei und synchron mit der Atmung bewegen."

In der Atmung liegt der Schlüssel zur Heilung unserer geistigen Verfassung, da wir bewusst sowohl unsere Körperchemie, als auch unsere Einstellung beeinflussen können, indem wir Tiefe und Rhythmus unserer Atmung ändern. Durch diese Umstellung verändern sich unsere Sichtweisen und Einstellungen und führen zu einem besseren Allgemeinbefinden, wodurch sich unser Lebensgefühl dramatisch verbessert. Vermehrte Sauerstoffzufuhr erhöht nicht nur die Wachheit und Klarheit in Gehirn und Bewusstsein, sie wirkt sich auch heilsam auf das Unbewusste aus, indem sie die Wurzeln gespeicherter Negativität und unterdrückter Emotionen endgültig auflöst. In den tieferen emotionalen Bereichen bewirkt Transformative Atmung die Integration des Unterdrückten und die endgültige Auflösung von Negativität im Unbewussten.

Zunächst ist es wichtig, die bedeutsame Rolle zu verstehen, die die physische Geburt bei der Entstehung der grundlegenden Glaubenseinstellungen in unserem Unbewussten spielt und damit auch bei der Entstehung unserer gesamten Lebenseinstellung. Da die Geburt unsere erste Erfahrung in der Welt ist, bilden sich mit ihr gewöhnlich viele Eindrücke über die Natur des Lebens in dieser Welt heraus. Das, was wir bei der Geburt erleben und was sie in uns auslöst, erzeugt und beeinflusst viele unserer lebenslangen Emotionen, Einstellungen und Verhaltensweisen. Und diese finden sich andauernd bestätigt und multiplizieren sich im Laufe unseres Lebens, falls die ursprünglichen Eindrücke nicht aufgelöst und transformiert werden.

Glücklicherweise gehören die traumatische Geburtserfahrung und ihre lebenslangen Nachwirkungen zu den ersten emotionalen Inhalten, die in den Atemsessions auftauchen. Die Transformative Atmung hilft uns, ähnlich dem Rebirthing, Erinnerungen an unsere eigenen Geburtserlebnisse wieder wachzurufen und die irrtümlichen Eindrücke vom Leben zu löschen, die sich während unserer ersten Atem-Erfahrung in uns gebildet hatten.

Zum Beispiel war vielleicht der begleitende Arzt unsanft mit uns umgegangen – vielleicht hingen wir kopfunter von seinen Händen herab, während er uns an den Füssen hielt und einen Klaps auf den Po gab, was lange in der Klinik üblich war. Bedenken wir die prägende Kraft erster Eindrücke, so konnte das leicht zu der Annahme führen, dass bei Männern – oder Autoritätsfiguren – Grobheit und Misshandlung zu erwarten sind. Aufgrund dieser Überzeugung machen wir immer wieder ähnliche Erfahrungen, die die ursprüngliche Annahme erneut bestätigen.

Der menschliche Verstand neigt sehr dazu, seine Annahmen bestätigt zu sehen. Unsere Erwartungen erzeugen Gefühle und Erfahrungen, welche die ursprünglichen Überzeugungen weiter nähren und somit eine erneute Wiederholung derselben Art von Lebenserfahrung schaffen, und so geht das spiralförmig weiter. Transformatives Atmen verschafft uns Zugang zu unseren tiefsitzenden Glaubensmustern, um sie grundlegend zu transformieren und damit den Kreislauf von negativem Verhalten und Erleben außer Kraft zu setzen.

Die tiefsten Glaubensmuster sind im Unbewussten gespeichert, das zwei Bereiche umfasst. Das untere Unbewusste besteht aus dem Emotionalkörper und dem Unterbewusstsein, dessen wir nicht gewahr sind. Alles, was wir jemals erfahren haben, ist hier wie in einer Computerdatei gespeichert. Hier gibt es kein Unterscheidungsvermögen hinsichtlich verschiedener Arten von Informationen; das untere Unbewusste nimmt alles auf und registriert es, seien wir nun wach und gewahr oder auch nicht. Kein Wunder also, dass es hier Schichten über Schichten unterdrückter Negativität aufzulösen gilt!

Das höhere Unbewusste (manchmal auch Überbewusstsein oder grenzenloses Bewusstsein genannt) ist bisher nicht klar erkannt und gilt vielen als großes Mysterium. Es wird angenommen, dass das gesamte Wissen des Universums in ihm enthalten sei.

Diese zwei Bereiche des Unbewussten sind in weitem Masse zuständig für unsere geistigen Aktivitäten, von den unwillkürlichen Funktionen und den Träumen bis hin zur Intuition. Obwohl viele Menschen das Unbewusste ignorieren und dessen bedeutende Einwirkungen auf die körperliche und geistige Verfassung nicht zur Kenntnis nehmen, bringt diese Art von Ignoranz keinerlei Erlösung. Eine Klärung des Unbewussten allerdings vermag das.

Betrachten wir für einen Moment den Unterschied zwischen unterdrückten und verdrängten Inhalten, beide im unteren Unbewussten gespeichert. Unterdrückte Inhalte sind Emotionen, die aufgrund einer bewussten Entscheidung „in den Kerker geschickt" wurden. Zum Beispiel beißen Sie sich auf die Zunge und halten den Mund, wenn Ihr Chef an Ihnen herumnörgelt, obwohl Sie ihm sicher am liebsten ins Gesicht springen und ihm unverblümt Ihre Meinung sagen würden. Sie entscheiden sich bei dieser Gelegenheit bewusst zur Unterdrückung Ihrer Gefühle.

Verdrängte Gefühle hingegen sind solche, die nie ans Tageslicht kommen – sie werden ohne weitere Anhörung umgehend eingekerkert. Das ist ein unbewusster Selbstschutzmechanismus zur Sicherung des Überlebens.

Verdrängungen entstehen gewöhnlich aufgrund leidvoller Erfahrungen im Babyalter und in der Kindheit, wie zum Beispiel ein traumatischer erster Tag im Kindergarten. Schon im Babyalter haben wir gelernt, dass wir gewisse Gefühle besser nicht zulassen; wir haben gelernt, sie nicht zum Ausdruck zu bringen und ihr Vorhandensein zu leugnen.

(*Anmerkung:* Der Einfachheit halber verwende ich in diesem Buch den Begriff der Verdrängung für beide Formen eingesperrter Gefühle und Emotionen.)

Verdrängte Emotionen wirken sich nachhaltig auf unsere Atmung, unseren Körper und unser Leben aus. Um die eingesperrten Gefühle daran zu hindern, einen Weg ins Freie zu finden, müssen wir unsere Atmung gewohnheitsmäßig einengen und begrenzen. Abgeschnitten von unserer wichtigsten Energiequelle, erhalten wir nicht einmal für die elementarsten Lebensbedürfnisse genügend Sauerstoff. Wir verlieren das Gefühl für unseren Körper; und dass es überhaupt so etwas wie Wohlbefinden gibt, scheint manchmal unvorstellbar. Die Pforten des Selbstausdrucks verrammelt zu halten erfordert enormen Energieaufwand und bewirkt chronische Verspannung, vor allem in der Atemmuskulatur. All das führt zu Dauerstress oder noch Schlimmerem. Hier wird Krankheit herangezüchtet: im dunklen Verlies der Selbstverleugnung.

Das untere Unbewusste, Speicher verdrängter negativer Erfahrungen und Gedanken, wirkt sich nachhaltig auf unsere Glaubenssätze, Verhaltensweisen und Emotionen aus. Doch ist uns selten bewusst, welch verhängnisvollen Einfluss die verdrängten Inhalte auf unser Leben haben.

Es ist die natürliche Funktion des unteren Unbewussten, unser Überleben durch Abkehr von unannehmbaren oder überwältigenden Gefühlen und Gedanken sichern zu helfen. Ereignet sich etwas Unangenehmes oder Schmerzvolles, so

wenden wir unsere Aufmerksamkeit ab und anderen Dingen zu.
Doch während eine solche Abkehr uns beim Heranwachsen
Schutz bietet, kann sie schließlich zu einer mächtigen Barriere
werden, die uns daran hindert, die Fülle des Lebens unmittelbar
zu erfahren.

Obwohl das Anhalten der Atmung unwillkommene Gefühle
gründlich abzustellen scheint, verschwinden diese Gefühle
nicht, nur weil wir sie bewusst ablehnen. Sie besetzen vielmehr
einen tieferen Bereich unseres Bewusstseins und werden zu
einem Teil unseres „emotionalen Energiekörpers".

Verdrängen wir Erinnerungen und Emotionen, um uns nicht
damit auseinandersetzen zu müssen, so zahlen wir letztendlich
eine sehr hohe Mietgebühr für den Lagerraum im Unbewussten.
Das Zahlungsmittel, mit dem wir die Rechnung begleichen, ist
die Freude. Falls Sie sich nicht erinnern können, wie sich
bedingungslose Freude anfühlt, dann sind Sie möglicherweise
aufgrund dieser Gebühr im emotionalen Bankrott gelandet.
Manche sprechen von spirituellem Bankrott.

Diese gespeicherte Energie hat sowohl physische als auch
geistige Aspekte. Jede Zelle in unserem Körper besitzt ein
Gedächtnis, und Verletzungen und Negativität werden auch auf
dieser körperlichen Zellebene gespeichert. Gelingt es uns nicht,
diese Energie im Unbewussten zu erreichen und in Bewegung zu
setzen, dann bleibt sie darin stecken und wirkt wie ein Filter,
durch den die Fähigkeit, unser Leben klar und gegenwärtig
wahrzunehmen, fortwährend beeinträchtigt wird.

Bedenken Sie, wie oft es vorkommt, dass Menschen ihre
Gefühle abwürgen, um schmerzhaften Erfahrungen und
Gefühlsaufwallungen, die auf angstvollen, verurteilenden
Gedanken beruhen, zu entfliehen. Erinnern Sie sich, wie selten
Sie ermutigt worden sind, Ihre Gefühle zu zeigen, während Sie
aufwuchsen? Erinnern sie sich all die Male, als sie ermahnt

wurden, den Mund zu halten? Keine Angst zu haben? Nicht so eigensinnig zu sein? Fügen Sie die allgegenwärtige, einschränkende kulturelle Konditionierung und die Programmierung durch die Medien hinzu, wie zum Beispiel „Frauen liegt das nicht", „Ein großer Junge weint nicht", „Sonnenlicht kann Krebs verursachen" und „90 Prozent aller Menschen werden dieses Jahr die Grippe kriegen". Kein Wunder, dass derart beeinträchtigende Suggestionen sich Schicht um Schicht als Glaubenssätze in uns niederschlagen. Ebenso wenig verwunderlich ist es, dass wir uns tiefe Taschen im Unbewussten geschaffen haben, um all das aufzunehmen.

Ob wir uns dessen bewusst sind oder nicht, diese unaufgelöste Negativität bedrückt uns; sie belastet in zunehmendem Masse Geist und Körper, lässt uns immer wieder unerwünschte Erfahrungen machen und bestärkt in uns unablässig ein Verhalten der Selbstbegrenzung und Selbstsabotage. Um eine Entfesselung unserer eingekerkerten Gefühle zu verhindern, haben wir uns daran gewöhnt, den lieben langen Tag nur eingeschränkt zu atmen.

Die gute Nachricht ist, dass wir die Atmung andererseits auch dazu nutzen können, unser Unbewusstes zu erreichen und verdrängte Gefühle und Erinnerungen aufzulösen, ohne sie alle einzeln analysieren zu müssen (und oftmals ohne ihrer überhaupt gewahr sein zu müssen). Wir können zur Klärung der Zellen beitragen, indem wir die auf Zellebene gespeicherten Erinnerungen durch Erhöhung der Schwingungsfrequenz (*entrainment*) ausräumen. Die Atemarbeit fördert diesen Prozess weiter und befreit die blockierten Energien und Emotionen, indem sie Schlüsselbereiche des Atemsystems mobilisiert, die bis dahin wenig genutzt wurden.

Jeder Teilbereich des Atemsystems ist Herberge ganz spezifischer Emotionen. Entziehen wir einem bestimmten

Gefühl immer wieder unsere Aufmerksamkeit oder ersetzen es durch ein anderes, so hören wir schließlich auf, in den Bereich zu atmen, wo dieses spezielle Gefühl zu Hause ist. Doch können wir uns erneuten Zugang zu solchen vernachlässigten Bereichen verschaffen, indem wir mit Absicht in sie hineinatmen und die darin aufgestauten Emotionen wachrufen.

Während wir weiter in diese verschlossenen Bereiche hineinatmen, müssen wir auch die Bereitschaft aufbringen, wirklich zu fühlen, was immer wir da in uns wachrufen.

Weinen ist unser natürliches und vorzüglichstes Mittel, um intensive und unangenehme Gefühle (oder Schmerzen) freizusetzen. Wie bei der Atmung geht es beim Weinen darum, sich von Giftstoffen zu befreien und Freiraum zu schaffen für frische Energien. Körperlicher Schmerz, Seelenqualen, Trauer und traumatische Erfahrungen, denen der Ausdruck verwehrt wurde, bewirken toxischen Stress, der sich sowohl in chemischen Niederschlägen wie auch durch Veränderungen im Energiefeld messbar nachweisen lässt. Lautes Weinen befreit toxische Gefühle und bringt sie zum Ausdruck. Das vollzieht sich energetisch durch die Tonfrequenzen der geäußerten Laute und chemisch durch die Ausatmung.

Tränen schwemmen auch Gifte aus dem Körper und sie reinigen die Retina, wodurch sich eine bessere, klarere Sicht herstellt. Haben Sie einmal bemerkt, wie Babys, die gewöhnlich ungestraft weinen dürfen, so ganz und gar zufrieden scheinen, nachdem ihr Weinen versiegt ist? Vielleicht erinnern Sie sich an eine Gelegenheit, in der Sie sich erlaubt haben, rückhaltlos zu weinen. Wissen Sie noch, wie leicht und klar Sie sich fühlten, nachdem die Tränen versiegt waren und Ihr Atemrhythmus sich wieder beruhigt hatte?

Die natürliche Äußerung von Laut und Atem hilft, die intensive Schmerzenergie zu befreien. Sie entsorgt den

Überschuss an Adrenalin und anderen Stoffen, die als biochemische Reaktion auf den „Kampf- oder Fluchtreflex" im Körper freigesetzt wurden. Tiefes Einatmen während eines tiefen, herzzerbrechenden Schluchzens füllt die entstandene Leere mit diesem ganz besonderen Stoff neu auf, mit zuinnerst belebendem, alles durchläuterndem Sauerstoff – reiner Lebenskraft! Leider wird dieser natürliche Reinigungsprozess in unserer modernen Welt meist verpönt, und kaum je wird er ermutigt. Fast jeder von uns hat schon einmal versucht, einem Kind, einem Freund oder einem anderen geliebten Menschen beruhigend zuzureden: „Wein doch nicht!"

Männer sind doppelt betroffen durch diese Missbilligung. Schließlich ist es ja „unmännlich, zu weinen". Nicht zu vergessen: „Jungen, die weinen, sind Waschlappen." Darin könnte einer der Gründe liegen, dass so viele Männer weniger Zugang zu ihren Gefühlen haben als Frauen. Frauen wird das Weinen weniger verboten, obwohl auch sie immer noch manchmal, vor allem von Männern, deswegen beschämt werden. Sieht sich ein Mann einer Frau oder einem Kind in Tränen gegenüber, so spürt er möglicherweise einen Druck in seiner Kehle, Regungen der eigenen verdrängten Gefühle, die sich Ausdruck verschaffen wollen. Doch ist ihm konsequent beigebracht worden es unbedingt zu verhindern. Anstatt dem Weinen nachzugeben, weicht er oft in die „männlichere" Emotion, den Ärger aus und fordert, dass nicht geweint wird.

Da uns so gründlich eingetrichtert wurde, dass es sich nicht gehört, zu weinen, halten wir, sobald Stress aufkommt, den Atem an. Ohne in solchen Situationen unsere Atmung zu kontrollieren, würden wir unwillkürlich zu weinen oder zu schreien beginnen. Wir lernen, unseren Atem anzuhalten, um all das nicht fühlen zu müssen, was sich entweder für uns selbst oder für unsere Umgebung schmerzlich oder unangenehm anfühlt.

Überlegen Sie mal, was Sie Ihrer Gesundheit antäten, wenn Sie sich weigerten, zu gegebener Zeit Ihre Blase oder Ihren Darm zu entleeren. Das Weinen ist einfach eine unserer natürlichen Körperfunktionen, eine sinnreiche Einrichtung zur Ausleitung von Giften aus dem Körper. Unsere Gesellschaft allerdings hat es in den Bereich beschämender Tabus verwiesen. Ist Weinen unbedingt notwendig? Ist es der einzige Weg, um die eingeschlossenen emotionalen Energiemuster aufzulösen? Nein, es ist ein Geschenk, wenn wir uns zu weinen erlauben. Und auch die Transformative Atmung ist ein Geschenk. Sie ist eine äußerst wirksame Methode, aufsteigende Emotionen zu integrieren, mit oder ohne Tränen.

Ebenso, wie wir lernen, schmerzvolle Emotionen zu verdrängen, lernen wir auch, unsere Freude zurückzuhalten. Lachenden Kindern wird oftmals befohlen, ruhig zu sein. Obwohl das Lachen mehr Anerkennung genießt als das Weinen, wird lautes Lachen nicht immer gutgeheißen. Wir lernen, dass Lachen nur zu gewissen Zeiten, an bestimmten Orten und mit einer bestimmten Lautstärke statthaft ist.

Es gibt viele scheinbar gute Gründe, weshalb Eltern dem Lachen ihrer Kinder gelegentlich Einhalt gebieten. Ich weiß noch, wie einmal in der Kirche Toilettenpapier am Schuh des Pfarrers hing. Mama war während des ganzen Gottesdienstes verärgert damit beschäftigt, mein Kichern zu unterdrücken. Das gehörte sich nicht, bekam ich zu hören. Ein anderes Mal musste der Junge, in den ich verknallt war, in der Klasse einen Furz lassen. Ich fand das furchtbar lustig. Der Lehrer überhaupt nicht.

Von Herzen zu lachen ist eine weitere wundervolle Möglichkeit, uns von der Atemenergie kräftig durchströmen zu lassen – und es macht so viel Spaß!

Ein volles Lachen aus der Tiefe des Bauchraums hat fast die gleiche Wirkung wie das Weinen: ein tiefer Atemzug, gefolgt von entspannter Ausatmung, befreit uns von Spannungen und toxischen Substanzen und setzt unseren vorzüglichsten Bauchmuskel, das Zwerchfell, in Bewegung. Lachen und Weinen, einander im physiologischen Ablauf ganz ähnlich, werden in der bewussten Wahrnehmung als Gegensätze empfunden. Doch münden beide in ein Erleben vermehrter Freude.

Es überrascht nicht, dass wissenschaftliche Untersuchungen die Heilkraft des Lachens bestätigen. Die Geschichte von Norman Cousins erstaunlicher Heilung von lähmendem Siechtum hat einige dieser Studien angeregt. In seinem Buch *Anatomie einer Krankheit* beschreibt er, wie er buchstäblich tagelang Filmkomödien anschaute, sich dabei krumm und schief lachte – und gesund wurde.

Die Transformative Atmung eröffnet fast allen Menschen die Möglichkeit, sich wieder dem freien Fluss emotionalen Erlebens wie in der frühen Kindheit hinzugeben. Sie hören auf, ihre Erfahrungen zu beurteilen und akzeptieren bereitwilliger all ihre Gefühle und die Ausdrucksformen ihrer Emotionen im sicheren Rahmen einer Atemsession. Menschen, die innerlich vor Wut und Ärger kochen, finden endlich zur ersehnten Entspannung. Eltern werden gewöhnlich aufgeschlossener für das Bedürfnis ihrer Kinder, zu lachen und zu weinen. Sie erlauben sich, Gefühle zu zeigen, und genießen es, herzhaft zu lachen.

Allein schon diese veränderte Einstellung beschert uns mehr Lebensfreude und bessere Gesundheit. Es ist weitaus gesünder, vorhandene Gefühle wahrzunehmen und willkommen zu heißen, statt sie umgehend und unbesehen einzulochen. Mit einer vollen und offenen Atmung setzen wir den Heimsuchungen durch die Gespenster der Vergangenheit ein

Ende und fordern unser angeborenes Recht auf die ganze Bandbreite der Emotionen wieder ein. Wir erobern uns die Freiheit zurück, voll im gegenwärtigen Augenblick zu leben und reagieren nicht mehr automatisch – dem Diktat der Vergangenheit folgend – auf jede neue Erfahrung in altgewohnter Weise. Dies ist eine der letztendlichen Belohnungen, die uns durch die Transformative Atmung geschenkt werden.

„Angst ist Aufregung

ohne Atem. "

- Fritz Perls, M.D.

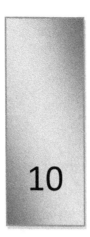

10

Stufe 3: Unsere wahre Natur zurückgewinnen

Was ist unsere wahre Natur? Sind wir mehr als ein Körper, ein Bewusstsein und Gefühle? Gibt es etwas Tieferes in uns, das noch auf unsere Entdeckung wartet? Viele von uns verspüren beträchtliche Angst bei dem Gedanken, sich auf die Erforschung der tieferen und weniger bekannten Dimensionen der Wirklichkeit einzulassen. Vielleicht wurde diese Angst vor dem Unbekannten zu einem sehr frühen Zeitpunkt in unserem Leben, oft aus scheinbar guten Gründen, in unser Unbewusstes einprogrammiert.

Transformieren bedeutet „Über die Form hinausgehen." In der Transformativen Atmung gehen wir nicht in jenseitige Welten. Wir gehen in unsere inneren Welten, wo wir unsere wahre Natur finden und die spirituelle Seite des Lebens entdecken.

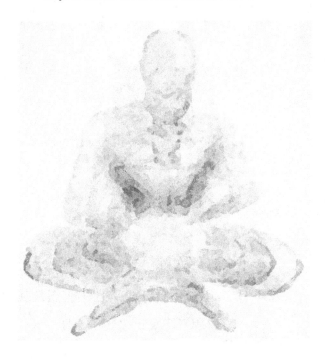

Sobald die falschen, selbstbeschränkenden Einstellungen und die daraus resultierenden Emotionen aufgelöst sind, können wir die lichteren Räume der Liebe, des Friedens und der Freude, die unsere wahre Natur widerspiegeln, ohne Behinderung erreichen. Diese inneren Räume sind jederzeit in uns gegenwärtig, jedoch oft durch den Einfluss unterdrückter Energien und festgefahrener Glaubenseinstellungen überlagert. Im gleichen Masse, wie diese erstarrten Gefühle im Licht der hochfrequenten Energie durch die Transformative Atmung geläutert werden, tritt unsere unbegrenzte spirituelle Natur deutlicher in unser Bewusstsein.

Ist nun die Tür zu unserer Seele geöffnet, so werden wir immer fähiger, das überbewusste Selbst und höherdimensionale Aspekte des Seins voller wahrzunehmen. Das kann uns zu mystischen Erfahrungen führen, zu umfassenden Einsichten und einer tieferen Wahrnehmung der grundlegenden Verbundenheit aller Dinge. Solche Erfahrungen verändern unsere Lebenseinstellung ein für alle Mal.

Unsere Fähigkeit, feinere Wahrnehmungsebenen zu erreichen, können wir entwickeln, wenn wir verstehen, dass jeder von uns mehrere Körper besitzt, wie in der obigen Grafik dargestellt. Auf der dichtesten Ebene haben wir einen physischen Körper, den wir mit unseren physischen Sinnen wahrnehmen. Er wird auch der dreidimensionale Körper genannt, da die physische Welt dreidimensional ist. (Das Bild in einem Buch oder beim Fernsehen ist zweidimensional.)

Die nächstfolgende Ebene ist die des Emotional-/ Mentalkörpers, der den physischen Körper mit einer höheren Schwingungsfrequenz durchdringt und sich ein wenig über diesen hinaus ausbreitet. Mit ihm nehmen wir unsere Gefühle und Gedanken wahr. Sowohl der unbewusste als auch der bewusste Teil des Bewusstseins befinden sich hier. Dieser vierdimensionale Körper ist für die meisten Menschen unsichtbar; auch er bringt Dualität zum Ausdruck (gut/schlecht, dunkel/hell usw.).

In einer noch höheren Frequenz schwingen die spirituellen Ebenen des Bewusstseins, beginnend mit unserem individuellen Seelenbewusstsein bis hin zur unendlichen Intelligenz – der fünften Dimension und darüber hinaus. Gewinnen wir ein tieferes Gewahrsein dessen, was wir in diesen höheren Ebenen sind, ergibt sich eine bewusste Verbindung mit der Geistigen Welt. Wir können dann die Kraft dieses Gewahrseins in unsere physische Welt herein bringen. Sind wir unserer Ganzheit tatsächlich gewahr, dann können wir gar nicht anders, als in ganz neuer Weise mit unseren Mitmenschen umzugehen. In dem Masse, in dem wir uns verändern, erscheint die Welt um uns herum in einem neuen Licht.

Der Atem ist das offensichtliche und wirksamste Werkzeug, das wir einsetzen können, um unser Bewusstsein zu meistern. Weder Engel noch Gurus können uns vor uns selbst bewahren oder uns zu bewussten Wesen machen. Das Leben ist ein Do-it-yourself-Prozess. Da gibt es kein Entweder-oder: Wir haben die menschliche Form angenommen, um unser Potenzial als spirituelle Wesen zu erweitern, und zwar, indem wir lernen, das Leben zu meistern und die Kluft zwischen Persönlichkeit und höherem Bewusstsein zu überbrücken. Wir setzen den Atem methodisch ein, um alle unsere Körper in Übereinstimmung zu bringen, sodass sich Harmonie und Gleichgewicht in unserem Alltag herstellen.

Der Atem ist ein fühlbares Medium, durch das sich spirituelle Energie in der physischen Welt manifestiert. Wir können in der spirituellen Energie auch die ursächliche Lebenskraft erkennen, die göttliche Energie, die das Wunder des Lebens hervorbringt. Diese Energie ist mit dem Atemprozess innigst verbunden, d. h., je tiefer wir atmen, desto mehr von dieser Energie erfüllt uns.

In seinen beliebten Audioserien über das Atmen sagt Dr. Andrew Weil: „Der Atem ist die Bewegung des Geistes im Körper."

Die Transformative Atmung ist die Kunst und Technik der kompletten Integration von spirituellem und physischem Körper, die uns hilft, die natürliche Beziehung zwischen Körper, Verstandesbewusstsein und Spiritualität wiederherzustellen. Somit wird es uns möglich, über die Körper- und Mental-Ebene hinauszugehen und dem Überpersönlichen zu begegnen.

Mit Transformativer Atmung erhöhen wir die Schwingung unseres elektromagnetischen Feldes, unsere Energie wird leichter und lichter. Wir erhöhen unsere Schwingungsfrequenz so weit, bis wir mit unserem spirituellen Selbst, unserer Seele wirklich eins geworden sind. Diese Erleuchtung führt uns in einen Zustand unbegrenzter Freude und öffnet uns für die ekstatischen und übersinnlichen Wirklichkeiten.

Mit solchem Gewahrsein allein lösen wir jedoch nicht unsere weltlichen Probleme. Einsichten müssen umgesetzt werden, indem wir lernen, den Gedanken Taten folgen zu lassen. Probleme verschwinden nicht immer, vielmehr müssen wir lernen, jede heranrollende Woge willkommen zu heißen und auf ihr zu surfen. Leben wir auf diese Weise, so nehmen wir jedes sogenannte Problem als Gelegenheit wahr, unser Lebensgefühl, unsere Lebensfreude immer neu zu definieren, immer weiter zu vertiefen. Und so soll es sein.

„Freude ist eine Schwingung.

Sie wird erlebt als Lachen, Bewegung,

Friede und geistige Klarheit,

und als Fülle körperlichen Wohlbefindens. "

- Vywamus

TEIL 2

„Die Verschränkung von bewusstem und unbewusstem Wissen

war stets des Merkmal des Genialen in der Welt

wissenschaftlicher Entdeckungen ...

Newton, Einstein, Watson und Crick.

Das Geniale in der Transformativen Atmung ist die

Verschränkung von bewusstem und unbewusstem Geist, in

jedem von uns, um zu entdecken, wie wir unser höchstes

Potenzial erreichen."

\- Christopher C. French, M.D.
Shelburne Falls, M.A

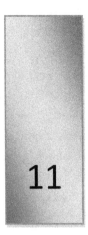

11

Liebe, Macht und Freude eratmen

Die drei Flammenzungen in der Mitte des Kennzeichens der Transformational Breath Foundation stehen für die drei Ausdrucksformen, die bei dieser Arbeit immer von neuem auftauchen und schließlich bestimmend zu werden scheinen: Liebe, Macht und Freude. Tatsächlich werden diese Worte für die Praktizierenden dieser Atemtechnik schließlich zu Synonymen für die Transformative Atmung.

Es ist eine Ironie, dass Liebe, Macht und Freude als die drei meistgesuchten Schätze der Menschheit von den allermeisten Menschen niemals im wahrsten Sinne voll erlebt wurden. Liebe wird oft als Selbstaufopferung erlebt, oder als Eifersucht, Bedürftigkeit, Lüsternheit, Schmerz, Ausschließlichkeit, Einschränkung, Zerbrechlichkeit, an Bedingungen geknüpft und der Manipulation unterworfen. Macht wird oft als ein zeitweiliges Aufwallen von Befriedigung erlebt, wenn es einem gelang, jemand anderen in seinen Überzeugungen oder

Handlungen zu beeinflussen. Und Freude gilt als ein Phantasiegebilde gleich Schlössern im Mond, als etwas, das in Wirklichkeit nicht mehr als ein paar Minuten dauert, wie nach einem Orgasmus oder einem Drogen-Hoch.

Und dann die Liebe. Liebe ist die mächtigste Kraft im Universum. Mehr als alles andere höre ich Menschen sagen, dass die Transformative Atmung die liebevollste Arbeit sei, die sie jemals erlebt hätten. Sie verbindet jeden, der in einer Session beteiligt ist, mit der Liebe der Schöpfungsquelle. Es ist der Atem, der die göttliche Liebe in jedem Herzen entzündet.

Das ist etwas ganz anderes als die typische, alltägliche Art der Liebe, mit der wir bestens vertraut sind – „Ich liebe dich, solange du das tust oder mir gibst, was ich möchte." Verbreitete Einstellungen wie „alles Gute hat ein Ende" und „Liebe bringt Leiden" verhindern oft genug die Erfüllung in der Liebe. Derartige Vorstellungen, als Tatsachen aufgefasst, bestimmen die Lebenswirklichkeit zahlloser Menschen. Wahre Liebe aber kennt weder Zwang noch Selbstverleugnung oder Selbstbeschuldigung. Vielmehr nährt sie unser inneres Wachstum und führt uns zur Verwirklichung unseres wahren und vollen Selbst.

Bedingungslose Liebe ist die heilende Kraft des Universums, doch wenige von uns haben sie jemals wirklich bewusst erfahren. Die meisten von uns wurden von anderen geliebt, die etwas von uns erwartet haben. Bedingungslose Liebe ist einfach. Sie erwartet nichts von uns, nimmt uns so an, wie wir sind, und sieht uns als grundsätzlich vollkommen. Dieses Verstehen wächst im Bewusstsein der Menschen, die in Transformativer Atmung geschult sind und die sie praktizieren. Es ist Teil der Bewusstseinserweiterung, die sich ganz natürlich aus den erweiterten Bewusstseinszuständen innerhalb jeder Atemsession ergibt.

Der Abstand zwischen bedingter und unbedingter Liebe ist kein geringer. Tatsächlich klafft eine so gewaltige Schlucht wie der Grand Canyon dazwischen! Wir können diese Kluft verringern oder zum Verschwinden bringen durch die Transformative Atmung, die uns die Liebe erfahren lässt, die Berge versetzt und Welten aufrüttelt.

Kommen wir nun zur Macht. Falls Ihnen das Wort Unbehagen bereitet, glauben Sie vielleicht, dass Macht gefährlich ist, oder dass Sie nicht über genügend persönliche Macht verfügen. Andere scheinen Sie zu dominieren. Verursacht das Wort „Macht" ein Gefühl der Leere und leichte Unruhe in ihrem Bauch, so kann das darauf hinweisen, dass Sie glauben, nicht genug davon zu besitzen und oftmals unbewusst versuchen, sie von anderen zu beziehen. Löst das Konzept der Macht bei Ihnen jedoch ein entspanntes, lebensvolles und freudiges Gefühl des Wohlseins und körperlicher Stärke aus, dann sind Sie wahrscheinlich jemand, der bewusst atmet.

Macht an sich ist weder gut noch schlecht. Sie ist wie das Feuer, das uns einerseits behagliche Wärme spenden und andererseits einen ganzen Wald zerstören kann. Welche Rolle sie in unserem Leben spielt, wird bestimmt durch die Art und Weise, wie wir Macht erwerben und ausüben. Das hängt allein davon ab, worauf wir unsere Aufmerksamkeit richten und mit welcher Intention. Auf tieferer, persönlicher Ebene ist die Art und Weise, wie wir Macht verstehen und wie wir sie gewinnen, für unsere innere Zufriedenheit entscheidend. Wenn wir unsere ganze Intention und Aufmerksamkeit auf den *Erwerb* von Macht richten, so werden wir fortwährend von dem Bedürfnis nach *noch mehr* Macht getrieben werden.

Es gibt zwei Arten persönlicher Macht. Die eine ist vorgetäuscht und die andere ist echt. Die eine besteht aus Angst und die andere aus Liebe. Durch Manipulation und Verbreitung von Angst können wir danach trachten, anderen ihr Eigentum zu entreißen und für uns in Anspruch zu nehmen. In seinem Buch *Die Prophezeiung von Celestine* hat James Redfield die Funktionsweise dieses Konzeptes sehr anschaulich dargestellt. Seine „Kontrolldramen" beschreiben treffend, wie wir einander buchstäblich Energie rauben durch Verhaltensweisen, die den Anderen dazu verleiten, sich für unsere statt für ihre eigenen Belange einzusetzen. Doch solcherlei Macht beruht auf Schwäche. Ähnlich wie bei rücksichtsloser Ausbeutung der Erde oder Kriegführung zur Ausdehnung von Machtbereichen erschöpft sich Macht, die nur auf Angst beruht, und führt zu noch mehr Manipulation und Zerstörung.

Wirkliche Macht beruht auf Liebe und schöpferischem Vermögen. Sie wird uns zuteil, wenn wir uns dem Leben um uns herum öffnen; ein Überfluss an höherer Macht, die uns tagtäglich einlädt, sie zu empfangen. Sie ist unerschöpflich und bringt in uns immer mehr Liebe und Kreativität hervor – so wie die Sonne, die uns freizügig Kraft, Wärme und Licht schenkt.

Die Werbung erzählt uns, dass frischer Atem uns Macht verleiht – die Macht der Anziehung, um die Liebe einer begehrenswerten Person zu gewinnen oder beim nächsten Vorstellungsgespräch einen fabelhaften Eindruck zu machen. In Wirklichkeit verschafft uns süß duftender Atem durch eine Mundspülung weder Liebe noch persönliche Stärke. Entgegen der gängigen Anschauung verdankt sich echte persönliche Kraft niemals irgendeiner Gegebenheit außerhalb unserer selbst. Ironischerweise ist es vielmehr so, dass wir viel weniger wünschen und benötigen würden, wenn unsere Gesellschaft aus bewusst Atmenden bestünde, da wir uns dann alle bereits im Besitz dieser Kräfte wüssten. Uns wäre bewusst, dass unserem Inneren unbegrenzte Kräfte entströmen.

Fahren wir jedoch damit fort, den Vorgängen außerhalb unserer selbst mehr Bedeutung beizumessen als dem Geschehen in uns selbst, dann bleiben wir in einem Chaos gefangen. Wenn ich der Wahrheit Anderer mehr Aufmerksamkeit als meiner eigenen schenke, wie sollte es mir gelingen, meine eigene Wahrheit zu entdecken und zum Ausdruck zu bringen? Wie kann ich dann jemals herausfinden, wer ich wirklich bin? Unglücklicherweise jagen viele von uns Myriaden von Bildern zufälliger Erscheinungen der Wirklichkeit nach, anstatt sich ihre eigene Wirklichkeit zu erschaffen. Wir lassen uns von Seifenopern, Boxkämpfen, politischen Dramen, Klatsch, Sportidolen, Filmen usw. zutiefst einnehmen. Viele uns wissen mehr über TV Persönlichkeiten als über sich selbst. Damit will ich nicht sagen, solches Wissen sei schlecht. *Aber* ich möchte Sie auffordern, Ihr eigenes Leben mindestens ebenso eingehend zu betrachten. Denn das ist der Stoff, der Ihnen anvertraut wurde zur Entwicklung der schöpferischen Macht, mit der Sie Ihr Selbst gestalten und zum Ausdruck bringen sollten.

Mit jedem Atemzug nehmen wir Kraft in uns auf. Je tiefer unser Atem geht, umso tiefer ist diese Kraft verankert und umso mehr Energie steht uns zu Verfügung. Es gibt viele Namen für diese Kraft. Einstein nannte sie *Energie*. Yogis nennen sie *Lebenskraft* oder in Sanskrit *Prana*. In ostasiatischen Kulturen heißt sie *Chi* oder *Ki*. Westliche Wissenschaftler bezeichnen sie als Sauerstoff. In der aramäischen Bibel nennt Jesus sie den „Engel der Luft".

Spiritus (Geist) ist das lateinische Wort für den Atem, und unser Atem (die Re-*spir*ation) ist unser Zugang zur Macht des Geistes. Zugleich eröffnet uns der Atem Zugang zur Inspiration und fördert unser Streben (Aspiration) nach erhöhtem Bewusstsein. Transformatives Atmen lässt uns sehr bald die

Wirklichkeit unseres spirituellen Selbst wahrnehmen, um es ungezwungen und voll zum Ausdruck zu bringen. Die allerhöchste Macht des Universums ist eine geistige Macht.

Kommen wir nun zur Freude. Jeder wünscht sie sich, und doch haben manche keine Ahnung, was Freude ist und wie sie sich anfühlt. Ja, manche fürchten sich sogar, weil sie sich ohne dramatische Probleme in ihrer Identität bedroht fühlen. Was, wenn mir nicht das Herz gebrochen wäre wegen der letzten fehlgeschlagenen Beziehung? Was, wenn mein Jobverlust nicht ein großes Drama darstellte? Was, wenn ich mir nicht andauernd wegen unserer Kirche, unserer Eltern, unserer Freunde, unserer Haustiere, unserer Rechnungen, unserer Autos Sorgen machen würde? Was bliebe mir dann zu tun übrig? So schleicht sich die Furcht ein und rechtfertigt den Aufschub der Freude.

Am besten brachte es der Yogimeister Vywamus zum Ausdruck: „Die Freude ist eine Energie, die, einmal aktiviert, dir erlaubt, einfach zu SEIN... entspannt und offen für die weiteren transformierenden Formen von Energie, die du herbeigerufen hast durch dein Suchen nach Selbsterkenntnis. Indem du atmest, löst du die feinen Schwingungen der Freude aus, die im physischen und emotionalen Körper erlebt werden können. Die Freude ging dir niemals verloren ... Du hattest nur beschlossen, sie nicht zu spüren. Lass mit dem Atem die Freude in deinem Körper immer mehr zunehmen. Freude will niemandem etwas wegnehmen oder irgendjemanden manipulieren. Sie findet Erfüllung in sich selbst. Sie fördert und erschafft sich selbst. Sie will nichts anderes, als aus sich selbst heraus zu strahlen und Andere einfach zu berühren."

Können Sie sich vorstellen, wie es ist, sich fast immer in voller Ganzheit und voll Freude zu fühlen? Wie wäre es, wenn Sie sich zuversichtlich und zufrieden fühlten, was immer auch der Alltag mit sich brächte? Von diesen Gefühlen berichten Tausende, die Transformative Atmung üben. Mit der Entscheidung für regelmäßige Atemsessions geschieht diese Transformation zu einem Leben in Liebe, Kraft und Freude mühelos und erstaunlich rasch.

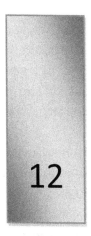

12

Sex und Intimität in Beziehungen

In der neochristlichen Unterweisung *Ein Kurs in Wundern* erklärt Jesus, dass es nur zwei Arten von Beziehungen gibt: die heilige und die egoistische. Die heilige Beziehung entsteht mit dem Aufeinandertreffen zweier oder mehrerer Wesen, die sich in ihrer Ganzheit einander öffnen. Sie kommen zusammen, um in der Wahrheit und mit Gott eins zu sein.

Egobeziehungen, auf der anderen Seite, sind auf Bedürftigkeit gegründet. Wenn wir „unsere andere Hälfte" suchen, wollen wir etwas vom Anderen erhalten. Das Problem dabei ist, dass das, was wir wirklich wollen, nur in uns selbst zu finden ist, das Heile, das Göttliche in uns. Die meisten Egobeziehungen sind zum Scheitern verurteilt, da das nach außen gerichtete Interesse uns von unserer inneren Reise abhält, die allein zur Wahrheit, zum Selbst führen kann. Die Transformative Atmung kann uns zurück zum Gewahrsein unserer Ganzheit bringen und damit den Weg zu einer heilen Beziehung zum Anderen eröffnen.

Intimität wird heute nur als Aspekt der sexuellen Beziehungen verstanden. Und doch sind nicht alle sexuellen Beziehungen intim, noch sind alle intimen Beziehungen sexuell. Vereinigen sich jedoch Sexualität und Intimität, dann erleben wir eine köstliche Erinnerung an unsere grundlegende Einheit mit dem Anderen.

Vielleicht ist dies der eigentliche Grund dafür, dass wir uns nach dem Erleben tiefer Intimität sehnen und gleichzeitig davor zurückschrecken. Intimität entsteht aus einem tiefen Verstehen der gegenseitigen Verbundenheit. Sie entsteht, wenn wir der Erkenntnis nicht länger Widerstand leisten, dass die Anderen ein Teil von uns selbst sind und wir ein Teil von ihnen. Wir sehnen uns nach dem Erleben des Einsseins, und gleichzeitig befürchten wir den Verlust unserer Individualität.

In unserem tiefsten Sein sind wir alle immer und unbegrenzt miteinander verbunden. Unsere Sehnsucht nach Intimität in Beziehungen ist die Sehnsucht, im Bewusstsein und durch unseren Körper das zu erleben, was wir auf der Seelenebene schon sind. Unsere Seelen warten nur darauf, dass wir in unserem körperlichen Sein tiefer fühlen und erleben und uns selbst wiedererschaffen in der Dualität, die diese dreidimensionale Welt ausmacht.

Typisch für die Wahrnehmung unserer Seelenverbindung ist der tastende Versuch, einen Ausdruck von Intimität auf gedanklicher und körperlicher Ebene zuzulassen. Es beginnt manchmal damit, die Möglichkeiten von Übereinstimmung auf der Ebene des Intellekts zu erkunden, um herauszufinden, ob wir genügend gemeinsame Interessen und Wertvorstellungen haben, um weiter in die Intimität zu gehen. Danach beginnen wir vielleicht, uns unsere Gefühle mitzuteilen. Und schließlich mag dieses Verlangen nach Intimität in körperlicher Zuneigung und/oder in einer sexuellen Beziehung zum Ausdruck kommen. Geführt von unserem Bedürfnis, uns sicher und vom Anderen anerkannt zu fühlen, lassen wir uns Schritt um Schritt in immer weitergehende Risiken ein, die Wassertiefen auslotend, bis wir festen Grund für eine Beziehung ausgemacht haben. Riskieren bedeutet, dass wir uns erlauben, verletzlich zu sein – dass wir unsere Schwächen, Ängste und unser tiefstes Verlangen offenlegen.

Oft halten wir Verletzlichkeit für Schwäche, doch ist die Bereitschaft, unsere Verletzlichkeit zum Ausdruck zu bringen, ein Schlüssel zur Selbstannahme und zur Überwindung der Angst vor Intimität. Wenn wir unsere wahre Natur als eine geistige erfahren, so wird uns aufgehen, dass eben diese Verletzlichkeit uns ermöglicht, uns wieder mit dem Ganzen zu verbinden. Die berühmten Worte im Neuen Testament: „Wenn zwei oder mehr in meinem Namen zusammen sind, so bin ich mitten unter ihnen", sind ein zuverlässiger Hinweis darauf, was geschieht, wenn wir willens und bereit sind, einem anderen Menschen zu gestatten, unseren inneren Schutzwall zu durchdringen.

Die Transformative Atmung gewährt uns vollen Einblick in unsere wahre Natur, wo wir uns ganz in Gottes bedingungsloser Liebe aufgehoben wissen. Aus dieser Perspektive der tiefsten Wahrheit erleben wir absolutes Aufgehobensein und Liebe in uns selbst. Es besteht keine Notwendigkeit mehr, Intimität mit Anderen anzustreben, denn unsere innere Erfahrung überträgt sich ganz von selbst in die Außenwelt und wird dort als liebevolles Aufgehobensein in einer erfüllten Partnerschaft erlebt. Die Selbstbeurteilung, die uns vormals hemmte, löst sich auf, und unsere Fähigkeit zur Intimität entfaltet sich zu voller Blüte.

Wenn wir uns selbst akzeptieren, anstatt Akzeptanz irgendwo anders zu suchen, dann fällt es uns leicht, verletzlich und zärtlich zu sein. Indem wir uns mit unserer inneren Wahrheit verbinden, führt uns der volle, in sich verbundene Atem zu der Einsicht, dass es in Wirklichkeit nichts zu verteidigen gibt. Dieses Verstehen führt zu der tiefen Intimität, nach der wir uns alle sehnen.

Das bewusste und tiefe Atmen fördert nicht nur unsere innere Reise – im gleichen Rhythmus miteinander zu atmen schafft ein Gefühl tiefer Verbundenheit. Das kann als zutiefst intime, nichtsexuelle Kommunikation zwischen Freunden erlebt werden. Eine noch tiefere Erfahrung ermöglicht das Miteinander-Atmen beim Liebesakt. Das buchstäbliche Miteinander-Verschmelzen zweier Körper, Gefühlswelten und Seelen kann uns über Höhepunkte hinausführen in die Einheit.

Je tiefer wir während des Liebesspiels atmen, desto mehr können wir entspannen und genießen, geben und nehmen, bis wir schließlich völlig ineinander aufgehen. Wenn der Körper aus der Rüstung befreit ist und die emotionalen Mauern gefallen sind, kann uns die bloße Berührung des Anderen in Ekstase versetzen. Das erfordert nicht mehr als unsere innere Aufmerksamkeit auf das, was unsere Seelen miteinander vereint: auf den Atem.

Die körperliche und geistige Entspannung ermöglicht uns, die Berührung unseres Geliebten so viel intensiver zu spüren und zu genießen, dass das Erlebnis des Orgasmus ungewohnte Höhen erreicht. Das Atmen lässt Energie durch den ganzen Körper fließen, und bewusste Absicht und entspannte Aufmerksamkeit können uns damit leichter zum Orgasmus bringen und ihn als etwas Allumfassendes erleben lassen.

Henry und Dr. Janette Leslie Orion sind beide Begleiter und Lehrer im Ausbildungsprogramm für Transformative Atmung in

Asherville, North Carolina. Sie haben miteinander entdeckt, dass das volle und verbundene Atmen während des Liebesaktes „den Genuss und die Freude beim Liebesspiel steigert und uns ermöglicht, den ‚spirituellen Verkehr', wie wir es nennen, zu erleben." Henry fand sich bereit, uns diese Erfahrung mitzuteilen.

Wir genossen ein freudvolles Liebesspiel während eines langen Abends in der freien Natur unter Sternen und Mond, und das Atmen im gleichen Rhythmus steigerte unsere Energie und Lebendigkeit. Als ich mich dem Höhepunkt näherte, gewann meine Atmung ein enormes Volumen und ich verspürte einen starken Impuls, mich kniend aufzurichten. Mein Kopf bog sich aufwärts und zurück, um meine Kehle völlig dem machtvoll ein- und ausströmenden Atem zu öffnen. Bei jeder Einatmung schien alle Energie des Universums in meinen Körper zu strömen. Jede Ausatmung schien aus meinem innersten. Wesen in die unendlichen Himmelsräume zu strömen. Immer intensiver wurde meine Atmung und ich fühlte, wie sich mein Körper ganz dem großen Geist öffnete. Meine Arme hoben sich in einer offenen Geste dem Himmel entgegen. Es gab keine Zeit mehr, und ich bin nicht sicher, wie lange ich bei der voll aktivierten, machtvollen Atmung blieb.

Dann hörte ich auf zu atmen und nun war da eine vollkommene Stille, Ruhe und ein wundervolles Licht. Soweit ich mich erinnere, konnte ich keinerlei Geräusche im sommerlichen Wald hören. Ich befand mich in einer unglaublich erweiterten Dimension meiner Selbst. Es war absolutes Entzücken. Plötzlich setzte die Atmung wieder ein. Mit einer machtvollen langen Einatmung richtete sich

*mein Körper wieder auf, und mit zum Himmel
ausgestreckten Armen atmete ich in einem voll
verbundenen Rhythmus weiter. Mit jeder Einatmung
fühlte ich die Energie des Kosmos durch meinen Körper in
Janette einfließen. Sie fühlte sich an wie Mutter Erde,
während sie meine Schenkel und Flanken umfasste und
sich körperlich tief mit mir verband. All diese machtvolle
Energie aus dem Universum floss durch sie hindurch in die
Erde hinab.*

*Ich war körperlich und spirituell mit Janette vereint,
und gemeinsam bildeten wir als Alpha und Omega die
Leitbahn für den Austausch der mächtigen Energien
zwischen Himmel und Erde. Diese Erfahrung währte eine
ganze Weile. Indem sich meine Muskeln, meine Knochen,
mein innerstes Wesen mit dieser Energie füllten, wurde
ich der absoluten Verbundenheit von Allem gewahr. Es
gibt nichts Abgetrenntes. Wir sind alle Eins.*

Gehen wir tief aufeinander ein in der bewussten Absicht, uns
mit der Quelle zu verbinden, so erschließt sich uns eine
Gemeinsamkeit im Licht einer höheren Bestimmung. Dadurch
verändert sich die Richtung der Energie, die nun von einem
horizontalen in ein vertikales Fließen übergeht. Statt im
Draußen und im Anderen die Erfüllung zu suchen, richten wir
unsere Aufmerksamkeit und unsere Intention auf jene höhere
Bewusstseinsebene. Beim Zusammensein geht es nun nicht
mehr um einen Austausch auf der Persönlichkeitsebene. Es ist
die Beziehung zum Göttlichen, die in der Verbindung zum
Anderen erlebt wird.

Zahlreiche bewusst Atmende berichten vom Erlebnis der
heiligen Beziehung, in der es weder Wettstreit noch Bedürfnis
gibt, nur die beiderseitige Suche nach dem Wahren und Ewigen.

Solche Beziehungen sind erfüllend, denn sie gründen sich auf das, was ewig ist. In einer solchen Verbindung erleben wir gemeinsames Wachstum und gegenseitige Unterstützung. Wir feiern miteinander die Heiligkeit des Lebens und unsere Verbundenheit mit dem Göttlichen. Und über die Erfahrung der wundervollen Intimität in Beziehungen hinaus bringt uns die Macht unseres Atems letzten Endes zur allertiefsten Beziehung, die es gibt: der Beziehung zu uns selbst, deren Fülle und Vollkommenheit sich in allem und jedem, dem wir begegnen, widerspiegelt.

„Das Atmen hat mir während der Schwangerschaft enorm geholfen. Die Geburt der Zwillinge verlief natürlich nicht ohne Herausforderung; aber ich habe durch sie hindurchgeatmet, und so gehe ich auch mit den Herausforderungen der Elternschaft um. "

- Joni Foster-Robison

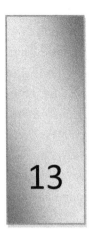

13

Die Kunst des Zur-Welt-Bringens

Da die Fortpflanzung unser höchster kreativer Akt ist, birgt sie ein gewaltiges Potenzial zur Entfaltung unserer Lebenskraft. Die Zeugung eines Kindes ist Resultat des ursprünglichen Ausdruckswillens zweier komplementärer Lebenskräfte – von Yin und Yang, von Männlich und Weiblich, von Mann und Frau. Aus dieser Vereinigung der Dualität erwächst ein einzigartiger, neuer Ausdruck der Liebe, eine frische, neue Lebensform für die Verkörperung des Geistes. Das Neugeborene ist nicht das kleine Wesen, wofür es gewöhnlich gehalten wird. Da es zu etwa 15 Prozent aus physischem Körper und zu 85 Prozent aus Geist oder Lebenskraft besteht, erfüllt ein Neugeborenes den Raum mit reiner Bewusstseinsenergie. Und gerade hier ist die Bildungs- und Gestaltungsmöglichkeit am größten, denn *unser* Bewusstsein verschmilzt mit dem ihren und „ergießt sich" in ihre Körper. Der physische Körper wächst vor unseren Augen und zehrt von diesen ursprünglichen 85 Prozent – dem elektromagnetischen Feld der Lebenskraft, die auch reines Bewusstsein ist.

Doch da es uns an Verständnis für diese einzigartige Gelegenheit zur Förderung der angeborenen Schöpferkraft mangelt, kann sich die latente Begabung nur selten verwirklichen. Hätte zum Beispiel Leonardo da Vinci nur über einen einzigen Pinsel und zwei Farben verfügt, was wäre uns von seiner Schöpferkraft geblieben? Durch Farbe und Pinselstrich brachte er seine Lebensenergie zum Ausdruck; und zusammenwirkend gewannen diese Elemente auf der Leinwand ein eigenes Leben. In ihrer Wirkung auf das Leben anderer Menschen liegt der eigentliche Wert seiner Werke.

Nur wenn wir das volle Vermögen unserer eigenen Lebensenergie bewusst erfassen und wertschätzen, werden wir unseres ganzen schöpferischen Potenzials innewerden und die Fortpflanzung als die heilige Kunstform würdigen, die sie ist. Wer von uns würde ein Werk von Leonardo da Vinci an eine grafittibeschmierte Fassade im Problemviertel einer Innenstadt anbringen wollen? – Erst wenn Eltern beginnen, den ganzen Prozess der Fortpflanzung als die eigene heilige Ausdrucksform von Kreativität zu erkennen, wird die Erde ein friedlicherer Ort sein. Selbstverständlich ist das Neugeborene keine leere Leinwand. Ganz im Gegenteil. Jedes Kind wird mit einer einzigartigen Absicht und von Gott verliehenen Begabungen und Neigungen geboren, um einen einzigartigen Sinn zu erfüllen. Doch wie jeder gute Künstler müssen Eltern ihre Kinder sorgfältig vorbereiten, sie in ihrer Entwicklung unterstützen und sie, sobald sie flügge sind, freilassen in ein selbstbestimmtes, den eigenen Werten verpflichtetes Leben.

Es ist unsere Verantwortung und unser Vorrecht, ihnen so viel leuchtende Farbe und so zahlreiche Hilfsmittel wie nur möglich für die schöpferische Arbeit mit der Palette ihrer Begabungen zur Verfügung zu stellen; und das tun wir, indem wir ihnen eine Fülle an Lebenskraft weitervermitteln. Es ist wie mit der Sauerstoffmaske im Flugzeug, die zuerst wir selbst anlegen müssen, um dann sicherzustellen, dass unsere Kinder gut versorgt sind.

Eine Blockade der essentiellen Lebenskraft kann tatsächlich die Zeugung eines Kindes verhindern. Unfruchtbarkeit ist oft die Folge einer Behinderung des Energieflusses zu unseren Fortpflanzungsorganen, unserem Schöpfungszentrum.

Ich habe in den vergangenen Jahren mit zahlreichen Frauen gearbeitet, die nicht schwanger werden konnten. Dabei fanden wir heraus, dass der Schlüssel in einer verbesserten Atmung liegt. Ich erkannte diese Möglichkeit zum ersten Mal, als ich mit einer Frau arbeitete, die sich aus ganz anderen Gründen zur Atemarbeit mit mir entschlossen hatte. Doch nach ein paar Sessions entdeckte sie überglücklich, dass sie schwanger geworden war. Auch die Beziehung zu ihrem Mann hatte sich im Laufe ihrer Atemtherapie sehr verbessert. Seitdem hat es sich herumgesprochen und nun finden immer öfter Menschen mit Kinderwunsch den Weg zur Atemarbeit.

Joni Foster-Robison hatte schon vergeblich versucht, schwanger zu werden, als sie die Ausbildung zur Atembegleiterin begann mit dem Ziel, ihre Arbeit als Heilerin und damit ihre eigene Heilung zu intensivieren.

„Ich erinnere mich an die heftigen Krämpfe im Unterbauch während meiner zweiten und dritten Atemsession. Die haben mich sehr abgelenkt, aber ich tat mein Bestes, da hineinzuatmen. Nach der dritten Session waren die Krämpfe verschwunden. Welche Erleichterung! Schon im nächsten Monat wurde ich schwanger – nicht nur mit einem, sondern gleich mit zwei Babys!"

„Es war während einer Atemsession im Wasser, als ich zum ersten Mal das Glück der Schwangerschaft verspürte und erlebte. Ich frage mich immer wieder, ob nicht die Energieblockaden, die ich in meinem Bauch aufgelöst habe, noch für längere Zeit eine Zeugung verhindert hätten. Ich glaube wirklich, es war die Transformative Atmung, die unseren zwei kleinen Geistwesen die Tür zum Leben geöffnet hat. Ein Wunder, das ich niemals vergessen werde und wofür ich jeden Tag danke."

Ich bin davon überzeugt, dass viele Unfruchtbarkeitsprobleme auf unzureichende Bauchatmung, d. h. auf mangelnde Sauerstoffzufuhr und infolgedessen auf zurückgehaltene Gefühle, d. h. gestauten Energiefluss zurückzuführen sind. Somit ist ein Wunder vielleicht nur eine Atemsession entfernt.

Für mich ist es eine unglaubliche Belohnung, von all den kleinen *„Atembabys"* zu hören, die seit der Ankunft von Jonis Zwillingsbuben eingetroffen sind.

Ein weiterer beglückender Aspekt dieser Arbeit ist das Atmen mit schwangeren Frauen und ihren Familien. Die Transformative Atmung birgt das Potenzial, den Geburtsprozess zu revolutionieren; nicht nur, weil durch die Atemarbeit Wehen und Entbindung freudvoller und weniger schmerzvoll für Mutter und Kind werden, sondern weil im gleichen Zeitraum auch die Geburtraumen *der Eltern* Heilung finden. Durch Heilung und Integration der belastenden Geburtserfahrung wird der Weg frei für eine tiefe spirituelle Verbundenheit zwischen Eltern und Kindern.

Joni, die Mutter der „Atemzwillinge", war begeistert. „Das Atmen hat mir während der Schwangerschaft enorm geholfen. Es half mir dabei, mit ungeteilter Aufmerksamkeit bei Isaak und Tristan zu sein und ihre Entwicklung im Mutterleib zu spüren und zu unterstützen. Die Geburt der Zwillinge verlief natürlich nicht ohne Herausforderungen, aber ich habe durch sie hindurchgeatmet, und so gehe ich auch mit den Herausforderungen der Elternschaft um."

Widmet sich eine werdende Mutter, indem sie ihre Atmung vervollkommnet, der Heilung des eigenen Lebens, so wird sich das auf viele andere Leben positiv auswirken. Sie wird den Geburtsvorgang mit mehr Freude erleben und in dessen Verlauf vermehrt auf die Bedürfnisse des Kindes eingehen können. Sie ist besser vorbereitet auf die Herausforderungen verantwortungsvoller Elternschaft, und es wird ihr darüber hinaus leichter fallen, weiterhin eine liebevolle Beziehung mit dem Vater des Kindes zu pflegen.

Und nachdem er Zeuge der positiven Veränderung bei Mama geworden ist, wird Papa wahrscheinlich seine eigene transformative Reise beginnen – falls er das nicht schon getan hat. Und auch für die anderen Kinder in der Familie sind kompetentere und liebevollere Eltern ein Gewinn. Und zu guter Letzt vollendet eine Atemsession für das Neugeborene den Läuterungsprozess, der es einer vibrierenden neuen Verkörperung der Lebenskraft ermöglicht, aufzublühen aus den Samen bedingungsloser Liebe. Das Potenzial einer glücklichen und heilen Familie erfährt somit noch eine weitere exponentielle Steigerung.

Den meisten Menschen ist überhaupt nicht bewusst, wie traumatisch der Geburtsvorgang sein kann; und weit verbreitet ist das Missverständnis, wonach die Wahrnehmungsfähigkeit eines Neugeborenen so gering sei, dass es weder viel fühlen noch wahrnehmen könne. Dieser verhängnisvolle Trugschluss kann kaum überraschen, da wir uns gemeinhin nicht daran erinnern können, was damals mit uns geschah. Unsere eigenen traumatischen Erfahrungen liegen unterdrückt in den tiefsten

Schichten unseres Unbewussten. Daher unser Glaube, dass Neugeborene nichts wahrnehmen.

Sehr viele Anzeichen sprechen jedoch für die Tatsache, dass Neugeborene durchaus bewusst und voll hellwachen Gewahrseins sind, auch wenn Gehirn und Nervensystem noch nicht voll entwickelt sind. Diese Wahrnehmungsfähigkeit wurde – neben wissenschaftlichen Nachweisen – von vielen Tausenden Menschen, die ihre Geburt während einer Atemsession bewusst wiedererlebt haben, bestätigt.

Tatsache ist übrigens, dass Neugeborene gewöhnlich *sehr viel* feinfühliger für Gedanken und Reize in der Außenwelt sind als die meisten Erwachsenen. Sie sind ja vor allem reines Bewusstsein. Unglücklicherweise wird ihre erhöhte Sensibilität in der modernen Geburtshilfe, die nur das Körperliche beachtet, übergangen. Etliche der in der heutigen Entbindungspraxis üblichen Verfahren grenzen an Brutalität und können tiefe Narben in der Grundsubstanz des kindlichen Gemüts hinterlassen.

Ich habe Leute sagen hören: „Ach, Kinder sind ja so widerstandsfähig. Sie werden mit allem fertig." So etwas höre ich allerdings selten von bewusst Atmenden, die den früher selbst erlebten Schmerz nicht mehr verleugnen und unterdrücken müssen. Dieses Verständnis ist von enormer Bedeutung für unsere Gesellschaft, gerade jetzt, wo Kinder „mit allem fertig werden" und aus unterdrücktem Schmerz mit Gewehren und Bomben in den Schulen aufeinander losgehen!

Zu wissen, dass der Neuankömmling alles wahrnehmen kann und – manchmal schon vom Moment der Zeugung an – sehr aufmerksam ist, hilft uns, so einfühlsam wie möglich für alles zu sein, was während der Schwangerschaft geschieht. Es ist wichtig und durchaus realisierbar, dass sich der Fötus im Uterus wohl und geliebt fühlt. Die Eltern sollten nicht nur mit ihrem Körper achtsam umgehen, sondern auch darauf achten, was sie sich an Emotionalität gestatten und zum Ausdruck bringen.

Es ist wichtig, während der Schwangerschaft so liebevoll, sanft und pfleglich wie nur möglich mit sich selbst und dem Ungeborenen umzugehen. Es empfiehlt sich auch sehr, mit dem Fötus zu sprechen, ihn die Freude und Begeisterung über sein Kommen und die große Liebe für ihn fühlen zu lassen.

Und wenn die Zeit der Geburt gekommen ist, können wir unseren Babys das zur-Welt-Kommen erleichtern, indem wir sie fühlen lassen, wie willkommen sie sind und wie viel Achtung wir ihnen entgegenbringen. Wir können mehr Achtsamkeit und Behutsamkeit in den Entbindungsraum bringen, indem wir Ärzten, Hebammen, Geburtshelfern, Eltern und anderen nahelegen, sich der Gefahr eines Traumas bewusst zu sein. Wir können ihnen sogar zeigen, wie sie ihr eigenes Geburtstrauma mithilfe von Atemsessions heilen können. Die Voraussetzung dafür ist gegeben; wir verfügen heute über eine Technologie, welche die furchteinflößenden Erfahrungen des Geburtsvorgangs in ein von Zuversicht erfülltes, festliches Ereignis verwandeln kann. Und es ist an der Zeit, dementsprechend zu handeln.

Wir können den Geburtsvorgang für unser Kind zu einer positiven Erfahrung werden lassen. Zunächst müssen wir verstehen, dass die Kinder die Reise durch den Geburtskanal voll erleben und fühlen; eine Reise, die unglaublich stimulierend ist und anders als alles, was sie bis dahin erlebt haben. Zum allererstem Mal fühlen sie Druck auf ihrem Körper – mehr als drei Kilogramm pro Quadratzentimeter! Wissenschaftler vermuten, dass diese Erfahrung bestimmte Gehirnaktivitäten auslöst. Die zarte junge Haut fühlt alles; das Unbewusste registriert alles; und das Bewusstsein, das in die Welt kommt, bemerkt jede Gefühlsnuance im Raum. Alles, was während der

Geburt vor sich geht, bis hin zu dem, was im Denken und Fühlen der Mutter geschieht, vermittelt dem Neuankömmling einen ersten Eindruck vom Leben in einem Körper.

Es ist überaus hilfreich, sich in positiver Weise auf die Wehen einzustimmen. Statt uns mit Angst den „Geburtsschmerzen" zu widersetzen, vor jeder Wehe zurückzuschrecken und Schmerzmanagement anzuwenden, nur um irgendwie durchzukommen, können wir uns mit der bewussten Atmung tief auf dieses Erleben einlassen und beginnen, jede Wehe wahrzunehmen als Gelegenheit, uns zu entspannen und uns dem mächtigen Geschehen der Schöpfung hinzugeben. Mit dem inneren Wissen und dem Vertrauen, die wir aus der Übung von Transformativer Atmung gewinnen, ist das viel einfacher, als es klingt.

Der Einsatz von transformativen Atemtechniken hat sich als sehr wirksam erwiesen, um beim Geburtsvorgang die Intensität der Wehen zu integrieren. Aus einer ganzen Anzahl zwingender Gründe sind diese Techniken weitaus umfassendere Werkzeuge als die gemeinhin benutzte Lamaze-Atemmethode.

Die Atmung nach Lamaze kann infolge der starken und gewaltsamen Ausatmung zur Hyperventilation führen. Diese Technik, bei der die Luft ausgestoßen wird, erzeugt ein Ungleichgewicht im Verhältnis von Sauerstoff und Kohlendioxyd und damit einen basischen Zustand, der medizinisch unerwünscht ist. Obwohl diese Atemweise hilft, vom Schmerz der Wehen abzulenken, ist sie für den Geburtsvorgang selbst nicht förderlich.

Eine forcierte Ausatmung während des Gebärens bewirkt eine Muskelanspannung in Solarplexus und Unterleib, die den freien Atem- und Energiefluss durch den ganzen Bereich behindert. Die Lamaze Atmung fördert nicht die – für den unbehinderten Fluss der Lebensenergie, die während der

Wehen besonders intensiv ist – so wesentliche Entspannung. Vielmehr baut sie einen Widerstand gegen diese Energie auf und verstärkt somit die krampfhafte Anspannung während des Geburtsvorgangs.

Bei der Transformativen Atmung gilt unsere Aufmerksamkeit der *Ein*atmung. Auf diese Weise ist die bei großer Anstrengung benötigte zusätzliche Versorgung mit Sauerstoff gesichert. Und durch die völlige Entspannung beim Ausatmen verhindern wir, dass es zur Hyperventilation oder Alkalose kommt und ermöglichen somit der Energie, während des Geburtsprozesses möglichst unbehindert zu fließen. Die alleinigen und sofortigen Nebenwirkungen dieser Atmung zeigen sich darin, dass sie Körper und Geist beruhigen, dem Fluss der Lebensenergie den Weg freimachen und den erhöhten Sauerstoffbedarf von Mutter und Kind decken.

Sobald Hingabe, die auf Vertrauen beruht, den Widerstand ersetzt, der aus Furcht entspringt, verringert sich das Schmerzempfinden; ja, es kann sich sogar in ein Lustempfinden verwandeln! Es kann geschehen, dass Mütter, die vollkommen entspannt und innerlich eingestimmt sind, beim Gebären Empfindungen erleben, die einem Orgasmus nicht unähnlich sind.

Verhält man sich diesen Einsichten gemäß, so werden Mutter und Kind enorm davon profitieren. Man darf nie vergessen, dass das Kind ein Neuankömmling in dieser Welt ist und einer besonders umsichtigen Sorgfalt bedarf. Das neugeborene Baby ist äußerst empfindlich gegenüber Licht und Geräuschen, da es bis dahin in der dunklen Wärme und gedämpften Stille des Mutterleibs geborgen war. Weiche, sanfte Beleuchtung im Entbindungsraum ist dem das Baby schockierenden grellen Spotlight bei Weitem vorzuziehen.

Es ist wichtig, zu beachten, was gesagt wird und in welcher Lautstärke und welchem Tonfall man spricht. Worte, selbst unausgesprochene Gedanken, werden im hungrigen Unbewussten des Neugeborenen gespeichert und beeinflussen vom gleichen Moment an jegliche spätere Erfahrung. Laute, aufdringliche Geräusche sind ein Angriff auf die kleinen Ohren und das zarte Nervensystem des Neugeborenen. Sanfte Musik und leise gesprochene Anerkennung der Schönheit und Einzigartigkeit des Kindes sind segensreich, sowie die Versicherung aller Beteiligten, wie glücklich und begeistert sie sind, dass dieses Baby auf die Welt gekommen ist.

Häufig wird bei der Entbindung in der Klinik dem Neugeborenen Silbernitrat in die Augen getröpfelt, um Ansteckung zu verhindern, falls die Mutter an einer Geschlechtskrankheit leidet. Dabei wird nicht bedacht, dass diese Tropfen schmerzhaft brennen und vorübergehende Blindheit beim Säugling verursachen. Wäre ein Test an der Mutter nicht angemessener?

Heutzutage wird die Entbindung in vielen Kliniken und von vielen Medizinern als medizinischer Notfall eingestuft. Was damit über unsere Gesellschaft ausgesagt wird, ist traurig. Die eigentliche Ironie jedoch zeigt sich darin, wie mit dem Kind umgegangen wird. Bei jedem anderen chirurgischen Eingriff wird weit mehr Rücksicht auf das Wohlbefinden des Patienten genommen.

Versetzen wir uns doch einmal in das Erleben des Kindes. Es ist wichtig, wachsam zu sein und zu bedenken, dass alles, was das Kind fühlt – und das Kind fühlt und erinnert tatsächlich *alles* ! –, durch die Neuheit des Eindrucks noch verstärkt wird. Das findet seine Bestätigung durch die lebhaften und später überprüften Erinnerungen an Geburtserlebnisse, wovon sowohl Klienten wie in Ausbildung Befindliche zu Tausenden berichten.

Zangen zum Beispiel können qualvollen Druck auf die zarten Schläfen ausüben und damit einen großen Schmerz, ein tiefes Trauma und manchmal eine physische Behinderung verursachen. Eine Zangengeburt kann häufig vermieden werden, wenn statt der Überlegung, Zeit und Geld zu gewinnen, dem hingebungsvollen Zusammenwirken mit dem natürlichen und intelligenten Geburtsprozess Priorität eingeräumt wird.

Lois C., eine Begleiterin in unserer Atemarbeit, beschrieb die sechs Stunden dauernde Geburt ihres einzigen Kindes Angela als „erstaunlich angenehm, abgesehen von den fünfundvierzig Minuten Presswehen. Bei jedem Atemzug konnte ich lächeln und bewusst den Muttermund entspannen. Ich konnte tatsächlich spüren, wie ich mich in mehr als einem Sinne öffnete, und ich fühlte die innige Verbindung mit meinem Baby, während wir diese Erfahrung gemeinsam durchlebten. Das war die kostbarste und machtvollste Erfahrung meines Lebens, und ich weiß, ich hätte das so nicht erlebt, hätte ich mich nicht durch meine Atmung der Lebenskraft hingegeben."

Hebammen wissen seit eh und je, dass es eine direkte physiologische Verbindung zwischen Kiefergelenk und Becken gibt. Genauer gesagt: Entspannen wir beim Ausatmen das Kiefergelenk, so gibt auch der Beckenboden nach. Sushila Schwerin aus Lennox, Massachusetts, eine Mutter von fünf Buben und seit über zwanzig Jahren Hebamme, verweist auf die alte Weisheit der Hebammenzunft: „Ein entspannter, offener Mund und eine offene Kehle sorgen für einen entspannten, offenen Muttermund."

Und sie fügt hinzu: „Das ‚Tönen' und ähnliche Laute sind ebenfalls vorzüglich geeignet, die Energie beim Prozess des Gebärens in eine positive Richtung zu lenken. Sie bewirken Öffnung statt Verschluss und tragen dazu bei, der Gebärenergie zu folgen, statt ihr zu widerstehen. Während das übliche

Schreien und Kreischen beim Aufkommen von Schmerzen mit einem Verschließen der Kehle und Widerstand gegen die Kraft der Natur einhergeht, kann durch absichtsvolles Äußern urtümlicher Laute mit offenem, gerundeten Mund die Energie, statt sich im Innern aufzustauen, zum Fließen gebracht werden, und infolgedessen verbessert sich auch die Funktion der Muskulatur." Das lässt an Gewichtsheber denken, die, während sie das Gewicht vom Brustkorb hochstemmen, Urlaute ausstoßen.

Sushila beeilt sich, hinzuzufügen: „Während der Pressphase ist es besser, die Kehle geschlossen zu halten, um die Energie zur Unterstützung der abwärts gerichteten Bewegung einzusetzen."

Auch ein kräftiges Zwerchfell hilft beim Gebären – ein weiterer Vorteil, der sich aus der vollen Zwerchfellatmung ergibt.

Erscheint das Kind mit der Nabelschnur um den Hals, so finden wir Rückhalt in der Affirmation, dass es leicht und sicher ist, zu atmen, während die Nabelschnur entwickelt wird, und dass alles in Ordnung geht – statt das Trauma durch Panikmache zu vergrößern. Sofern sie nicht allzu eng geschlungen ist, wird das Kind durch die Nabelschnur ausreichend Sauerstoff aus dem Mutterleib erhalten.

Ein weiterer wichtiger Schritt zur Verringerung des Geburtstraumas ist die Überlegung, dass die Nabelschnur nicht zu rasch durchschnitten werden darf. Wir müssen dem Neugeborenen Zeit geben, sich an eine neue Art der Sauerstoffversorgung zu gewöhnen, und den Lungen die kostbaren Augenblicke zugestehen, sich dem Naturgesetz entsprechend zu öffnen. Im Tierreich erfolgt ganz allgemein ein allmählicher Wechsel von der Sauerstoffversorgung durch die Mutter zur eigenständigen Atmung, während die Nabelschnur zur Sauerstoffversorgung des Neugeborenen bis zu einer Stunde weiter pulsiert. Früher, als noch nicht in Kliniken entbunden wurde, war dieser natürliche Ablauf auch bei uns Menschen üblich.

„Als mir die kleine Angela, noch an der Nabelschnur, auf die Brust gelegt wurde", so erinnert sich Lois, „hob sich ihr winziges Köpfchen und unsere Augen trafen sich zur ersten Begrüßung. Mit blinkenden Äugelein schaute sie mich sekundenlang an. Das war wie eine Ewigkeit; danach lächelte sie und legte ihre Wange auf meine Brust. Alle Schwestern waren äußerst erstaunt, da Neugeborene das Köpfchen gewöhnlich für einige Tage oder noch länger nicht anheben können."

Eine solche Übergangszeit erlaubt den Kleinen, sich an die andere Temperatur, an die Helligkeit, an die erste Berührung der Haut, an die erregte Stimmung im Raum zu gewöhnen und den ersten ergreifenden Blick in Mamas und Papas ergriffene Augen zu tun. Während dieser Zeit kann auch der Rest der Flüssigkeit, mit der die Lungen neun Monate lang gefüllt waren, vom Körper auf natürliche Weise selbst absorbiert werden, statt dass sie gewaltsam herausgesaugt wird.

Lois erinnert sich weiter: „Aber es dauerte nicht lange, so kamen Angelas erste tränenvolle Schluchzer, als ihr eine Schwester plötzlich einen Schlauch in die Luftröhre schob, um Schleim abzusaugen. Wütend herrschte ich sie an, sofort damit aufzuhören – aber der Schaden war schon angerichtet. Das hat mir großen Kummer bereitet. In einer späteren Atemsession tauchte die Erinnerung an das Trauma einer solchen Schleimabsaugung bei meiner eigenen Geburt auf, und ich konnte es auflösen. Ich erlebte es als eine unwillkommene Invasion, die zudem sehr wehtat. In dieser Session wurde mir klar, dass meine jährlich wiederkehrenden Halsentzündungen ihre Ursache in diesem Vorfall hatten. – Ich leide nun nicht mehr daran, wohl aber Angela."

Sind wir so arrogant oder kleingläubig, anzunehmen, der Schöpfer habe versäumt, eine unserer wichtigsten Übergangsphasen sorgfältig zu planen? Falls ja, dann ist es Zeit, unseren Glauben durch die Erfahrung der alles übersteigenden Vollkommenheit göttlicher Liebe in einer Atemsession zurück zu gewinnen. Auch hier geht es darum, sich den Gesetzen der Natur hinzugeben und anzuvertrauen. Freude und Harmonie sind Teil des göttlichen Plans. Handeln wir entgegen dem natürlichen Geburtsprozess und planen alles nur nach Maßgabe unserer willkürlichen Bedürfnisse, so schaffen wir uns und unseren Kindern viel Leid und Probleme.

Respektieren wir den natürlichen Prozess und folgen ihm, so stellen wir sicher, dass der erste Lebensatem des Kindes nicht von den verzweifelten Gefühlen der Angst und Panik begleitet ist – die wieder in den verbreiteten Panikattacken auftauchen, an denen heute so viele Menschen leiden. Das durch Sauerstoffmangel verursachte Erstickungsgefühl führt vom ersten Moment an zu einem Überlebenskampf, dem sich das Kind in jedem Aspekt seines späteren Lebens ausgeliefert fühlen kann. Bleibt hingegen die Nabelschnur so lange in Funktion, bis sie nicht mehr benötigt wird, so verbinden sich mit diesem ersten Atem Sicherheit und Wohlbefinden, und Ihr Kind wird von Anfang an die Lebenskraft in unbefangener Weise willkommen heißen.

Außer in Notfällen sollte das Kind nicht von den Eltern getrennt werden. Viele Babys werden sofort nach der Geburt eilends in die Babyabteilung befördert und in kleine Plastikbehälter gelegt, und niemand ist da, um sie zärtlich zu liebkosen oder zu trösten. Das ist einfach die herkömmliche

Behandlung in der Entbindungsklinik. Dafür gibt es keine Rechtfertigung.

Programme für eine natürliche Geburt in ein und demselben Raum, von den Wehen über die Geburt bis zur Erholung werden zunehmend beliebter – doch immer noch hält die Tradition ihre Stellung. Es ist aber von grundlegender Bedeutung, dass das Kind nach der Geburt solange wie möglich bei den Eltern bleibt. Das Baby in den Armen halten, es liebkosen und ihm die Brust geben – all das erleichtert ihm den Übergang in diese Welt und gibt ihm das Gefühl, in dieser neuen Umgebung gut aufgehoben und geliebt zu sein. Eine erschöpfte Mutter kann, sofern sie nicht mit Medikamenten betäubt wurde, gefahrlos mit ihrem Baby zusammen schlafen. Ihr Instinkt wird verhindern, dass sie aus Versehen ihr Kind erdrückt.

Eilfertig aus den Armen der Mutter genommen, werden viele Jungen sogleich beschnitten. Und so wird der langen Liste von Gewalttätigkeiten eine weitere überaus traumatisierende chirurgische Behandlung hinzugefügt – am allerersten Tag selbstständigen Atemholens! Obwohl die Entfernung des empfindlichsten Teils des am meisten gehüteten Organs in dieser „zivilisierten" Gesellschaft als normal gilt, gibt es keinen Nachweis für die Gesundheitsgründe, mit denen diese Verletzung einst gerechtfertigt wurde – vielmehr zeigt sich jetzt, dass es der Gesundheit dienlicher ist, die Vorhaut intakt zu lassen. Der psychische Schaden, der mittlerweile vielen bewusst Atmenden zum Bewusstsein kam, ist weitaus größer als der scheinbare Vorteil der Bequemlichkeit durch fragloses Befolgen der Norm oder als das Gewicht überholter Anschauungen. Nichtsdestoweniger gibt es immer noch Männer und Frauen, die bestreiten, dass das kleine Kind bei dieser Prozedur Angst und Schmerzen fühlt und dadurch bleibenden Schaden erleidet.

Rick, ein Mann Mitte 40, begann den lebenslangen Groll gegen seine Mutter, den er sich nie recht hatte erklären können, endlich zu verstehen und aufzulösen. In einer Atemsession erinnerte er sich lebhaft an seine Beschneidung: „Ich war so wütend auf sie. Wie konnte sie mich nur so verraten? Wie konnte sie zulassen, dass mir so etwas angetan wurde? Ich konnte nicht begreifen, was da vor sich ging; alles, was ich wahrnahm, war der durchdringende Schmerz und das Gefühl, unbeschützt einem Angriff ausgesetzt zu sein. Dieser Groll gegenüber meiner Mutter verfolgte mich mein Leben lang bis zu dieser Atemsession, in der ich das Ganze in einem anderen Licht sehen konnte. Meine Mutter hatte nie beabsichtigt, mich zu verletzen. Sie glaubte einfach, das Richtige zu tun."

Ein neuartiges Programm der Geburtshilfe

Nachdem Judy Taché die machtvolle Wirkung Transformativer Atmung entdeckt hatte, ließ sie ihre mehr als fünfundzwanzigjährige Karriere in traditioneller Kinderpflege hinter sich und begann mit der Weitergabe dessen, was sie sich an Kenntnissen in ganzheitlichen Verfahren für Gesundheit und Wohlbefinden angeeignet hatte. Seit 1994 hat sie in ihrer privaten Praxis Dienstleistungen zur persönlichen Transformation in ganz New England und Texas angeboten. Neuerdings konzentriert sie sich auf die Arbeit mit schwangeren Frauen, um Ihnen bei Schwangerschaft, Entbindung und Elternschaft zu helfen, sodass diese grundlegenden Erfahrungen als Bereicherung erlebt werden können.

Judy ist ausgebildete „Transformational Breathing-Begleiterin", Reiki-Meisterin, Krankenschwester und in der Hospizarbeit geschult. Als Krankenschwester hat sie in der Rehabilitation, in der Alterspflege, in der Geburtshilfe und in

Sonderkinderstätten gearbeitet. Sie hat auch Erfahrungen in Polarity und Craniosakral-Therapie.

Judy ermutigt Mütter und ihre Partner, bei einer Schwangerschaft so früh wie möglich zu einem zweistündigen Workshop zu kommen, den sie „Kinderpflege im Mutterleib" (*Nurturing Your Unborn Child*) nennt. Im Laufe dieser Abendveranstaltung gibt sie eine Einführung in Transformative Atmung; die zukünftigen Eltern können eventuelle Sorgen und Befürchtungen mit ihr besprechen, und eine Visualisierung des Geburtsgeschehens rundet den Abend ab. Der Verlauf des Abends kann, je nach den besonderen Anliegen der Teilnehmer, immer ein wenig variieren.

Eine Psychologin, die an Judys Workshop teilnahm, berichtet: „Ich fühlte mich wieder vollkommen in Ordnung – stark, gesund und optimistisch – zum ersten Mal nach ungefähr zwei Monaten seit Beginn der Schwangerschaft. Das war eine wundervolle Oase nach all den Tagen des Erbrechens und dem Gefühl von Müdigkeit. Während der Atemübungen war ich von Übelkeit befreit und fühlte mich stattdessen voller Liebe für mein Baby."

Und Judy fügt hinzu: „Die Ärzte der Institution, in der ich arbeite, setzen sich nun vermehrt für das Programm ein, seit sie von den Patienten positive Rückmeldungen über eine Verringerung von Anspannungen und Ängsten und Berichte über das wunderbare Gefühl zunehmenden inneren Friedens erhalten."

Auch Christiane Northrup, M.D., Autorin von *Frauenkörper – Frauenweisheit*, die mit Freude Transformative Atmung ausübt, hat das Programm für schwangere Frauen schätzen gelernt und sagt dazu: „Ich habe selbst von den Gaben profitiert, die in Judys Atemarbeit liegen, und ich möchte ganz besonders den Kurs für schwangere Frauen empfehlen."

Judy erlebt, wie Mütter eine viel klarere Wahrnehmung ihrer Verbindung mit dem Ungeborenen und dem eigenen inneren Selbst entwickeln. Kommen die Partner mit, so nehmen auch sie teil an dieser Erfahrung. Judy sagt: „Es liegt etwas Heiliges in der Beziehung zur Schwangerschaft und zum Kind, für das die Eltern sich öffnen können."

M. L. B., eine andere Teilnehmerin, beschreibt ihre Erfahrung so: „Ich habe fünf solcher Sessions erlebt, und jede war für mich ein einzigartiges Erlebnis. Meine erste Session hatte ich im sechsten Schwangerschaftsmonat. Beim Üben der Transformativen Atmung stiegen Gefühle in mir auf, die ich noch nie zuvor erlebt hatte. Das war zunächst etwas unheimlich, und doch weiß ich, dass ich mich in Sicherheit, entspannt und ruhig fühlte. In der geführten Visualisierung konnte ich mein Kind sehen; es war ein Sohn. Mich überkam ein Gefühl, das ich noch nie zuvor empfunden hatte. Als ich dieses Gefühl später einigen meiner Freundinnen beschrieb, sagten die meisten übereinstimmend – Das ist das Gefühl bedingungsloser Liebe für dein Kind! Welch ein unglaubliches, von Ehrfurcht erfülltes, überwältigendes Gefühl von Freude und Liebe! Ich verließ die erste Session voll innerer Klarheit."

Dank ihrer Atemsessions scheinen Mütter sehr viel besser imstande zu sein, allerlei suggestive Besorgnisse seitens der Familie, der Mitarbeiter und Freunde an sich abgleiten zu lassen, statt sich zusätzlich damit zu belasten. Es scheint ganz üblich zu sein, dass schwangere Frauen von allen Seiten Ratschläge erhalten und dieser Prozess der Selbstfindung befähigt sie, unbeschwerter herauszufinden und auszuwählen, was ihnen passend erscheint. In dem Masse, in dem die Ängste verschwinden, öffnen sie sich mehr und mehr der Liebe und dem Vertrauen. Es ist so, als ob das Baby eher der Partner in der Schwangerschaft wird, anstatt nur das Objekt zu sein.

Judy berichtet zudem von bestimmten Vorteilen bei der Entbindung für Frauen, die Transformative Atmung praktizieren. Während der Wehenphasen geht ihre Atmung wie von selbst in transformatives Atmen über, auch wenn sie in der Lamaze Methode unterrichtet worden waren. Judy erklärt: „Mir ist klar geworden, dass es der Mutter zunehmend leichter fällt, sich im Entbindungsprozess der Pressphase der Wehen zu überlassen, wenn der Bauch sich mehr und weiter öffnet und sie nicht nur in den Oberkörper atmet und damit versucht, sich von dieser Phase abzutrennen. Das scheint den ganzen Geburtsprozess zu transformieren; aus Abwehr wird Entgegenkommen und die Erfahrung wird willkommen geheißen."

Dazu kommt, dass die Zeit nach der Geburt gewöhnlich sehr viel unkomplizierter ist. Mütter berichten von einem sehr tiefen Gefühl der Verbundenheit mit dem Neugeborenen. Die Säuglinge scheinen sich nach der Geburt und weiterhin leichter anzupassen. Gewöhnlich ist der Übergang von einer Phase zur nächsten fließender. Judy fügt hinzu: „Auch die Beziehung zwischen der Mutter und der Familie im weiteren Sinne wandelt und verbessert sich, da die Mutter ein tieferes Selbstgefühl ausstrahlt."

Eine weitere Teilnehmerin berichtet: „Es ist ganz erstaunlich, wie ich mithilfe der geführten Atmung nicht nur viele meiner unguten Gefühle loslassen konnte, sondern auch eine so tiefe Verbindung mit meinem Kind empfand, dass ich mit ihm während der Session kommunizieren konnte. Ich habe vor, diese Entspannungsübungen auch nach der Geburt des Babys weiter durchzuführen, da sie sich wunderbar dafür eignen, dem täglichen Stress von Zeit zu Zeit zu entkommen und die innere

Aufmerksamkeit auf Weiterentwicklung und Selbsterfüllung zu richten."

Carols Erfahrung

Carol, eine dreißigjährige Mutter zweier Kinder, nutzte die Transformative Atmung in umfassender Weise während ihrer dritten Schwangerschaft. Während ihrer ersten Schwangerschaft im Alter von 18 Jahren hatte sie sehr wenig Unterstützung erfahren und kaum gewusst, was da auf sie zukam und was ihr zu tun möglich war. Die Entbindung ihres ersten Kindes war ein einziger Klinik-Albtraum. Während der langen Zeit der Wehen war sie von Angst erfüllt, voller Schmerzen und zuletzt voller Betäubungsmittel. Und nach all ihren Anstrengungen sah sie sich genötigt, ihrer Jugend und ihrer Umstände wegen ihr Baby zur Adoption freizugeben.

Die zweite Schwangerschaft und Entbindung verlief etwas besser, da Carol schon ein wenig Erfahrung hatte. Dieses Mal entschied sie sich für eine Hausgeburt und nutzte die Lamaze Atmung, die in der ersten Gebärphase hilfreich war, sich jedoch während der starken Wehen als unwirksam erwies. Nach zehn Stunden intensiver Wehen hatte sie ihr zweites Kind, einen Sohn geboren.

Kurze Zeit nach dieser Geburt stieß Carol auf die Transformative Atmung und begann sie zu üben. Sie verspürte die sofortige Wirkung, da sie weniger empfänglich für Stress wurde und ihre Fähigkeit zunahm, auch in den schwierigsten Augenblicken im Umgang mit einem lebhaften kleinen Kind zentriert und ruhig zu bleiben. Nicht lange, und sie fühlte sich hingezogen zur Ausbildung als Atembegleiterin; danach begann sie, das Gelernte an Andere in ihrer Umgebung weiterzugeben. Als sie entdeckte, dass sie zum dritten Mal schwanger war, wusste sie, dass die Transformative Atmung ihr bei Schwangerschaft und Entbindung wertvolle Hilfe leisten würde.

Hören wir Carols Bericht: „Bei der Entbindung leitete mich mein Partner, der ebenfalls die Ausbildung zum Atembegleiter abgeschlossen hatte, während der Wehen beim Atmen an. Damit waren sie viel leichter zu ertragen, manche fühlten sich sogar gut an. Die Wehenphase war rasch vorbei, und nicht lange, so war es schon Zeit, zu pressen. Ich wusste, dass alles leichter gehen würde, da es das dritte Mal war. Aber ich konnte auch fühlen, wie das Atemgeschehen die Energie jeder Presswehe so tief in sich aufnahm, dass ich mit dem Gebärprozess mitgehen konnte, statt mich ihm zu widersetzen. Meine Hebamme meinte, das sei eine der mühelosesten Entbindungen gewesen, die sie je begleitet hätte. Auch wollte sie gern mehr darüber erfahren, wie sie die Transformative Atmung in ihrer Arbeit anwenden könne."

Die Geburt von Caleb

Vier Jahre vor dem Zeitpunkt dieser Niederschrift kam mein zweiter Enkel, Caleb Hunter, auf die Welt. Seine Mutter, meine Tochter Rebecca, war damals 18 Jahre alt und fürchtete sich ein wenig vor der Geburt. Sie hatte ein paar Kurse zur Geburtsvorbereitung besucht und eine gewisse Vorstellung davon gewonnen, was auf sie zukommen würde. Da sie die vierte von acht Kindern war, hatte sie auch die Geburt ihrer jüngeren Geschwister ganz aus der Nähe miterlebt. Zwei dieser Geburten hatten zu Hause stattgefunden und Rebecca, obwohl noch klein, hatte sie miterlebt. Seit dem Beginn ihrer unverhofften Schwangerschaft hatte sie die Transformative Atmung angewandt, um aufsteigende Emotionen in den Griff zu kriegen.

Die Wehen setzten an einem Donnerstag um fünf Uhr morgens ein. Um elf Uhr waren die Wehen so stark, dass sie ihr Tränen in die Augen trieben. Dazwischen gab es noch immer fünfzehn Minuten Pause, sodass kein Grund bestand, in die Klinik zu eilen. Sie begann unwillkürlich, die Transformative Atmung bei jeder Wehe anzuwenden. Obwohl die Intensität der Wehen zunahm, konnte sie mithilfe der Atmung zunehmend besser mit ihnen umgehen. Bald dauerten die Pausen nur noch zehn Minuten Als wir die Klinik erreichten, hatten die Presswehen voll eingesetzt. Jedes Mal, wenn eine Kontraktion begann, ging sie in das verbundene Atmen, das ihr half, sich zu entspannen und den Schmerz aufzulösen.

Die Wehen gingen sehr gut voran, und um fünf Uhr nachmittags hatte sie den Übergang vollzogen und war bereit, zu pressen. Gegen Ende, als Rebecca begann, um Schmerzmittel zu bitten, ermutigten wir sie, diese Erfahrung ohne Medikamente durchzustehen und stattdessen weiter beim Atmen zu bleiben. Sie befolgte unseren Rat, der ihr genügend Unterstützung bot, um die Entbindung ohne Medikamente zu vollenden- so viel gesünder für Mutter und Kind.

Die Wasser-Geburt

Heutzutage bringen viele Frauen ihr Kind lieber im warmen Wasser zur Welt, um das Neugeborene ein Weilchen darin schwimmen zu lassen, bevor es der viel kühleren Raumtemperatur der Außenwelt ausgesetzt wird. Das Baby kommt aus einer flüssigen Umgebung, und daher bildet Wasser das perfekte Übergangselement. Es ist bekannt, dass solcherart geborene Babys weitaus friedvoller und aufgeweckter sind als andere. Falls diese Art der Entbindung nicht erwünscht oder praktikabel ist, kann ein warmes, beruhigendes Bad für die Mutter während der Wehen und für den Säugling bald nach der

Geburt für beide, Mutter wie Baby, unendlich wohltuend und beruhigend sein.

„Es ist vor allem das Atmen, das hilft, sich der Geburtserfahrung zu öffnen", sagt Molly Connelly, seit fünfundzwanzig Jahren im Hebammenberuf und leitende Direktorin der New Hampshire Childbirth Educators Association. Nachdem sie sich und ihren Kolleginnen sowohl Einzel- als auch Gruppen-Sessions gegönnt hatte, vereinbarte sie für ihre Tochter eine private Session bei mir. Deirdre Connelly aus Massachusetts hatte einen vierjährigen Sohn und war zum zweiten Mal schwanger.

Die Transformative Atmung gab Deirdre den Mut, eine Gebärtechnik zu wählen, die nicht von allen gutgeheißen wurde. Sich selbst, dem Universum und ihrer Mutter als Hebamme vertrauend, entschied sie sich für eine Wassergeburt. Sie lag nur einunddreißig Minuten lang mit Presswehen in der Jaccuzzi-Wanne, bevor sie ihr Baby unter Wasser zur Welt brachte. Das Geburtsvideo zeigt eine ruhige, völlig entspannte Deirdre, die mit jeder Kontraktion atmete und schließlich ins Tönen überwechselte, als das Baby herausschlüpfte und sich entfaltete. Wir konnten beobachten, wie es den Kopf aufrichtete und an die Wasseroberfläche schwamm, wo sie es in die Arme nahm und an ihre Brust legte.

Deirdre bestätigte später: „Die Transformative Atmung half mir, die Geburt zutiefst, voll und ganz und mit größter Freude zu erleben."

Atemsession für das Baby

Im gleichen Zeitraum bietet sich auch eine wunderbare Gelegenheit, dem Neugeborenen zu helfen, irgendein mögliches Trauma zu integrieren, das während der Geburt nicht vermieden werden konnte. Auch wenn wir mit viel Einfühlung alles unternommen haben, um eine sanfte Geburtserfahrung zu ermöglichen, wird sie wohl immer eine gewisse Belastung mit sich bringen. Geburt und Tod sind die zwei größten Übergänge, die wir je zu bewältigen haben. Bis zum Zeitpunkt der Geburt wurden all unsere Bedürfnisse unmittelbar befriedigt. Jäh aus der Sicherheit des Mutterleibs und dem Einssein mit der Mutter in einen Zustand voller Angst und Schrecken versetzt und in einen Kunststoffbehälter gepackt zu werden inmitten einer Menge ebenso verschreckter und schreiender Neugeborener, das ist hart! Kein Wunder, dass so viele Menschen unter einem Gefühl der Verlassenheit leiden. Es ist eine völlig neue Erfahrung, sich kalt und nass, verängstigt und hungrig zu fühlen und seine Bedürfnisse nur durch Schreien zu mitteilen zu können.

Eine Atemsession ist deshalb eins der größten Geschenke für ein Neugeborenes, das wir ihm kurz nach seiner Ankunft oder bald danach zu Hause machen können. Sie verschafft den Neuankömmlingen die Möglichkeit, etwaige negative Emotionen, die der intensive Geburtsprozess hinterlassen hat, loszulassen und nicht jahrelang mit sich herumtragen zu müssen.

Ich empfehle Ihnen nicht, das selbst zu versuchen, sofern Sie sich nicht bereits durch einige Atemsessions vom eigenen Geburtstrauma befreien konnten. Finden Sie, wenn möglich, für Babys erste Session einen beglaubigten Atembegleiter. Im Übrigen würde sich jeder eignen, der genügend Erfahrung mit Transformativer Atmung gesammelt hat und es sich zutraut. Sie können einem Baby (oder sonst jemandem) keinen Schaden zufügen, wenn Sie mit ihm atmen. Da das Neugeborene nur ein minimales Trauma aufzulösen hat, ist das Vorgehen wirklich ganz einfach.

Als erstes nehmen Sie innerlich Kontakt mit der Seele des Kindes auf und teilen ihr mit, dass sie nun Gelegenheit hat, ein Geburtstrauma oder irgendetwas, das gelöst werden sollte, zu klären. Lassen Sie die Seele wissen, dass Sie ihr helfen wollen, wenn sie das möchte. Zeigt das Baby Zustimmung (vielleicht ein Lächeln, eine erregte Bewegung, ein Augenkontakt oder ein Ja, das Sie innerlich fühlen,) dann setzen Sie sich bequem hin, am besten in einen Schaukelstuhl, und setzen das Baby mit dem Rücken zu Ihnen auf Ihren Schoß.

Legen Sie die Fingerspitzen Ihrer beiden Hände zu beiden Seiten seines Bäuchleins und üben leichten Druck aus. Danach beginnen Sie, offen, sanft und verbunden zu atmen. Bald wird die Atmung des Babys der Ihrigen zu folgen beginnen und sich in seinen Magen- und Bauchbereich ausdehnen. Möglicherweise wird es zunächst etwas wimmern und sich verspannen – beides Anzeichen dafür, dass ein Geburtstrauma vorherrscht. Nicht lange, und das Baby wird im Rhythmus gleichmäßig und entspannt voll ein und ausatmen.

Viele von Blähungen geplagte Säuglinge schränken ihre Atmung ein, um eine traumatische Geburtserinnerung von sich fernzuhalten; ihr Bauchbereich erhält somit nicht genügend Lebensenergie für den Verdauungsprozess. Dieser Zustand ändert sich dramatisch nach ihrer Atemsession. Denken Sie also an diese Möglichkeit – sie könnte für ein geliebtes Kleines eine große Hilfe bedeuten.

„Das richtige Atmen hat mir Körper und Bewusstsein geöffnet. Das tägliche Üben hat eine gewisse Umstellung erfordert, wie alles Neue. Ich brauche keine Atemhilfen mehr, ich bin meine eigene Atemhilfe. Ich lebe in Colorado und absolviere mühelos meinen täglichen Dauerlauf in großer Höhe. Atem ist Leben; also atme, um zu leben. Ich bin dankbar."

- Eligio Salvatore, 19 Jahre alt

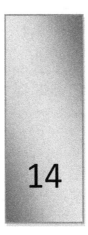

14

Heilung von Atembeschwerden

Ich finde es seltsam, dass die moderne Medizin noch nicht erkannt hat, wie wirkungsvoll eine direkte Aktivierung des Atemsystems bei der Behandlung von Atembeschwerden ist. Wenn wir bei einem Problem im Atembereich medizinische Hilfe suchen, werden uns leider nur Inhalationsgeräte und etliche Medikamente zur Symptombehandlung verschrieben, oft ohne Aussicht, damit auch die Ursache anzugehen und das Problem auf Dauer zu beseitigen. Bedenken wir jedoch, wie weitgehend wirtschaftliche Interessen die Gesellschaft bestimmen, in der wir leben, kann uns das nicht wirklich überraschen. Behandlungsweisen, die nicht von den großen pharmazeutischen Unternehmen patentiert werden können, gewinnen selten allgemeine Bekanntheit.

Zahlreiche Menschen, die früher an Asthma, Lungenemphysem, chronischen Infektionen der Bronchien oder auch an selteneren Erkrankungen der Lungen und anderer Teile des Atemsystems litten, haben durch die Transformative Atmung große Erleichterung gefunden. Wieder und wieder konnte ich erleben, wie sehr sich ihre Atemkapazität verbesserte. Viele konnten sich schließlich von einer lebenslangen Abhängigkeit von teuren, schädlichen und bisweilen entkräftenden Medikamenten und Sauerstoffgeräten befreien.

Der Transformationsprozess von Menschen, die an chronischen Atemwegsbeschwerden leiden, unterscheidet sich von demjenigen normaler Menschen. Vor allem haben Menschen mit Atemproblemen gewöhnlich eine durch ihre ganze Lebensgeschichte bedingte problematische Beziehung zur Atmung. Anders gesagt, nicht nur ist ihr Atemvorgang blockiert, sie neigen auch zu vielen tief sitzenden negativen Vorstellungen und Gefühlen, die sich *direkt* auf die Atemfunktion selbst beziehen. Hat sich eine solche ablehnende Beziehung zu dieser primären lebenserhaltenden Körperfunktion entwickelt, dann sind die gestörten Atemmuster zutiefst verankert und lassen sich nur schwer ändern.

Das asthmatische Atemmuster ist leicht zu erkennen. Es zeigt sich, einfach gesagt, in einer chronischen Muskelverspannung direkt unterm Brustbein. Die dadurch entstehende Verengung verhindert das vollständige Entweichen der Atemluft, vor allem aus dem oberen Brustbereich.

Die unvollständige Ausatmung führt dazu, dass das Kohlendioxyd als giftiges Abfallprodukt nicht voll ausgestoßen wird; somit bleibt wenig oder kaum Platz für die Aufnahme von frischem, reinigendem Sauerstoff. Dieser Zyklus erzeugt das Gefühl, nicht genug Luft zu bekommen. Das hat jedoch recht wenig mit dem landläufigen medizinischen Glauben an eine Funktionsunfähigkeit der Lungen zu tun. Vielmehr geht es einfach darum, dass nicht genügend Vertrauen vorhanden ist, um beim Ausatmen loszulassen; wodurch zu wenig Raum für den nächsten Atemzug entsteht.

Natürlich erzeugt ein solches Muster ein verzweifeltes Bedürfnis nach frischem Sauerstoff, besonders bei jeder Art physischer und emotionaler Belastung, wenn der Körper eine vermehrte Sauerstoffzufuhr erfordert, um zu funktionieren.

Im Laufe der Jahre habe ich Hunderten von Menschen, vor allem solchen mit den Symptomen und der Diagnose von Asthma, bei Atemproblemen beigestanden. Dabei war ich unter anderem daran interessiert, Vorfälle in der Lebensgeschichte aufzuspüren, die Ursache ihrer Atemschwierigkeiten sein könnten. Diese Menschen erinnern sich während ihrer Atemsessions oftmals an ein im Säuglingsalter oder in der Kindheit erlebtes Trauma, das dem Problem zugrunde liegt. Durch Transformative Atmung können solche Vorfälle wiedererinnert und transformiert werden. Damit kann Heilung auf natürliche Weise stattfinden.

Ein hoher Prozentsatz meiner asthmatischen Klienten litt an einem Kindheitstrauma und dem ausgeprägten Gefühl, von der Mutter verlassen worden zu sein – Gefühle, die manchmal schon bei der Geburt oder noch davor entstanden waren. So kann beispielsweise ein Klient die Panik wieder erleben, die ihn als Neugeborenen ergriff, als durch vorzeitige Abtrennung der Nabelschnur die Sauerstoffzufuhr plötzlich unterbrochen wurde und eine lebensbedrohliche Situation entstand: Das Neugeborene wurde brutal zu atmen gezwungen, wenn es nicht sterben wollte.

Noch schlimmer ist es, wenn sich die Nabelschnur um den Hals des Kindes schlingt und im Geburtszimmer eine Angststimmung um sich greift, die sich im Atemmuster des Neugeborenen dauerhaft niederschlägt. Eindeutigstes

Szenarium des Verlassenwerdens ist die Freigabe zur Adoption, ein Geschehen, das der unbewussten Wahrnehmung des Säuglings nicht entgeht. In solchen Situationen fragt sich der verwirrte Säugling verzweifelt: „Wo ist Mami? Warum schützt und nährt sie mich nicht? Warum hat sie mich von sich gewiesen?"

Ein anderes wiederkehrendes Thema bei Asthmatikern sind Erstickungsängste, Erinnerungen an frühere Erlebnisse im Zusammenhang mit dramatischem Sauerstoffmangel, wie ersticken, ertrinken oder anderen lebensbedrohenden Erfahrungen. Solche Erlebnisse verursachen das, was ich als asthmatisches Atemmuster bezeichne, wie auch die dementsprechende Grundüberzeugung: „Ich kriege niemals genug!" Dieser unbewusste Glaube übt nicht nur nachhaltigen Einfluss auf die Atmung aus, er wirkt auch in viele andere Lebensbereiche hinein. Menschen mit diesem unbewussten Glauben sind gewöhnlich von dem Gefühl durchdrungen, dass ihnen niemals genügend Liebe, Aufmerksamkeit, Nahrung, Geld und Energie zuteilwird.

Während der Sessions in Transformativer Atmung können wir nun diese frühen Augenblicke des Lebens mit besserem Verständnis und aus einer Perspektive mitfühlender Wahrnehmung neu erleben. Von diesem multidimensionalen Gesichtspunkt aus können Geschehnisse, aus denen man bis anhin verbitternde schmerzliche Schlüsse zog, in einem neuen Licht und aus einer liebevolleren Perspektive gesehen werden. Die mit diesen Überzeugungen einhergehenden starken Emotionen lösen sich auf. Geschieht das, dann lösen sich selbstbeschränkende Gedankenverbindungen auf und verwandeln sich in Vergebung, ja sogar Würdigung der ursprünglichen Sichtweise der Mutter wie auch der bisherigen eigenen. Vergebung löst die Angst und damit die Ursache der Anspannung auf, die den asthmatischen Anfall auslöst.

Liz zum Beispiel kam zu ihrer ersten Session im Glauben, dass ihr Leiden unheilbar sei. Sie war sieben Jahre alt, als ihre Mutter die Familie verließ und ihr Vater mit seinen Verletzungen fertig zu werden und die entstandene Leere zu füllen suchte. Liz kam zu der Überzeugung, dass es niemals genug für sie gab. Sie lernte, sich an allem festzuhalten, auch an unerfreulichen Gedanken und Erfahrungen, damit sie wenigsten von *irgendetwas* genügend hätte. Sie hielt auch den Atem an in der unbewussten Befürchtung, dass der nächste Atemzug ausbleiben könnte. In ihrem 33. Lebensjahr war ihre Atmung schließlich so eingeschränkt, dass sie plötzlich eiligst in die Notfallabteilung gebracht werden musste, wo Asthma diagnostiziert wurde.

Emotionale und körperliche Anspannung hatten die Asthma-Attacke bei Liz ausgelöst. Durch die Anspannung hatte ihr Körper vermehrten Sauerstoffbedarf und sie war in Panik geraten, da sie das Gefühl hatte, beim Einatmen nicht genug Luft zu bekommen. Doch in Wirklichkeit war sie außerstande, genügend Luft *aus*zuatmen – die Voraussetzung dafür, dass frische Luft eingeatmet werden kann. Das war ein klarer Beleg ihrer mangelnden Bereitschaft, das Negative, also die Gifte, in ihrem Leben loszulassen.

Wenn die Lungen voller Giftstoffe sind, die ausgeatmet werden sollten, dann ist kein Raum vorhanden für frischen Sauerstoff und es kommt zur Selbstvergiftung, d. h. zum Recycling der Gifte im Körper. Das führt zu vermehrten Belastungen – sowohl emotionaler als auch körperlicher Art und schließlich tatsächlich zum lebensbedrohlichen Mangel.

Die Angst vor den Asthma-Attacken verknüpfte sich nun mit den unzähligen Angstvorstellungen, die ihr Verhalten von

Geburt an bestimmt hatten. Sie durchlitt Krankheiten, Schmerzen und mancherlei schädigende Nebenwirkungen. Ihr Leben war in Scherben. Sobald jedoch Liz die Möglichkeit in Betracht gezogen hatte, dass sie unter kompetenter Anleitung ihr Atemmuster umwandeln könnte, nahm ihr Leben eine ganz neue Wendung.

Während der begleiteten Sessions begann sie nun, sich beim Ausatmen völlig zu entspannen, statt sich wie früher beim Einatmen abzumühen. So entstand in den Lungen Raum für frische Luft. Und nach einiger Zeit des Übens war der qualvolle Teufelskreis durchbrochen.

Während der Sessions in Transformativer Atmung gelang es Liz, den tief verwurzelten Glauben aufzulösen, dass ihr das Leben niemals genügend zu bieten vermöchte. Sie erkannte ihre Gewohnheit, an unerfreulichen Gedanken und Erfahrungen festzuhalten. Ihr wurde klar und sie begann zu erleben, dass das Loslassen dessen, was Sie nicht benötigte, (und woran Sie gehangen hatte, nur um irgendetwas zu haben) Raum schuf für das, was sie sich *wirklich* wünschte. Es fiel ihr nun leichter, ihrem Leben zu vertrauen, da sie viele neue Möglichkeiten fand, von alten Ängsten abzulassen.

Nachdem Liz ihre Rumpelkammer sowohl buchstäblich wie auch im metaphorischen Sinne geleert hatte, nahm sie wahr, dass mehr von dem, was sie sich wirklich wünschte, Einzug hielt und dass so manche Kämpfe unnötig wurden. Verhaltensweisen und Betrachtungsweisen wandelten sich mühelos und manchmal wie von selbst. Diese neuen, selbstverantwortlichen und ansprechenderen Verhaltensweisen und Lebenseinstellungen fanden bei ihren Mitmenschen mehr Anklang. So fand sie sich in ihrem Leben bald in einer Aufwärtsspirale von Geben und Nehmen wieder.

Dies verzweifelte Festhalten an den Überresten des letzten Atemzuges, aus Angst, keine weitere Luft mehr zu kriegen, erzeugt ironischerweise genau das zutiefst Befürchtete. Der nächstfolgende Atemzug ist blockiert, weil der vorige nicht losgelassen wurde. So findet eine Angstvorstellung ihre niederträchtige Selbsterfüllung und liefert damit zugleich ein aufschlussreiches Beispiel für einen unserer häufigsten Selbstsabotage-Mechanismen.

Während der Sessions in Transformativer Atmung Sessions konzentrieren wir uns unmittelbar darauf, die verkrampfte Muskulatur daran zu gewöhnen, bei der Ausatmung zu entspannen, damit das Kohlendioxid die Lungen verlassen kann und Platz für die nächste Einatmung entsteht. Außerdem konzentrieren wir uns darauf, das Unbewusste neu zu programmieren mithilfe der Affirmation, dass es gut ist, loszulassen, und dass einem jeden von uns das Erleben der Fülle zusteht.

Dieser Prozess reguliert sich selbst. Wie viel Zeit benötigt wird, das eine oder andere Muster zu verändern, hängt zum Teil davon ab, wie sehr wir an der Angst festhalten, unseren Atem freizulassen.

In der ersten Atemsession werden die asthmatisch Atmenden dahin geführt, dass sie lernen, zu spüren, ob sie sich beim Ausatmen entspannen oder ob sie den Atem festhalten. Dadurch werden sie zunächst einmal befähigt, die Ursache der Verstärkung ihrer Symptome zu erkennen, woraufhin sie beginnen können, zu üben, wie man sich beim Ausatmen entspannt. Mit der fünften individuellen Session hat sich gewöhnlich die Fähigkeit, in stressvollen Situationen bewusst entspannt auszuatmen, deutlich verbessert. Wie Sie sehen, benötigen Fortschritte bei der Arbeit mit Asthmatikern etwas mehr Zeit als im Normalfall; doch verglichen mit der allopathischen Behandlungsalternative bietet die Transformative Atmung eine Grundlage für neue Hoffnung und verbesserte Lebensqualität.

Milderung asthmatischer Symptome

Die folgende einfache Übung kann helfen, Symptome, an denen Asthmatiker leiden, zu mildern. Sie unterscheidet sich von der Transformativen Atmung und soll sie nicht ersetzen. Gerade bei Problemen mit der Atmung ist zu Beginn eine klare und wirkungsvolle Anleitung und Unterstützung durch einen beglaubigten Begleiter für transformative Atemarbeit besonders wichtig. Diese Übung jedoch können Sie auch allein anwenden und somit beginnen, das asthmatische Atemmuster behutsam zu besänftigen und zu entspannen. Als vorbereitende Übung wird sie Ihnen helfen, aus den begleiteten Atemsessions größtmöglichen Nutzen zu ziehen.

Machen Sie es sich zunächst in einer halb liegenden, halb sitzenden Position bequem. Der Rücken ist in einem Winkel zwischen 45 bis 75 Grad zurückgelehnt. Dafür eignet sich ein keilförmiges Kissen oder eine Sitzliege, die Ihnen helfen, sich zu entspannen und loszulassen.

Atmen Sie langsam und tief durch die Nase ein. Legen Sie einen oder zwei Finger auf die Muskeln direkt unterhalb des Brustbeins und üben Sie hinlänglich Druck aus, um die Muskulatur zu entspannen. Dieser Bereich kann wegen der aufgestauten Spannungen zunächst ein wenig empfindlich reagieren; er wird sich jedoch besser anfühlen, sobald die Muskulatur beginnt, sich zu entspannen. Atmen Sie so rasch, ungehemmt und weich wie möglich aus. Eine vollkommen entspannte Ausatmung ist kurz und leicht; vielleicht fühlen Sie sich dabei so erleichtert, als ließen Sie ein schweres Gewicht los. Bitten Sie Ihren Körper in Gedanken, sich zu entspannen, und fühlen Sie sich in die Zwerchfellmuskulatur ein. Fühlen Sie, wie der obere Brustbereich mit der Ausatmung zusammensinkt. Verlieren Sie nicht den Mut, wenn all das nicht sofort gelingt. Bedenken Sie, dass Sie an jahrelang eingeübten kontraproduktiven Mustern arbeiten. Wiederholen Sie dieses Atemmuster etwa zehn Minuten lang. Atmen Sie so rasch Sie können und lassen dabei die Zwerchfellmuskeln entspannt und weich. Im besten Fall gibt es keine Pausen zwischen Ein- und Ausatmung.

Wenn Sie sich bei der Atmung durch die Nase vollkommen entspannen können, gehen Sie dazu über, in gleicher Weise durch den Mund zu atmen.

Mandys neues Leben

Vor einigen Jahren brachte ein Klient seine Frau mit, die seit zwölf Jahren an schwerem Asthma litt. Es war inzwischen so weit fortgeschritten, dass die Atemschwierigkeit sie in fast all ihren Aktivitäten einschränkte und behinderte. Sie war erst Anfang 30 und nicht in der Lage, zu arbeiten, Sport zu treiben oder irgendeiner normalen, ihrem Alter entsprechenden Tätigkeit nachzugehen. Ihre Atmung war so eingeschränkt, dass ihr kein Raum für Lebensfreude blieb, und die Rücksicht auf das Asthma stand bei beiden immer an erster Stelle.

Mandy war bleich und mager, keuchte unablässig und wirkte völlig lustlos. Sie war der schwerste Fall, mit dem ich bisher gearbeitet hatte. Allein schon, sich zum Atmen hinzulegen schien ihre ganze Energie zu erfordern. Ihr Atemmuster war äußerst reduziert. Als ich ihren Solarplexus abtastete, fühlte er sich steif wie ein Brett an und blieb dauernd verkrampft. Er entspannte sich nicht einmal beim Einatmen, ein sicheres Anzeichen dafür, dass sie an einem großen Problem festhielt.

Ich begann, geduldig an der Muskulatur dieses Bereichs zu arbeiten, indem ich bei jedem Atemzug sanften Druck ausübte und sie massierte. Ich versuchte, den Muskeln beizubringen, dass sie unbesorgt entspannen und loslassen können. An einem bestimmten Punkt bat ich Mandy, nicht mehr *zu versuchen* zu atmen. Ich forderte sie auf, stattdessen den Atem einfach und ohne Anstrengung kommen und gehen zu lassen. Das war ein erster wichtiger Schritt auf dem Weg zu einer effektiveren Atemweise.

Gegen Ende der ersten Session konnte sie tatsächlich diese zwanghaft kontrollierenden Muskeln bei jedem vierten oder fünften Atemzug entspannen. Ihre Wangen, ihr ganzes Gesicht hatten ein wenig Farbe angenommen, und sie sagte, sie fühle sich rundum energetisiert. Zum ersten Mal seit langer Zeit hatte ihr Körper eine größere Menge Sauerstoff aufgenommen, und sie konnte die Auswirkungen spüren.

Später wurde mir klar, dass diese unterstützende Technik vielen Asthmatikern Hilfe bringen kann. Ich fand heraus, dass es gerade die Anstrengung ist, wodurch solche Spannungen und Einschränkungen beim Versuch, zu atmen, überhaupt erst verursacht werden. Wenn wir dem Atem erlauben, zu kommen und zu gehen und ihn ohne Festhalten und Verspannungen ein- und ausströmen lassen, dann kann er in aller Freiheit einfach geschehen.

Wir fühlten uns beide ermutigt und vereinbarten einen Folgetermin in vierzehn Tagen. Ich bat sie, das entspannte und verbundene Atmen mindestens fünfzehn Minuten lang täglich zu üben.

In der zweiten Session passierte etwas ganz Entscheidendes. Mandys Atem öffnete sich so weit, dass sie beginnen konnte, zu aktivieren, und somit in Kontakt mit ihrem Unbewussten zu kommen. Kurz darauf begann sie, hysterisch zu weinen. Ich

fragte sie, was in ihr vorging. Nach einigen Minuten hatte sie
sich wieder gefasst und konnte mir erzählen, dass ein tragisches
Ereignis, das ihr Leben verändert hatte, ihr wieder zu
Bewusstsein gekommen sei. Sie war überrascht, wie betroffen
sie sich deswegen noch immer fühlte.

Vor zwölf Jahren war ein kleiner Junge auf die Straße direkt
vor ihr Auto gerannt, sodass sie nicht mehr rechtzeitig bremsen
konnte und ihn überfuhr. Er starb und sie fühlte sich von Schuld
überwältigt. Lange Zeit dachte sie, sie würde nie darüber
hinweg kommen. Unbewusst glaubte sie, dass sie kein Recht
mehr habe, zu leben.

Ich erkannte sofort den Zusammenhang zwischen diesem
Geschehnis mit den dadurch verursachten Empfindungen und
dem Beginn ihres Asthmaleidens. Mandy hatte sich das Recht zu
leben abgesprochen, indem sie sich unbewusst weigerte, die
Lebenskraft in ihrem Atem anzunehmen. Und noch bevor ich
meine Einsicht zur Sprache bringen konnte, sah ich, dass auch
sie diesen Zusammenhang erkannt hatte. Wir waren auf die
emotionalen Wurzeln ihres krankmachenden Atemmusters
gestoßen.

In den wenigen folgenden Sessions verbesserte sich ihre
Atmung weiter. Zur vierten Session brachte sie ihren Ehemann
mit. Beide strahlten vor Glück und erzählten mir, dass sie über
das Wochenende zusammen eine Radtour unternommen
hatten. Sie konnte nun die Hügel hinauf radeln und mit ihm
gleichziehen, was sie nicht erlebt hatten, seitdem sie sich
kannten. Auch berichteten sie, dass sie das Atemgerät so gut
wie nicht mehr benötigte. Stattdessen hielt sie inne, wann
immer sie Schwierigkeiten beim Atmen empfand, um zehn tiefe
entspannte Atemzüge zu nehmen. Die Übungen hatten ihr zu
einem offeneren Atem verholfen, sodass sie kein Atemgerät

mehr brauchte. Beide planten nun Vorhaben, die ihnen zuvor unmöglich erschienen waren, so auch, eine Familie zu gründen.

Bettys wundersame Heilung

Vor ein paar Jahren, als ich in New York mit einigen jungen Leuten aus der Unterhaltungsbranche arbeitete, sah ich, wie eine der Frauen nach ihrer Atemsession schluchzend zusammenbrach. Sie erzählte mir, dass ihre Mutter an einer seltenen und tödlichen Erkrankung im Atembereich leide. Die Ärzte hätten gesagt, dass es dafür keine Heilungsmöglichkeit gebe und dass sie schließlich daran sterben würde. Sie schaute mich mit einem hoffnungsvollen Blick an und fragte, ob die Transformative Atmung vielleicht irgendwie helfen könne. Damals hatte ich keine Ahnung und ich erklärte ihr, dass ich noch nie etwas von dieser Krankheit gehört hätte und nicht voraussagen könnte, ob sie auf Transformative Atmung ansprechen würde. Doch da ich fühlte, dass dies einen Versuch wert war, schlug ich vor, es zu versuchen, falls sie dazu bereit seien.

Betty, eine Mittfünfzigerin, kam am folgenden Tag zu mir in die Stadt. Im Gespräch mit ihr zeigte sich, dass sie weder aufgegeben noch die finale Prognose akzeptiert hatte; doch wusste sie nicht, wohin sie sich wenden sollte.

Ich erklärte ihr die drei Ebenen der Transformativen Atmung und ließ sie wissen, dass wir wahrscheinlich die meiste Zeit auf der ersten Ebene arbeiten würden, um ihren Atem zu öffnen. Sie war offensichtlich bereit, alles zu probieren. Hätte ich ihr vorgeschlagen, auf dem Kopf zu stehen und zu pfeifen, ich glaube, sie hätte es versucht.

Als sie zu atmen begann, war ich frappiert zu sehen, wie eingeschränkt ihr Atemmuster war. Während der Einatmung war keine Ausdehnung des Brustkorbs zu erkennen. Als ich sie aufforderte, tief Luft zu holen, sog sie zwar Luft ein, doch konnte ich kaum eine Bewegung im Atembereich feststellen. Ein solches Atemmuster hängt gewöhnlich mit einem Gefühl der Wertlosigkeit zusammen, mit dem Unvermögen, seinen Selbstwert anzuerkennen. Ich bat sie, weiter zu atmen und sich innerlich zu sagen: „Ich erkenne meinen eigenen Wert an, ich bin meines Wertes würdig." Kaum hatte ich ihr diese Affirmation vorgesprochen, da brach sie in Schluchzen aus. Nun wusste ich, dass ich eine tiefe Saite in ihr angeschlagen hatte.

Nachdem sie aufgehört hatte zu weinen, war eine sichtbare Ausdehnung beim Atmen zu erkennen.. Sie erlaubte sich, ihren Wert, ihren Atem, ihre Lebenskraft anzunehmen. Im Laufe der Session vertiefte sich ihr Atem immer weiter. Ich konnte fast nicht glauben, was ich sah – dass jemand in weniger als einer Stunde von einem gleichsam nicht vorhandenen Atem zu einem offenen gesunden Atemmuster gelangen konnte! Ich wusste, dass nach unserem Zusammensein ihr Leben ein ganz anderes sein würde.

Als sie sich am Ende der Session aufrichtete, sah sie vollkommen verwandelt aus. Ihre Augen leuchteten, ihr Körper vibrierte und mit ihrem Lächeln sagte sie alles. Wir wussten beide, dass eine Art Wunder geschehen war, und ich fühlte mich beglückt, dabei und Zeuge davon zu sein.

„Ich kann mich nicht entsinnen, mich jemals so herrlich gefühlt zu haben", rief Betty aus, „so klar und leicht. So, als ob ich vorher überhaupt noch nie geatmet hätte."

In einem späteren Gespräch mit Betty erfuhr ich, dass sie ein ungewolltes Kind gewesen war. Ihre Mutter hatte sogar erwogen, die Schwangerschaft abzubrechen. Sie kam in diese Welt mit dem Gefühl, unerwünscht und des Daseins nicht wert zu sein – nicht einmal gut genug, um zu atmen. Der lebenslange unbewusste Glaube, sie sei nicht wert zu leben und zu atmen, hatte eine gravierende Einschränkung Ihrer Atemkapazität zur Folge, zum Schaden ihrer Gesundheit. Nachdem Betty einen Monat lang nach meiner Anweisung geübt hatte, rief sie mich an, um mir zu berichten, dass sie sich fabelhaft fühle und keine weiteren Sessions mehr benötige. Keiner ihrer Ärzte konnte ihrer wundersamen Genesung Glauben schenken.

Nicht jeder spricht das derart dramatisch an wie Betty. Es gibt viele Faktoren, die darüber entscheiden, wie schnell jemand im Transformativen Atemprozess vorankommt. Mitentscheidend sind die Bereitschaft, intensiv zu üben, der Wille zur Heilung und der Entschluss, das Leben aktiv bejahen.

Vollständige Heilung von Asthma

Shelley Salvatore war seit sechzehn Jahren professionelle Fitnesslehrerin und war früher Tänzerin.

„Ich war ein Teenager, als Asthma bei mir diagnostiziert wurde. Da ich einen starken Willen habe, schaffte ich es, bis Mitte dreißig ohne medizinische Hilfe auszukommen. Meine Mutter war einige Jahre zuvor gestorben, und ich war alleinerziehende Mutter von zwei Söhnen, einem Sechzehnjährigen und einem Siebzehnjährigen, die aus den Zügeln brachen! Ich unterrichtete fünfzehn bis zwanzig Klassen pro Woche und nun erhielt ich die Diagnose von Asthma, verursacht durch Überanstrengung. Der Stress hatte meinen Körper schließlich eingeholt.

„Mir wurden drei verschiedene Medikamente verordnet, von denen mir schlecht wurde und die mich aufputschten. Ich hatte die Atemhilfen griffbereit, wusste aber, dass sie nicht die Lösung waren. Kurze Zeit später – Gott sei Dank! – nahm ich an einem Workshop in Transformativer Atmung teil. Nach zwanzig Minuten tiefer verbundener Atmung wusste ich: Hier war die Antwort auf meine Gebete! Ich absolvierte die Ausbildung zur

Atembegleiterin und auch mein älterer Sohn machte die Ausbildung im Rahmen des Stipendiums, das Judith Jugendlichen anbietet. Auch mein jüngerer Sohn übt nun diese Atmung. Mein Atem ist voller denn je, mein spirituelles Leben hat sich vertieft und ich bin wahrhaft dankbar für dieses Geschenk – das so einfach ist: einfach bewusstes Atmen!"

Jugendlicher lässt Atemhilfen hinter sich

Der neunzehnjährige Eligio Salvatore sagt: „Für mich war die Transformative Atmung wie Sonnenschein an einem dicht bewölkten Tag. Mit zehn Jahren wurde bei mir nach einer schweren Infektion der Bronchien Asthma festgestellt. Mir wurden zwei verschiedene Inhalatoren verschrieben. Einer war steoridhaltig, der andere war *Ventolin*. Es hieß, dass ich sie Zeit meines Lebens täglich mehrmals einnehmen müsse.

„Ich bin von Natur aus ein Rebell und ich entschied in diesem jungen Alter, dass ich meinen Atem selbst kontrollieren könne, ohne auf solche Hilfsmittel angewiesen zu sein. Doch hatte ich immer noch vereinzelte Asthmaanfälle. Im Herbst 1996 begleitete ich meinen Bruder und meine Mutter zu einem Atem-Retreat, in dem mir der Zusammenhang zwischen Geist, Vernunft und Körper und, was das Wichtigste war, meinem Atem, bewusst gemacht wurde. Das richtige Atmen hat mir Körper und Bewusstsein geöffnet. Das tägliche Üben hat eine gewisse Umstellung erfordert, wie alles Neue. Ich versuche jetzt, mir meinen Atem dauernd zu vergegenwärtigen. Ich habe gelernt, in das JETZT hineinzuatmen. Und ich brauche keine Atemhilfen mehr, ich bin meine eigene Atemhilfe. Ich lebe in Colorado (dem Staat in 1500 Metern Höhe) und absolviere mühelos meinen täglichen Dauerlauf in großer Höhe. Atem ist Leben, also atme, um zu leben! Ich bin dankbar."

Die Transformative Atmung kann viel zur Gesundheit im Atembereich beitragen. Die heute üblichen Verschreibungen sind vor allem auf Symptombeseitigung ausgerichtet und zudem ziemlich giftig. Medikamente unterdrücken lediglich Symptome und haben im Hinblick auf dauerhafte Besserung oder Heilung wenig zu bieten. Die Transformative Atmung bietet hingegen ein ganz neuartiges, auf Selbstverantwortung beruhendes Verfahren zur Heilung von Atemstörungen.

Durch die bewusste Wahrnehmung des fehlerhaften eigenen Atemmusters und dessen folgerichtige Veränderung wird man zum aktiv Mitwirkenden im eigenen Heilungsprozess. Indem man verdrängten Überzeugungen und Traumen auf die Spur kommen und sie integrieren kann, erschließt sich das Potenzial für die körperliche und emotionale Heilung der zugrunde liegenden Ursachen. Und das ist wahre Heilung.

„Ich fühle mich wahrhaftig verbunden und glücklich. Ich habe meine letzte Zigarette geraucht und jede Lust auf Alkohol verloren. Ich bin mir sicher, dass ich vorankomme ..."

-Aja Salvatore, 18 Jahre alt

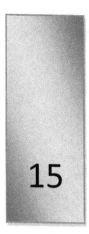

15

Das natürliche Hochgefühl

In den vergangenen 20 Jahren habe ich viele Menschen erlebt und mit vielen gearbeitet, die gegen die eine oder andere Art von Drogenabhängigkeit ankämpften. Einige kamen zu mir, um direkt am Problem des Drogenmissbrauchs zu arbeiten und andere kamen aus anderen Gründen. Nicht jeder hatte vollen Erfolg; dennoch staunte eine nicht geringe Anzahl von ihnen über ihren raschen und dauerhaften Erfolg.

Ein gutes Beispiel ist Loma Tobin, die mit 14 Jahren ihr Elternhaus verlassen hatte und zwei Jahre bei einer Pflegefamilie verbrachte, bevor sie von sich aus fortging. Sie hatte sexuelle, körperliche und emotionale Misshandlungen erlitten und war abhängig von Amphetaminen, Kokain und Zigaretten. Bald nachdem sie geheiratet und ein Kind bekommen hatte, begann sie wegen schwerer Depressionen einen Psychologen aufzusuchen. Er verschrieb Antidepressiva, die ihrerseits Medikamente gegen Ängste und Schlafpillen nach sich zogen. Auch davon wurde sie schließlich abhängig. Ihr Psychiater missbrauchte sie sexuell während der Therapie, was mit zu ihrer Scheidung beitrug. Loma begann 1994 bei Charyl Ozkaya mit privaten Atemsessions, zu denen sie sich sechs Monate lang einmal pro Woche einfand:

Ich konnte nur staunen über die Wandlung, die nun mein Leben nahm. Schon bald begann ich, mich zu entspannen und Liebe für mich selbst zu fühlen. Ich habe aufgehört zu rauchen. Ich nehme keine Drogen mehr. Ich habe mir endlich erlaubt, zu weinen, wenn mir danach zumute ist – etwas, das mir bis dahin ganz unmöglich war. Früher hatte ich Zysten an der Schilddrüse, die alle paar Monate abgesaugt werden mussten. Sie sind verschwunden.

Seitdem ich mit den Sessions begonnen habe, bin ich ein anderer Mensch. Ich habe all diese Ablagerungen von Schmerz losgelassen und mein Leben ist nun voller Liebe, Frieden und Freude. Dadurch ist es mir möglich, wirklich in jeder Hinsicht für meinen Sohn da zu sein, da ich mein eigenes Kindheitstrauma aufgelöst habe und ihn nun als denjenigen sehen kann, der er ist – und nicht mehr als Spiegelung meines eigenen Schmerzes.

Ich weiß nicht, was aus mir geworden wäre, hätte ich nicht diesen Weg gewählt – wahrscheinlich wäre ich tot, hatte ich doch schon viele Selbstmordversuche unternommen. Wenn ich an jene Zeit meines Lebens zurückdenke, kann ich mir kaum vorstellen, noch derselbe Mensch zu sein. Die Transformative Atemarbeit hat mich

gerettet. Ich bin wirklich davon überzeugt, dass der Atem
das machtvollste Heilmittel ist, das es heute gibt.

In seinem sehr informativen Buch: Sauerstofftherapien; ein
neuer Zugang zu Krankheiten (Oxygen Therapies; A New Way of
Approaching Disease. Energy Publications, 1998) erklärt Edward
McCabe, wie „das Verlangen nach Alkohol und Drogen durch
Sauerstoffzufuhr deutlich gemindert wird." Er stellt die folgende
einleuchtende Hypothese auf, die das erfolgreiche Überwinden
der Süchte, wie es vielen die Transformative Atmung Übenden
gelingt, weitgehend erklären könnte.

Jedes körperliche Verlangen ist ein Signal, dass in den
Zellen ‚zu viel von etwas' vorhanden ist. Es ist ein
Verlangen nach dem Gegenmittel, das den Überschuss
ausgleichen kann. Wir erfahren nun von Wissenschaftlern,
dass die meisten Alkoholiker genetisch disponiert sind,
gewisse Komponenten in ihrem Körper zu produzieren, die
sie alkoholsüchtig machen. Diese Komponenten
vermehren sich, bereit, Alkohol aufzulösen, und falls kein
Alkohol vorhanden ist, verlangen sie, dass solcher besorgt
wird. Wenn die Zellen, die diese Substanz bereithalten,
mittels Sauerstoff gereinigt und in den reinen Zustand der
DNA während der Kindheit zurückgebracht werden –
wenn also im Körper keine Substanz mehr vorhanden ist,
die Ungleichgewichte erzeugt, woher soll das Verlangen
dann kommen?

Noch verstehe ich nicht, warum das Atmen für manche ein
wirksames Mittel zur vollständigen Heilung ist und für andere
nicht. Vielleicht ist der Grad des persönlichen Einsatzes
entscheidend. Vielleicht ist es einfach eine Frage des richtigen

Zeitpunkts und der Bereitschaft zur Veränderung. Vielleicht liegt die Antwort auch in der Komplexität des Problems selbst. Im Ganzen sind die Ergebnisse, die ich bei der Suchtheilung erlebt habe, sehr ermutigend.

Die größte Herausforderung bei der Arbeit mit Süchtigen besteht darin, die Bereitschaft zur Teilnahme an einer ersten Session in ihnen zu wecken. Bei denen, die sich wirklich von der Sucht befreien wollten, hat die Transformative Atmung bemerkenswerte Resultate gezeitigt. Hunderte haben wieder zu einem erfüllten Leben zurückgefunden nach jahrelanger Abhängigkeit von Zigaretten, nach schwerem Alkohol- und Drogenmissbrauch, nach langem täglichen Marihuanakonsum oder anderen Süchten, wie übermäßigem Essen, Spiel- oder Sexsucht. Sind sie erst einmal gekommen und atmen, dann können wir im Allgemeinen mit rascher Heilung rechnen.

Meine Erfahrung hat mich gelehrt, dass die meisten Drogenabhängigen den Kontakt mit ihrer inneren, höheren Intelligenz suchen. Von Marihuana und gewissen anderen chemischen Drogen weiß man, dass sie ein Gefühl erweiterter Wahrnehmung hervorrufen oder selbst den alltäglichsten Dingen und Aktivitäten eine tiefere Bedeutung verleihen. Die psychoaktiven Eigenschaften von LSD wurden in der Psychiatrieforschung jahrelang wissenschaftlich untersucht. Dr. Stanislav Grof fand hier seinen Einstieg in die holotrope Wirklichkeit des kosmischen Bewusstseins.

In seinem Buch *The Holotropic Mind* beschreibt Grof seine eigenen Erfahrungen im Jahre 1956 als Testperson:

Ich hatte mich dazu bereit erklärt, dass meine Gehirnaktivität aufgezeichnet würde, wenn Licht in verschiedenen Frequenzen vor meinen Augen zum Aufleuchten gebracht würde. Ich fühlte mich von einer

Helligkeit getroffen, vergleichbar mit dem Licht im Zentrum einer atomaren Explosion oder vielleicht auch mit dem überirdischen Licht, das, wie in orientalischen Schriften beschrieben ist, im Augenblick des Sterbens erscheint. Dieser Blitzstrahl aus Licht schleuderte mich aus meinem Körper. Ich war vollkommen überzeugt, dass das, was ich erlebte, den Erfahrungen kosmischer Bewusstheit sehr nahe kam, von dem ich in den großartigen mystischen Schriften der Welt gelesen hatte – es war ein flüchtiger Blick über die gewohnte Realität hinaus.

Glücklicherweise benötigen wir kein LSD für solche flüchtigen Einblicke. Auch kein Marihuana oder irgendeine andere Substanz. Obwohl eine Atemsession weitaus sanfter verläuft und leichter vom Atmenden kontrolliert werden kann als irgendein Drogentrip, kann sie doch zu ähnlich tiefen Zuständen bewusster Wahrnehmung führen. Und beim Atmen gibt es nicht diese Abstürze oder unliebsamen Nachwirkungen, wie sie häufig infolge der Stressbelastungen des Organismus durch die psychischen Achterbahnfahrten auftreten, die von unnatürlichen Drogen ausgelöst werden. Im Gegenteil, die einzigen Nebenwirkungen im Körper sind glückliche Zellen und überschäumende Energie.

Drogenmissbrauch kann auch aus dem Versuch entstehen, beunruhigende Gefühle, die an die Oberfläche drängen, zu verdecken oder zu verdrängen. Wir wissen, dass insbesondere der Alkohol den Trinker in dem Masse entspannt, dass er entweder sich gehen lassen kann und sich wohlfühlt, oder aber, dass der Alkohol eine ganz andere Seite der Persönlichkeit zum Vorschein bringt. Viele sogenannte Säufer, die laut, aufsässig und angriffslustig werden, sind, wenn sie nüchtern sind, oft bedrückt, depressiv oder befangen. Sie neigen dazu, ihre

Gefühle durchweg strikt zu unterdrücken. Der Alkohol löst ihre Hemmungen und gibt den aufgestauten Gefühlen Gelegenheit, sich endlich Luft zu machen.

Freilich lassen sich aufgestaute Gefühle durch geeignete Verfahren am geschützten Ort besser zum Ausdruck bringen. Der sicherste Weg ist eine Atemsession mit einem qualifizierten und urteilsfreien Atembegleiter. Ist das emotionale und biochemische Gleichgewicht erst einmal hergestellt, so erübrigt sich die Suche nach kompensatorischen Mitteln wie Drogen ganz von selbst.

Vor Kurzem erhielt ich folgenden Brief von einer Absolventin unseres persönlichen und professionellen Trainingsprogramms, aus dem hervorgeht, wie transformatives Atmen ihr geholfen hat, einen langen Kampf mit dem Alkohol erfolgreich zu beenden.

Liebe Judith, ich schreibe diesen Brief, um Dir zu sagen, wie sehr mir die Transformative Atmung geholfen hat, ein gewisses Problem zu lösen. Ich habe zeit meines Lebens mit dem Alkohol gerungen – mindestens dreißig Jahre lang. Es gab Zeiten in meinem Leben, in denen ich frei davon war, aber schließlich bin ich immer wieder ins Trinken zurückgefallen. Zuerst waren da die besonderen Gelegenheiten, dann gesellige Anlässe, und schon hatte ich die Kontrolle wieder verloren.

Ursprünglich hatte ich mit dem Atemtraining wegen Asthma und Atemschwierigkeiten begonnen. Und meine Atmung hat sich sehr verbessert. Während des Trainingsprogramms machten sich aber auch Veränderungen bemerkbar, die ich nicht erwartet hatte. Ich verlor die Lust am Trinken. Ich musste nicht einmal darüber nachdenken. Ich mochte einfach keinen Alkohol mehr trinken. Es ist nun zwei Jahre her, dass ich irgendwelchen Alkohol getrunken habe – oder auch nur trinken wollte. Das ist ein großer Segen für mich und meine Familie. In Worten lässt sich nicht beschreiben, wie dankbar wir sind und wie sehr sich mein Leben verändert hat.

Hab Dank für Deine Arbeit, mit der Du so vielen hilfst.

Ich hoffe, dieser Brief wird andere dazu ermutigen, es auch einmal mit dem Atemprogramm zu versuchen und vergleichbaren Gewinn daraus zu ziehen.

In aufrichtiger Dankbarkeit
Barbara Jo McCormick

Sauerstoff ist unbedingte Voraussetzung für die Ausschüttung von Botenstoffen wie Serotonin, Endorphinen, Enkephalinen, Neuropeptiden und Hormonen und ihre Verteilung über den Blutstrom. Diese organischen Chemikalien bewirken Glückserfahrungen. Einigen davon verdanken Tänzer und Athleten die Hochstimmung, die sie regelmäßig erleben; viele Sportler zählen darauf für den sprichwörtlichen zweiten Aufwind, wenn sie in einem Rennen oder Wettbewerb an ihre Grenzen kommen. Weitere Substanzen werden reichlich ausgeschüttet bei besonders beglückenden Erlebnissen, wie etwa bei einer Massage, einem Sonnenuntergang, einer zärtlichen Umarmung oder einer sinnlichen Begegnung. Diese natürlichen Sekrete sind bestimmt gehaltvoller und heilsamer als irgendwelche synthetischen oder organischen Substanzen, wie sie gewöhnlich eingenommen werden, um in Hochstimmung zu kommen.

Nicht selten rufen Klienten und Seminarteilnehmer am Ende ihrer Atemsession aus „Phantastisch, das ist ja besser als irgendeine der Glücksdrogen, die ich genommen habe." Das eigentlich Schöne beim Hochgefühl eines Atmenden ist, dass es, im Unterschied zu einem Drogenhoch, heilsam, selbsterzeugt und oft von Dauer ist. Man benötigt keinen Händler und keinen pharmazeutischen Hersteller. Auch ist nicht wie beim Wettlauf eine gewaltige Anstrengung vonnöten, um in ein „Hoch" zu kommen.

Und falls Sie Alkoholiker waren und Drogen genommen haben, kann Ihr Körper wahrscheinlich ohnehin keine anstrengenden Übungen verkraften, selbst wenn Sie die Selbstdisziplin aufbrächten, in ein Paar Sneakers zu schlüpfen und loszulegen. Glücklicherweise ist Transformative Atmung ein Sport im Liegen, der sich für jeden eignet, selbst für Senioren oder schwer Erkrankte.

Die ekstatischen Hochstimmungen, die bei besonders hoher Sauerstoffzufuhr durch die Atmung entstehen, können zwar süchtig machen, doch gibt es hier keine schädlichen Nebenwirkungen oder Folgen wie bei einer Drogensucht. Atmen ist ungiftig, preiswert und regenerativ, es erweitert das Lebenspotenzial und reguliert sich selbst. Und es kostet auch nichts, sobald Sie gelernt haben, Ihre eigene Session durchzuführen. Wundern Sie sich nicht, wenn sie schon bald die Selbstwertschätzung und Disziplin in sich entdecken, einem regelmäßigen Übungsprogramm zu folgen, ganz abgesehen von all den anderen gesundheitlichen Vorteilen.

Suchtverhalten muss auf der Ebene der Ursache angegangen und transformiert werden. Viele von uns sind nie ganz jener Zeit der unerfüllten Bedürfnisse der kleinkindlichen Persönlichkeit entwachsen. Einige wichtige Aspekte der Selbstachtung und der Selbstpflege (die sich idealerweise herausbilden sollten, während wir zu Erwachsenen heranreifen) wurden nicht entwickelt und sind im kindlichen Stadium stecken geblieben. Das hat zur Folge, dass die Entwicklung stagniert und die

Energie blockiert ist in jenen Bereichen der Unterdrückung, in denen unsere Bedürfnisse nicht erfüllt wurden. Durch Anerkennung dieser unerfüllten Bedürfnisse wächst uns die Kraft zu, sie aus der Perspektive des reifen Erwachsenen zu sehen und zu heilen.

Shirley, eine Frau Ende 30, kam zu mir in der Absicht, das Rauchen aufzugeben. Sie hatte seit Jahren mit dem zwanghaften Verlangen nach der Zigarette gekämpft. Ihre drei Kinder kamen in das Alter, in denen sie begannen, ihre Mama nachzuahmen. Sie befürchtete, sie würden auch bald rauchen wollen. Sie ernährte sich richtig, trieb Sport und konnte trotz allem ihre Gewohnheit zu rauchen nicht lassen, ganz im Widerspruch zu ihrem übrigen Leben. Sie hatte alles Mögliche ausprobiert, von der Hypnose bis zu den Nikotinpflastern, aber nichts funktionierte länger als ein paar Tage.

Als sie zum verabredeten Termin erschien, konnte ich in ihren Augen sowohl ihre Hoffnung wie ihre Verzweiflung erkennen. Nicht lange nach Beginn ihrer ersten Atemsession fing sie an, saugende Bewegungen mit dem Mund zu machen. Die saugenden Bewegungen wurden zunehmend stärker, bis sie den ganzen Raum auszufüllen schienen. Shirley versuchte offensichtlich, kräftig zu saugen.

Was daraufhin geschah, überraschte mich noch mehr. Bei mir selbst meldete sich ein starker Drang, zu saugen und ich fing tatsächlich an, in meinem Mund Saugbewegungen zu machen. Ich fragte mich, was sie wohl gerade integrierte. Etwas später begann sie zu weinen und ich nutzte diese Gelegenheit, sie zu fragen, was in ihr vorging. Sie öffnete die Augen und sagte mir, sie sei traurig, weil sie sich als Baby fühle, das trinken möchte. Ihre Mutter sei nicht bereit, sie zu stillen, und deshalb fühle sie einen unerfüllten Saugtrieb, stärker als irgendetwas, das sie jemals gefühlt habe. Ich konnte ihr das ohne Weiteres abnehmen aufgrund der saugenden Energie, die den Raum erfüllt hatte.

Während sie weiter atmete, begann sie zu verstehen, warum ihre Mama sie nicht stillte und schon bald machte das unerfüllte Verlangen einem liebevollen Mitgefühl für ihre Mutter Platz. Der Drang zu saugen ließ nach und verging, und sie atmete auf andere Weise als zuvor. Ihr Atem war irgendwie völlig offen und mühelos geworden. Sie hustete im Laufe der Session eine Menge Schleim heraus und ich konnte sehen, wie ihre Lungen ungefähr fünfundvierzig Minuten lang kraftvoll pumpten. Es machte den Eindruck einer eifrigen Bemühung, mit all dem Schaden durch das Zigarettenrauchen aufzuräumen.

Am Ende der Session richtete sie sich auf, um zu verkünden, wie phantastisch sie sich fühlte. Nun war ihr klar geworden, warum sie mit Willenskraft allein das Rauchen nicht hatte aufgeben können. Einige Wochen später traf ich sie bei einem Basketballspiel und fragte sie nach dem Lauf der Dinge. Strahlend vor Stolz berichtete sie, dass sie seit dem Tag ihrer Session nicht ein einziges Mal nach der Zigarette gegriffen, ja nicht einmal ein Bedürfnis danach verspürt hatte. Drei Jahre später wieder traf ich sie wieder, und sie war noch immer Nichtraucherin.

Es ist interessant zu beobachten, wie das Rauchen einer Zigarette eine vorübergehende Zufriedenheit auslöst, zum Teil aus dem Grund, dass es von aufsteigenden Emotionen – insbesondere Angst und Zorn – ablenkt und sie damit wieder unterdrückt. Der Teer betäubt zeitweise die Lungenbläschen, und das Nikotin löst eine besondere Art von Hochstimmung aus. Schaut man genauer hin, so wird man feststellen, dass das Einziehen des Rauches oft einhergeht mit einem tiefen Atemzug – der tiefste und bedächtigste Atemzug, den ein Raucher jemals nimmt, ist wohl der beim Rauchen. Sollte wohl dieser tiefe

Atemzug verantwortlich sein für das ersehnte Nachlassen der Anspannung?

Mit der Integration, Auflösung und Heilung unentwickelter oder falscher Aspekte des Selbst liefert uns Transformative Atmung einen erfahrbaren Beweis für den unbegrenzten inneren Zugang, der uns zur Verfügung steht, um zu emotionalen und spirituellen Hochgefühlen zu gelangen, die manchmal mit bewusstseinsverändernden Substanzen gesucht werden. Es verbindet uns wieder, ganz ohne Drogen und schädliche Nebenwirkungen, mit der Quelle unserer eigenen spirituellen Natur. Spiritueller Bankrott ist eine Sache der Vergangenheit, wenn wir die Höhere Perspektive aus erster Hand erlebt haben – die Erkenntnis, dass wir wahre Erfüllung im Geben und Annehmen der Liebe, in der Entwicklung innerer Kraft und in der Würdigung unserer einzigartigen Begabungen und Eigenschaften finden, indem wir andere daran teilhaben lassen.

Ich erinnere mich an einen Klienten, der lange Zeit kokainsüchtig gewesen war und mehrere Jahre brauchte, um sich davon zu erholen. Nach seiner ersten Atemsession erzählte er mir mit Tränen in den Augen, dass er soeben zum ersten Mal die Höhere Macht wirklich erlebt hatte. Nach all den Jahren, in denen er sich, sowohl in den täglichen Gruppentreffen zu den Zwölf Schritten, als auch während der Durchführung seines Erholungsprogramms an die Höhere Macht gewandt hatte, wusste er nun endlich, was das ist. Die Höhere Macht war für ihn nun nicht länger eine abstrakte Idee, sondern eine machtvolle Wirklichkeit. Diese ehrfurchtgebietende Erfahrung ist übrigens ganz typisch.

Je tiefer wir unsere eigene klare Verbindung mit der Höheren Macht erfahren, mit Gott, dem Heiligen Geist, dem universellen Bewusstsein, dem Schöpfer, wie auch immer wir das Göttliche nennen, desto mehr vertieft sich das Vertrauen in uns selbst und in das Leben. Wahrer Glaube führt zu wahrem Frieden und zu wahrhaftiger Freude, denn dieser Glaube verdankt sich der Erkenntnis, dass alles gut ist, dass das ganze Leben ein Geschenk ist und ein Segen. Kein Drogeneffekt kann einem solchen Wissen gleichkommen. In dem Masse, in dem wir der Erfüllung erlauben, uns aus unserem Innersten hervorquellend zu durchströmen, versiegt das Verlangen nach äußerer Stimulierung ganz von selbst.

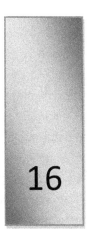

16

Das Atmen mit Kindern

Ich habe während der Atemarbeit mit Kindern einige erstaunliche Erfahrungen gemacht. Das Atmen mit Kindern gleicht in vieler Hinsicht dem Atmen mit Erwachsenen. Aber es gibt auch klare Unterschiede. Bei Kindern löst sich Unterdrücktes sehr schnell, vor allem deshalb, weil sie weniger Zeit hatten, Schicht um Schicht von unterdrückten Inhalten anzusammeln, die den Blick auf unsere inneren Landschaften verstellen. So erklärt sich wohl aus dieser vergleichsweise geringen Ansammlung von Verdrängtem, dass Kinder bereitwilliger in Berührung mit ihrem Unbewussten und ihrer inneren Welt kommen.

Einer der wichtigsten Faktoren zur Durchführung erfolgreicher Atemsessions mit Kindern ist die Motivation. Wird nicht zu Beginn ein persönliches Interesse geweckt, so ist es schwierig, ihre Konzentration beim Atmen zu halten. Einige

Kinder kommen schon mit dem Wunsch, bedrückende Gefühle und Erlebnisse, zum Beispiel Albträume, Wut auf jüngere Geschwister oder überwältigende Ängste loszuwerden. Andere können durch die offensichtlichen Vorteile verbesserter Atmung auf der körperlichen Ebene motiviert werden, z. B. im Hinblick auf bessere sportliche Leistungen, mehr Energie und Ausdauer, bessere Gesundheit und neue Kameradschaften. Unter Umständen wirkt auch eine Belohnung für die Atemübungen. Eltern spielen eine wichtige Rolle bei den Atemsessions ihrer Kinder. Manchmal ist die Anwesenheit eines Elternteils unbedingt erforderlich, andere Male hingegen ist es besser, wenn keine Eltern dabei sind. Ich habe herausgefunden, dass ein junger Mensch gewöhnlich genau weiß, ob er einen Elternteil dabei haben möchte oder nicht; und so frage ich ihn, was ihm lieber ist. Meist wird die elterliche Anwesenheit bevorzugt, doch müssen die Eltern auf jeden Fall bereit sein, die Entscheidung ihres Kindes anzuerkennen.

Eine der größten Freuden bei der Arbeit mit Kindern liegt in dem Wissen, dass ihnen, wenn sie nun in ihren frühen Jahren lernen, offen und richtig zu atmen, viele der durch fehlerhaftes Atmen verursachten Probleme in ihrem ganzen Leben erspart bleiben werden. Da sie die bewusste Atmung von früh auf geübt haben, können sie viele der weitverbreiteten, aus ungenügendem Atmen entstehenden Leiden vermeiden und sich eines Lebens in Gesundheit erfreuen. Ein weiterer wunderbarer Vorteil liegt darin, dass durch die Integration emotionaler Muster der vorerwähnten unheilvollen Anhäufung von Negativität die Grundlage entzogen wird. Da sie das unschätzbare Werkzeug des bewussten Atmens erworben haben, haben sie nun das nötige Rüstzeug, um jegliche Negativität im Laufe ihres Lebens immer wieder aufzulösen. Die

frühzeitige Klärung des Unbewussten hat eine enorm
verbesserte Lebensqualität zur Folge.

Als Mutter von zehn Kindern (acht eigenen und zwei
Stiefkindern) und Großmutter von fünf Enkeln sowie als jemand,
der sich in den letzten fünfundzwanzig Jahren auf die Arbeit mit
Kindern spezialisiert hat, habe ich in Atemsessions mit meinen
jungen Klienten einige erstaunliche Dinge erleben können. Hier
einige der denkwürdigsten Erlebnisse.

Verdrängung von Kriegserinnerungen

Die neunjährige Katie war als Kleinkind aus Korea adoptiert
worden. Als einziges Kind in ihrer Adoptivfamilie wurde sie
als Wunschkind innig geliebt. Ihre Mutter hatte an einem
meiner frühen Unterrichtsprogramme teilgenommen und hatte
viele meiner metaphysischen Vorlesungen besucht. Eines Tages
suchte sie mich auf, um mir ihre tiefe Besorgnis um Katie
mitzuteilen, die regelmäßig unter schrecklichen Albträumen litt.
Katies leibliche Eltern waren während des Koreakrieges
umgekommen, und Katie konnte sich weder an sie noch an
Korea bewusst erinnern. Offensichtlich war sie während ihrer
ersten Lebensjahre in einem Kriegsgebiet schwer traumatisiert
worden. Ihre Mutter war ratlos. Könnte ihr vielleicht die
Transformative Atmung helfen, ihre traumatischen Erfahrungen
zu integrieren?

Zunächst fragte ich Katie, ob sie ihre Mutter bei sich haben
wolle, was sie bejahte. Die Analyse ihrer Atmung ergab, dass
Katie zwar tief, jedoch überhaupt nicht in ihren Bauch
hineinatmete. Ich drückte mit meiner Hand leicht auf ihren
Bauch und ermutigte sie sanft, da hineinzuatmen.

Als die Luft in den unteren Atembereich einströmte, wurde
sie von Angst erfasst und begann fassungslos zu schluchzen. Die
Kriegserinnerungen kamen ihr zu Bewusstsein; und nach und

nach fühlte sie sich sicher genug, sie vollständig zuzulassen. Uns allen war klar, dass in diesem Wiedererleben ihre Befreiung lag. Während der folgenden vierzig Minuten durchlebte sie eine Menge Schrecken und Traurigkeit. Ihre Mutter schien gar nicht erstaunt zu sein über die Tiefe des Schmerzes ihrer Tochter. Am Ende der Session war es eine Erleichterung, den Frieden und die Freude in Katies Augen glänzen zu sehen. Wir kamen überein, dass Katie fortfahren sollte, von ihrer Mutter begleitet zu atmen. Ein paar Wochen später erhielt ich einen Anruf. Katie hatte seit ihrer ersten Session keine Albträume mehr gehabt und war viel glücklicher zu Hause und in der Schule. Und sie sagte, dass sie sich immer auf ihre Hausaufgabe in Atmen und auf die Sessions freue.

Aufmerksamkeitsstörung

Eine andere meiner Klientinnen machte sich Sorgen um ihre Tochter, die eine schwierige Geburt erlebt hatte. Die kleine zehnjährige Simone war klug, fröhlich und ruhelos. Sie war mit Aufmerksamkeitsstörung diagnostiziert worden und hatte Schwierigkeiten in der Schule. Sie wollte besser in der Schule sein – eine gute Motivation im Hinblick auf ihre Atemsession.

Anders als Katie atmete Simone gut in ihren Bauch, aber ihr oberer Brustbereich blieb dabei bewegungslos. Wir mussten sie dazu bringen, in zwei Zügen einzuatmen, das brachte den Atem sofort in den oberen Brustraum. Schon bald verbanden sich die beiden kurzen Atemzüge zu einem einzigen vollen Atemzug.

Simone drehte und bewegte sich während des Atmens ziemlich viel hin und her. Sie gab an, dass sie während der ganzen Session, die im Übrigen recht undramatisch verlief, ein starkes Kribbeln im Kopf und in der Brust fühlte. Ihre Atmung war weiterhin sehr intensiv, aber im Vergleich zu Katie war Simone anscheinend unberührt von Emotionen. Zu guter Letzt lag Simone sehr ruhevoll da, während sie langsam und ununterbrochen atmete.

Es gibt einen Punkt gegen Ende jeder Session in Transformativer Atmung, an dem der Klient ganz aufgeschlossen und von Frieden erfüllt ist. An diesem Punkt bitten wir das höhere Selbst der Person, ihr ein klares Zeichen der Verbundenheit zu geben. Wenn ich mit jüngeren Menschen arbeite, bitte ich ihren persönlichen Engel, Verbindung mit ihnen aufzunehmen. So auch bei Simone. Es war unglaublich, was daraufhin geschah, und ich bin so dankbar, dass auch ihre Mutter anwesend war, um es zu bezeugen. Mitten auf Simones Stirn wurde ein rötlich-orangefarbener Fleck in der klar umrissenen Gestalt eines Engels sichtbar.

Simones Mutter erzählte mir später, dass das Engelsymbol noch drei Tage lang auf Simones Stirn zu erkennen war. Glücklich berichtete sie auch, dass Simone ihre Atemaufgaben gemacht hatte und dass es ihr viel leichter falle, sich in der Schule und zu Hause zu konzentrieren. Auch sagte sie, dass Simone liebevoller geworden sei. Beide fanden, dass sich ihr Konzentrationsvermögen durch die Transformative Atmung deutlich verbessert hatte.

Solomon erinnert sich

Mein Sohn Solomon hatte eine sehr heimelige Geburt in unserem alten, verwinkelten Haus über dem Meer in Maine. Es war Mitte Juli und sieben seiner Geschwister (fünf meiner eigenen Kinder und die zwei Buben meines Partners) standen herum, saßen auf dem Bett, liefen zum Zimmer herein und wieder hinaus und erlebten diese Geburt durch sämtliche Stadien von Schreck und Freude.

Es war solch ein natürliches und freudvolles Ereignis. Es fühlte sich so gut an, die ganze Familie dabei zu haben, um dieses niedliche neue Baby mit den glänzenden Augen willkommen zu heißen. Er fühlte all die Liebe und Unterstützung, und keinerlei Verstörung war ihm anzumerken. Er war einfach glücklich, endlich mit uns allen da zu sein.

Es war Muttertag und Solomon acht, als er zu mir aufs Bett kletterte, wo ich entspannt lag und auf mein traditionelles Bettfrühstück wartete. In einem ganz selbstverständlichen Ton sagte er: „Mama, ich möchte mit Dir das Atmen machen."

Nun lasse ich mir keine Gelegenheit entgehen, mit den Kindern zu atmen, und so legte ich die Hand auf seinen Bauch und wir begannen. Nach etwa zehn Minuten verzog er das Gesicht und meldete Bauchschmerzen. Ich beruhigte ihn und ermunterte ihn, weiter zu atmen. Ein paar Minuten später breitete sich ein grenzenloses Grinsen auf seinem Gesicht aus. Er grinste von einem Ohr zum anderen, als er zu mir aufschaute und sagte: „Mein Bauch summt und fühlt sich so gut an. Ich sehe alle meine Brüder und Schwestern, die mich willkommen heißen. Ich bin so froh, hier zu sein."

Danach sprang er vom Bett und lief in die Küche, um sich Pfannkuchen zu holen. Ein wenig später kam er zurück und fragte mich, ob er nochmals mit mir atmen dürfe. Hier hatte ich einen wirklich zufriedenen Kunden!

Klein-Teddy „Achmed"

Teddy war zwei Jahre alt und das jüngste Mitglied einer Familie, mit der ich beruflich verbunden war. Seine Mutter und sein Vater sind Chiropraktiker, sein Großvater ist Geologe und seine Großmutter leitet eine Schule. Ich besuchte sie regelmäßig und arbeitete nicht nur mit den Erwachsenen, sondern auch mit der fünfjährigen Tochter, die seit Teddys Geburt an schrecklichen Ausbrüchen von Wut und Eifersucht litt.

Bei jedem meiner Besuche kam Teddy zu mir und fragte „Ich jetzt, achme'"? Jedes Mal antwortete ich scherzend: „Nächstes Mal, Teddy." Eines Tages jedoch spürte ich, dass er wirklich mit mir atmen wollte. So sagte ich am Ende des Tages zu ihm, dass er nun an der Reihe sei.

Sein süßes kleines Gesicht strahlte vor Stolz, als er mit mir in den Atemraum marschierte. Er legte sich neben mich, griff sich das Ende meiner Halskette und fing an, damit zu spielen. Ich machte ihm die kreisförmige Atemweise vor und er folgte ihr mühelos fast fünfundvierzig Minuten lang. Mich erstaunte seine Fähigkeit, ganz konzentriert beim Atmen zu bleiben. Dann hörte er ebenso unvermittelt auf, wie er begonnen hatte; und ich wusste, dass wir es geschafft hatten. Er hatte keinerlei emotionale Entladungen durchlebt, doch konnte ich während der Session sehen, wie sich Anspannung und Stress an bestimmten Stellen auflösten.

Als wir den Raum verließen, erwarteten uns seine Eltern und die ältere Schwester. Er hatte jenen unmissverständlichen Ausdruck eines Erfolgsgefühls in seinen Augen. Als wir den anschließenden Raum betraten, gingen uns die zwei Kinder voraus. Die große Schwester legte den Arm um Teddys Schultern, schaute ihm direkt in die Augen und fragte: „So, wie war deine ‚achmed'-Session?" Es war eine der entzückendsten Szenen, die ich je erlebt habe – der klare Ausdruck eines Zeitenwandels. Ich fühlte mich geehrt, an der gemeinsamen Heilung einer Kluft in dieser Gruppe von drei Generationen teilzuhaben.

Ein Jugendlicher, der mit einem Bein im Gefängnis stand

Dannys Stiefmutter war Teilnehmerin an unserem Maryland Ausbildungsprogramm. Sein Vater, den ich nicht kannte, rief mich eines Abends zu Hause an. Er sagte mir mit ziemlich verzweifelter Stimme, dass Danny (nicht sein richtiger Name), der mit seiner Mama in der Umgebung von Boston lebt, sich in großen Schwierigkeiten befinde und seit Langem an geistigen und emotionalen Störungen leide. Er frage sich, ob das Atmen helfen könnte. Er und seine Frau hätten schon alles Denkbare versucht, und nichts schien zu helfen. Man hatte ihm verschiedene Medikamente verschrieben wegen Verdachts auf Schizophrenie. Außerdem befürchteten sie, dass er nun mit 16 Jahren wegen einer Prügelei zwischen Jugendlichen, wobei einer der Jungen schwer verletzt wurde, als Erwachsener angeklagt und verurteilt werden könnte.

Ich willigte ein, Danny zu sehen unter der Bedingung, dass er sich bereitfand, die Atemübungen zu machen. Als sie in meiner Praxis in Boston eintrafen, wirkte Danny, milde gesagt, sichtlich gestresst. Er lief in meiner Praxis auf und ab wie ein Tier in einem Käfig. Er war außerstande, Augenkontakt aufzunehmen oder auch nur, sich zu hinzusetzen. Meine Fragen erwiderte er einsilbig und unkonzentriert. Seine Blicke schweiften ziellos umher, ohne meinen Augen jemals zu begegnen.

Dieser junge Mann war offensichtlich tief gestört. Ich wusste, wir mussten so rasch wie möglich mit dem Atmen beginnen, denn in diesem Zustand war Danny unerreichbar.

Er ging sehr schnell tief in den Prozess, und ich konnte am Ausdruck tiefsten Leidens in seinem Gesicht sehen, dass er durch einige sehr intensive Gefühle ging. Seine Session dauerte fast zwei Stunden – als ob etwas in ihm die Gelegenheit nutzen wollte, so viel wie nur möglich zu heilen und zu klären.

In keiner der Sessions, die ich jemals gegeben habe, konnte ich eine so tief gehende Transformation erleben, wie in dieser ersten Session mit Danny. Als er fertig war, setzte er sich mit Tränen in den Augen auf. Er blickte mir nun in die Augen, lächelte und teilte mir viele seiner Erkenntnisse mit, die er während seiner Session gewonnen hatte. Er sagte, er habe sehr viel Verständnis und Vergebung während dieser zwei Stunden erlebt und er fühlte, dass er nun ein ganz neuer Mensch war. Ein Gefühl des Friedens erfüllte ihn.

Danny und ich machten noch einige Sessions, und die Berichte seines Vaters erfüllten mich mit Ehrfurcht vor diesem Prozess. Sein ganzes Verhalten war nun friedfertiger und nach innen gekehrt. Nach der dritten Session empfahl ich seinem Vater, Danny das Trainingsprogramm absolvieren zu lassen, auch weil er damals nicht in der Lage war, eine Schule zu besuchen.

Danny war einer der ersten Jugendlichen, der sich für das TBF, das persönliche und professionelle Trainingsprogramm eingeschrieben hatte und es abschloss. Er begann bald, seinen Freunden Sessions in Transformativer Atmung zu geben, und er erkannte, dass er damit etwas ganz Wundervolles weitergeben und mitteilen konnte.

Während der Zeit seiner Ausbildung musste Danny wegen des anhängigen Strafverfahrens vor Gericht erscheinen. Man hatte entschieden, dass er als Jugendlicher beurteilt würde, und da sein Charakter und Betragen sich so sehr verändert hatten, wurde er auf Bewährung entlassen. Das war ein eindrucksvoller Beweis für die transformierende Kraft absichtsvollen Atmens, das ein junges Leben vollkommen umwandeln kann von destruktivem und asozialem Verhalten in ein Leben voll positiver Kraft für die Welt.

Aufdeckung von sexuellem Missbrauch

Eine meiner Freundinnen half dabei, ihre fünfjährige Enkelin aufzuziehen, die ihr viele Sorgen bereitete. Sherry zeigte ein ihrem Alter nicht entsprechendes sexuelles Verhalten, nässte ihr Bett und lutschte fortwährend am Daumen. Besonders wenn sie von den Besuchen bei ihrer Mutter zurückkehrte, wirkte sie verwirrt und zeigte dieses beunruhigende Verhalten. Und jedes Mal, wenn es wieder Zeit war, die Mutter zu besuchen, sträubte sich Sherry dagegen. Meine Freundin hatte den Verdacht, dass irgendeine Art sexuellen Missbrauchs im Spiel war, aber Sherry weinte nur, wenn meine Freundin sie befragte. Sie ersuchte das Gericht, ihr die Obhut für Sherry zu übertragen, wegen der Drogensucht ihrer Tochter und dem ständigen Kommen und Gehen von Männern in ihrem Leben.

Meine Freundin bat mich, Transformative Atmung mit Sherry zu versuchen, um zu sehen, ob es helfen und möglicherweise Licht auf das zugrunde liegende Problem werfen könnte. Sie bat mich auch, die Atemsession auf Band aufzunehmen für den Fall, dass Sherry sich auf irgendeine Weise aufschlussreich äußern würde.

Sherry befolgte meine Anweisungen ganz richtig – in den vergangenen Jahren war eine feste Beziehung voller Zuneigung und Vertrauen zwischen uns entstanden. Kurz nach Beginn der Session begann sie zu zittern und ließ große Furcht erkennen. Wir fragten sie, was sie gerade erlebe. Sie weinte und schrie: „Geh weg!" und „Nein, nein!" in einem fort. Nachdem wir sie beide eine gute Weile ermutigt hatten, uns zu erzählen, was sie erlebte, begann sie Szenen von sexuellem Missbrauch zu beschreiben. Zu unserem Schrecken und Entsetzen war es die Mutter, die Sherry missbraucht hatte.

Obwohl die Bandaufnahme für das Gericht nicht verwendbar war, wurde sie doch von Sherrys Betreuer angehört, der daraufhin den Antrag stellte, die rechtmäßige Obhut der Großmutter zu überlassen und der Mutter nur beaufsichtigte Besuche zu gestatten. Sherrys Verhalten besserte sich und sie gewann an Lebensfreude durch das Zusammenwirken von bewusstem Atmen und den positiven Veränderungen in ihrem Leben.

Jugendliche als Atembegleiter

Nachdem Danny und meine Tochter Madonna (beide im Alter von 16 Jahren) das Trainingsprogramm erfolgreich abgeschlossen hatten, wurde mir klar, dass es in diesem Programm einen festen Platz für junge Menschen geben sollte. Diese Erkenntnis führte mich dazu, Stipendien anzubieten für Jugendliche, die am Trainingsprogramm teilnehmen wollen. Bis heute haben an fast jedem Programm mindestens ein oder zwei Jugendliche teilgenommen.

Was ich während dieser Reise an vier Wochenenden bei jungen Menschen an Veränderungen und Persönlichkeitsentfaltung beobachten konnte, gehört zu den größten Geschenken, die mir aus dieser Arbeit erwachsen. Immer wieder erstaunt mich ihre Fähigkeit, auf gleicher Höhe mit den Erwachsenen präsent zu sein und teilzunehmen. Es ist, als ob die in diesen jungen Körpern wohnenden großen Wesenheiten ihrer selbst gewahr werden und sich nun erinnern, wer sie tatsächlich sind. Es ist Ehrfurcht erweckend, bei jeder Session zu hören, wie sich ihr Leben seit dem letzten Monat verändert hat. Es ermutigt mich ungemein, mitzuerleben, wie rasch sie sich öffnen, in ihre Kraft kommen und ihren rechtmäßigen Platz als Heiler beanspruchen.

Es folgen hier einige der zahlreichen Briefe von Jugendlichen, die das Ausbildungsprogramm erfolgreich abgeschlossen haben und nun berichten, wie sich die Transformative Atmung auf ihr Leben auswirkt.

Aja Salvatore war 17 Jahre alt, als sich seine Mutter, eine Freundin und ausgebildete Atembegleiterin aus Connecticut, wegen seiner Drogengeschichte und seiner Probleme mit den

Behörden Sorgen machte. Hier ist seine Geschichte in seinen eigenen Worten:

Im Alter zwischen 12 und 13 begann für mich eine Zeit, in der ich mich in völliger innerer Dunkelheit befand. Ich hatte das Gefühl, von meinen Lehrern belogen zu werden, und viele meiner Klassenkameraden waren schon völlig auf ein Leben im Materialismus und auf die Einordnung ins Establishment ausgerichtet.

Ich wurde von meiner alleinstehenden Mutter aufgezogen, und es schmerzte und enttäuschte mich zutiefst, dass mir ein wirkliches männliches Vorbild fehlte. Ich war auf der Suche nach dem, was mir als Männlichkeit vorschwebte. So begann ich, ältere Männer und Jungen nachzuahmen, darunter viele Schwarze, die vermutlich noch frustrierter waren als ich. Wir fühlten uns eingeschränkt von dem, was wir für Armut hielten und von der materialistischen Habgier, die überall um uns herum im wohlhabenden Greenwich in Connecticut zum Ausdruck kam.

In meiner Wahrnehmung waren dies Männer- wirkliche Männer- stahlharte Typen, die kein Blatt vor den Mund nahmen. Körperkraft war die offensichtliche und direkte Antwort auf alles. Im Alter von 14 Jahren kam ich für zehn Monate in ein Heim zu anderen Jungen, die älter oder jünger waren als ich. Die meisten kamen aus üblen Nachbarschaften in Städten wie Bridgeport, New Haven und Harford. Dieser Aufenthalt diente lediglich dazu, meine Wut und Frustration zu vervierfachen. Und er verdoppelte auch meine kriminellen Kenntnisse.

Ich betrank mich, um meine innere Not zu betäuben. Und ich begann mit psychedelischen Drogen zu experimentieren. Durch diese Experimente wurde ein Samen gesät. Unter dem Einfluss der Drogen erschien die Welt so, wie sie meiner Vorstellung gemäß sein sollte – unendlich schön! Der große Nachteil dabei war, dass dieses Gefühl nur sechs Stunden andauerte. Die folgenden zwei Jahre arbeitete ich hart und trank viel, um mit dem Leben und den Gesetzen zurechtzukommen, mit denen ich wieder wegen der Drogen im Konflikt geraten war.

Nicht lange, und ich war unter dem Daumen einer mächtig verklemmten Bewährungsbeamtin, die mir meine Lebensumstände zu diktieren schien. Diese Situation hat mich, da ich offenbar immer ein echtes Autoritätsproblem hatte, beinahe umgebracht. Ich wusste, dass ich mich nach einer ganz anderen Lebensweise, nach einer solchen mit spiritueller Bedeutung sehnte. Und damals erwähnte meine Mutter die Möglichkeit eines Stipendiums für die Atemarbeit, die sie selbst gemacht hatte. Sie empfahl mir dringend, mich einmal versuchsweise auf eine Session einzulassen.

Zehn Minuten Atmen genügten um zu zeigen, dass ich revertiert atmete und damit intensive Muskelstarren geriet. Es zeigte mir darüber hinaus, dass Transformative Atmung etwas ist, worüber ich mehr erfahren wollte. So traf ich Judith und das waren die Umstände, die mich zu dem Training führten – bis heute die vier intensivsten Monate meines Lebens.

Ganz offensichtlich war da eine intensive Kraft am Werk, die nicht von der Hand zu weisen war. Ich hörte genau zu, und ganz besonders schätzte ich Judiths vorurteilsfreies Nachspüren und Forschen. Ich lernte, die Werkzeuge zu verwenden, die sie mir gab, um mein

*eigenes Bewusstsein zu erforschen. Am Ende des
Trainings sah ich im Leben eine völlig neue Wirklichkeit.
Auch meine Lebensumstände hellten sich entschieden
auf. Meine Bewährungshelferin ließ mir mehr
Bewegungsfreiheit und beantragte sogar die Aufhebung
meines Falles. Ich machte Pläne, von zu Hause
auszuziehen und einige der Reisen zu unternehmen, nach
denen ich mich so sehr gesehnt hatte. Allerdings fühlte ich
mich bei dem Gedanken, ohne die Liebe und Sicherheit
auskommen zu müssen, die ich in den
Intensivwochenenden während der letzten vier Monate
erlebt hatte, wie ein eben erst dem Mutterleib entrissenes
Baby im Spital. Ich konnte nicht mehr zurück (in meine
alte Lebensweise), um weiter in innerer Isolierung zu
leben, und der Gedanke, dass niemand außer mir selbst
für mein Glück verantwortlich ist, schien überwältigend.*

*Das Atmen, das ich während der letzten sechs Monate
weiter geübt habe, hat meine Wirklichkeit neu gestaltet.
Endlich habe ich begonnen, die Welt als vollkommen
wahrzunehmen. Ich brauche nur zu atmen und mich
glücklich zu fühlen, mich dem Glücksgefühl hinzugeben,
und alles wendet sich zum Besseren. Ich kann Beispiel sein
statt zu predigen – und die Menschen werden von dieser
Energie einfach mitgerissen. Ich fühle mich wahrhaftig
verbunden und glücklich. Ich habe meine letzte Zigarette
vor 15 Monaten geraucht und jede Lust auf Alkohol
verloren. Ich bin mir sicher, dass ich vorankomme und in
so mancher Hinsicht ein Führer sein kann – wie wir alle.
Ich bin und ich liebe.*

*Ich gebe weiterhin von Zeit zu Zeit Atemsessions und
bekomme sehr positive Rückmeldungen hinsichtlich
meiner Fähigkeit, anderen zu helfen, sich selbst zu heilen.*

Ich muss Dir, Judith, aus der Tiefe meines Herzens Dank sagen. Das Atmen verändert weiterhin mein Leben und wird es immer tun. Die Welt verändert sich, ich kann es fühlen!

Cindy war 18, als sie, begleitet von Aja, ihre ersten Sessions in Transformativer Atmung erlebte. Sie schrieb mir daraufhin, wie sehr sie sich wünsche, am Trainingsprogramm teilzunehmen. Ihr Wunsch wurde erfüllt, und sie konnte am Long Island Training teilnehmen. Ein Jahr danach schrieb sie:

Seit meiner Einführung in die Transformative Atmung hat sich viel in meinem Leben verändert. Zunächst einmal habe ich mir verziehen, dass ich an meinem Vater festgehalten habe, obwohl er niemals für mich da war. Und nachdem ich ihn so losgelassen hatte, wurde mir nach und nach klar, für wie Vieles ich zu danken habe. Als ich durch dieses Verzeihen und Loslassen hindurchging, begannen gewaltige Wellen von Liebe und Mitgefühl mich endlos zu durchfluten.

Nie zuvor habe ich mich so erhoben und mit meinem Selbst verbunden gefühlt. Durch diese Verbundenheit hat sich mein Bewusstsein erweitert und ich lebe nun im Jetzt, statt der Vergangenheit nachzuhängen. Vorbei ist die Zeit, in der ich mir Sorgen und Stress machte wegen irgendwelcher möglichen Folgen, denn für alles scheint sich immer eine Lösung zu finden. Ich muss nur Vertrauen haben. Jetzt, da mein Atem so offen ist wie mein Bewusstsein, bin ich im Lebensfluss.

Im zarten Alter von 14 begann Carolyne LaCerte zusammen mit ihrer Mutter das Trainingsprogramm. Eva hatte Carolyne von Geburt an allein aufgezogen. Es war bewegend, zu sehen, wie im Verlauf des Trainings Nähe und Verbundenheit zwischen beiden immer mehr zunahmen. Wenn sie sich austauschten, konnte man beobachten, wie sie die Eltern-Kind-Rollen wechselten und wie sich dadurch ihr Verhältnis vertiefte. Ungeachtet ihrer Jugend konnte Carolyne durchgehend am Training teilnehmen und sich in der Atembegleitung üben. Und sie erhielt ihr Abschlusszeugnis als erste der 15 Kursteilnehmer. Seither hat sie für ihre Schulfreunde Sessions und Workshops durchgeführt, und das hat, nach ihren eigenen Worten, ihr Leben auf dramatische Weise verändert. Sie schreibt:

Die Transformative Atmung ist ein Wunder, das direkt vor deiner Tür auf dich wartet. Das Atmen hat mich zu einem höheren Bewusstsein gebracht, das mir bei Depressionen, einem Selbstmordversuch und im täglichen Leben einer Heranwachsenden geholfen hat. Es hat das göttliche Licht in mir entzündet und mitgeholfen, alle Aspekte des Lebens – und vor allem mich selbst – von einem höheren Standpunkt aus zu betrachten.

Der Atem hat mehr Prana (Lebensenergie) in meinen Körper gebracht. Das hilft mir, die unterdrückten inneren Gefühle zu befreien und mich tiefer mit der Seele zu verbinden. Der Atem hat mir all das gebracht, was freudvoll ist und mir gehört. Ich fühle, wie ich mehr ... ganz werde.

Ich merke, wie sich die inneren Vorgänge in meiner äußeren Erscheinung spiegeln. Und es war wunderbar, das Atemerlebnis mit so vielen anderen Menschen zu teilen. Ich bin hier, um zu geben, und dafür habe ich die Transformative Atmung gewählt, denn sie passt zu meiner Persönlichkeit. Es ist ein wortloses und

unendliches Freude Schenken und gehört zum Allerbesten,
was ich jemals erlebt habe. Ich danke all meinen Lehrern,
die mich auf diesen heilbringenden Weg gebracht haben.

Bis zu einem bestimmten Alter (gewöhnlich dem zwölften Lebensjahr) nehmen Kinder oft die Atemmuster ihrer Eltern an. Diese Muster reflektieren die Belastungen der Eltern, die von den Kindern zusätzlich zu ihren eigenen Belastungen mitgeschleppt werden. Daher empfiehlt es sich für die Eltern von Kindern, die mit Transformativer Atmung beginnen, es ihnen gleich zu tun. Wenn Eltern ihr Unbewusstes klären, werden auch die Kinder davon profitieren.

Ein gutes Beispiel dafür war eine Mutter, die mir ihren Sohn brachte, um ihm zu helfen, mit seinem Zorn klarzukommen. Er hatte dauernd Schwierigkeiten in der Schule wegen seiner Wutausbrüche, und auch zu Hause verlor er immer wieder die Geduld. Wir absolvierten mehrere Atemsessions.

Ich brachte ihn dazu, in Kissen zu boxen und zu kicken; das aktivierte seine Atmung und gab ihm Gelegenheit, seine aufgestaute Wut in sicherer Umgebung zum Ausdruck zu bringen. Schließlich ließ er mich wissen, dass er sehr böse sei auf seinen Vater, der die Familie vor ein paar Jahren verlassen hatte und seither nur wenig Zeit für ihn hatte.

Da ich weiß, dass Kinder verdrängte Angelegenheiten ihrer Eltern absorbieren und ausagieren, wandte ich mich an seine Mutter und gab ihr den Rat, auch ihrerseits ein paar Atemsessions zu machen. Sie war bereit, alles zu versuchen, um ihrem Sohn zu helfen und weise genug, die Möglichkeit einer Mitverantwortung an der emotionalen Verfassung ihres Sohnes nicht von der Hand zu weisen.

Im Verlauf ihrer ersten Session bemerkte ich, dass sie und ihr Sohn fast identische Atemmuster aufwiesen, nur war ihr Muster noch etwas ausgeprägter und fixierter als das seine. Beide hielten den Atem im oberen Brustbereich an, dort wo sich vor allem Wut staut. Bei beiden zeigte sich eine Tendenz, mit der Ausatmung schaukelnde Beckenbewegungen zu vollführen, eine Form der Körpersprache, die verriet, dass sie an einem vergangenen Trauma festhielten.

Die Mutter gestand mir, sie sei überrascht, wie viel Wut sie während der Session gegenüber ihrem ehemaligen Mann gefühlt habe, da sie angenommen hätte, davon schon seit Langem geheilt zu sein. Zum Ende der Session sagte sie, sie fühle sich nun viel besser – gefühlsmäßig „erlöst".

Während der nächsten Session mit ihrem Sohn gab es kein Anhalten mehr im oberen Brustbereich, und er fühlte keine Wut mehr. Irgendwie hatte sich die Heilung der Mutter, die sie mit ihren Gefühlen vollzogen hatte, auf ihn übertragen und hatte auch ihn geheilt.

Früher, als meine Kinder noch jünger waren und Abstand nehmen wollten, wenn sie mit sich selbst uneins waren oder Probleme mit ihren Geschwistern hatten, dann suchten sie einen ruhigen Platz und atmeten. Es war erstaunlich, wie rasch sich ihre Einstellungen änderten durch das, was wir „die 100 Atemzüge zur Freude" nannten. Manchmal versuchten sie, nur so zu tun, als hätten sie die Atmung gemacht: An ihrem Tonfall konnten wir jedoch immer erkennen, ob sie die Atmung ausgeführt hatten oder nicht. Dann fügten sie sich zunächst nur widerwillig dem Gebot, ihre Atemaufgabe wirklich zu machen. Doch schon bald ergab sich daraus eine willkommene Befreiung von unbewussten negativen Verhaltensmustern.

In unseren Familienbesprechungen erinnerten wir die Kinder stets daran, einige Male tief Luft zu holen und bis zehn zu zählen, statt im Ärger zu reagieren. Wir ermutigten sie, während des Atmens ihre Gefühle voll zu empfinden, doch ohne sie auszuleben. Inzwischen habe ich herausgefunden, dass viele Kinderprogramme in Schulen, Heimen und Behandlungszentren für den Umgang mit Ärger dieselben Verfahren anwenden, um ein angemessenes Verhalten bei Zornaufwallungen zu fördern.

Einige Absolventen der Atemausbildung wirken als Lehrer an staatlichen und privaten Schulen, und sie haben begonnen, Aspekte der bewussten Atmung in den Unterricht zu integrieren. Da sie sich auf unsicherem Boden fühlten, sind sie alle langsam und vorsichtig im Schulbetrieb vorgegangen. Alle haben sie über positive Ergebnisse berichtet bei den Kindern, die friedlicher, konzentrierter und aufmerksamer seien. Entscheidend war ein behutsames Heranführen, um althergebrachte und bürokratische Einstellungen zur Erziehung nicht zu konfrontieren.

Einige der Lehrer wurden entmutigt und verfolgten das Programm nicht weiter. Andere hingegen brachten Geduld auf und arbeiteten sich Schritt um Schritt in der einschränkenden Atmosphäre des öffentlichen Schulsystems voran.

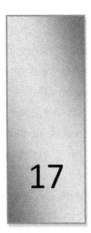

17

Die goldenen Jahre: Alt werden und lange leben

N ach seiner vierten Session in Transformativer Atmung – meinem Geschenk zu seinem einundneunzigsten Geburtstag – sagte der inzwischen verstorbene Dr. Benjamin Spock zu mir: „Ich fühle mich so wohl, viel entspannter und zugleich lebendiger." Seine Augen blitzten und er schien vor Leben zu sprühen. Die Atemsessions mit Dr. Spock verliefen völlig mühelos und waren doch voller Energie, da er sich immer rückhaltlos und tief auf den Prozess einließ.

Wir waren uns in Deepak Chopras Zentrum in San Diego begegnet. Dort hatte Bens fürsorgliche Frau Mary gehört, wie sich einige der Anwesenden ganz begeistert über ihre Atemsessions äußerten. Sie wurde hellhörig und bewog ihren Mann, es mit diesen Atemsessions zu versuchen, um sich Energie und Gesundheit in der ihm verbleibenden Lebenszeit so weit wie möglich zu erhalten. Und er war davon so angetan, dass die beiden mich zu sich nach Hause einluden, wo beide einige weitere Sessions genossen. Ich glaube, ich genoss die Sessions ebenso wie sie; und ich empfinde es recht eigentlich als ein Geschenk, solche segensreichen Momente mit diesen zwei weisen und feinen Seelen erlebt zu haben.

Es hat mir immer besondere Freude bereitet, mit älteren Menschen zu atmen. Sie ziehen aus der Atemarbeit vielfältigen Gewinn, wie Schmerzlinderung, verbesserte Gesundheit, erheblichen Zuwachs an Energie und veränderte innere Einstellungen. Solche Heilungen zu beobachten ist wirklich inspirierend. Da unsere Lebenskräfte im Alter abnehmen, wirken positive Veränderungen bei älteren Menschen besonders dramatisch und ungewöhnlich.

Die Ernährungswissenschaftlerin Sonja C. Starr, B.S., N.C. schreibt in ihrem Buch *The Nutritional and Dietary Consultant* „Bei Sauerstoffmangel kann der Körper das Vitamin C nicht vollständig assimilieren. Es kommt zu einem Einbruch bei der Kollagenbildung. Sauerstoffmangel ist der Grund dafür, dass die Körperorgane altern und die Arterien und Venen sich verhärten. Er ist auch die Hauptursache für Schlaganfälle und für die Degeneration des Gehirns."

Viele ältere Menschen verlassen sich ausschließlich auf den Rat der Ärzte, die vor allem in der Verabreichung von Medikamenten versiert sind. Erst seit Kurzem beginnen die medizinische Forschung und pharmazeutische Unternehmen profitable Wege zu suchen, um Sauerstoff zur Behandlung von Krankheiten einzusetzen.

Die Hyperbare Sauerstofftherapie Kammer ist eine neue und kostspielige Technologie, die in den USA getestet und vorerst selten eingesetzt wird. Wie bei allen nicht natürlichen Behandlungsmethoden gibt es auch hier Nebenwirkungen und

Fragen bezüglich Sicherheit und Wirksamkeit, die zu berücksichtigen sind; dennoch ist diese Neuigkeit ein ermutigender Schritt.

Viel weniger kostspielig und wesentlich sicherer ist das bewusste Atmen. Dennoch glauben manche älteren Menschen, es sei zu spät, sich noch ändern zu wollen, oder es sei vielleicht auch zu anstrengend für sie, in der Vergangenheit zu schürfen. Gewiss ist die über Jahrzehnte erworbene Erfahrung oft eine zweiseitige Münze. Die jahrzehntelange Aufschichtung unterdrückter Emotionen und sich selbst bestätigender Glaubenssysteme kommt einem dann vor wie ein unbezwinglicher Berg. Doch wird mit der Reife des Alters auch ein gewisses Maß an Selbstakzeptanz erreicht, und *das* ist der Schlüssel für rasche Veränderung.

Eine gute Session kann jeden noch so tiefen Schmerz, jede Angst und jedes eingefleischte Muster transformieren. Der Schlüssel zu schnellem Erfolg ist jedoch die Bereitschaft, loszulassen und dem Prozess widerstandslos Raum zu geben – ohne sich selbst oder was immer auftaucht, zu beurteilen. Hierin hat der ältere Mensch einen Vorsprung gegenüber einer jüngeren Person.

Jugendliche zum Beispiel haben zwar noch nicht so viel angehäuft, befinden sich aber in einer Lebensphase, in der ihr Selbstbewusstsein oft vom Gruppenzwang der Gleichaltrigen abhängig ist, weshalb sie nicht so leicht loslassen können. Sie kümmern sich wahrscheinlich eher um den Sitz ihrer Frisur als darum, inneren Frieden zu finden. Beim gereiften Erwachsenen ist das anders. Sein Standpunkt hat sich schon seit Langem von: „Wie wirke ich auf andere?" zu „Wie fühle ich mich?" verschoben. Und das ist die Perspektive, aus der heraus wir am offensten sind für die Transformative Atmung und rasche Ergebnisse erzielen. Vergessen Sie Ihr Aussehen, konzentrieren

Sie sich auf Ihre Gefühle und atmen Sie tief und voll. Dann werden sie bald jünger aussehen und sich viel jünger und glücklicher fühlen.

ReHanna Rich ist eine Frau Ende siebzig, deren Alter sich weder von ihrem Aussehen noch von ihrem Verhalten ablesen lässt. „Ich verstehe immer besser, dass meine Atmung mir wie ein Barometer anzeigt, wie ich mit meinem Leben umgehe", sagt sie, die Transformative Atmung einige Jahre lang geübt hat und es als Atembegleiterin an viele andere weitergibt. „Ich glaube, dass ich den Jungbrunnen auf meinem eigenen Hinterhof gefunden habe."

Solange wir vermögen, mit Absicht und Bedacht bewusst zu atmen, können wir unser Leben verwandeln. Manche meinen, es sei in ihrem Alter nicht die Mühe wert. Damit taucht einfach ein gedankenlos übernommenes, selbstbeschränkendes Vorurteil auf, und ich bitte Sie, das einmal zu überdenken. Ist es nicht an der Zeit, nach all der Lebenserfahrung, der Ausbildung und den Kenntnissen, die Sie erworben haben, dass Sie endlich anfangen, sich selbst mehr zu schätzen? Sollten Sie nicht endlich damit aufhören, die Lebensfreude auf später zu verschieben?

Könnten Sie auch nur einen einzigen Tag voller Friede und Liebe erleben, er würde jeden Tag aufwiegen, den sie benötigten, um dahin zu gelangen. Transformative Atmung ist ein Geschehen, das man nicht verpassen sollte. Ganz gleich, wie alt und in welcher körperlichen Verfassung Sie sind, Sie können tiefer atmen, und das ist auch Ihr gutes Recht!

„Ich habe mich fast vollständig von meiner Todesangst befreit und mich für eine neue und tiefere Beziehung zum Leben entschieden. Mein Glaube und Vertrauen wächst mit jedem Tag", sagt die Kalifornierin ReHanna. „Meine Gesundheit hat sich sehr verbessert, und ich habe so viel Energie, dass ich meinen täglichen Obliegenheiten mühelos und ohne Stress nachgehen kann."

In einem Bericht über eine Tagung des National Institute of Aging finden wir wissenschaftliche Erklärungen zu diesem Phänomen. Im Jahr 1981 veröffentlichte *Science News* Ergebnisse aus der berühmten Framingham Heart Study, in deren Verlauf 5200 Personen in Massachusetts dreißig Jahre hindurch beobachtet wurden. Aus dieser Studie geht hervor, dass die Messung der Lungenfunktion das Maß der allgemeinen Gesundheit und Lebenskraft anzeigt und die vorzüglichste Methode zur Einschätzung der voraussichtlichen Lebenserwartung ist.

Die vitale Kapazität der Lunge nimmt mit dem Alter ab; bis zu 75 Prozent der Atemkapazität geht (je nach Geschlecht und Lebensalter, in dem getestet wird) im Zeitraum zwischen fünfundzwanzigstem und fünfundsiebzigstem Lebensjahr verloren, wenn nichts unternommen wird, um diesen Verlust aufzuhalten oder umzukehren. Der bevorstehende Funktionsabfall war unverkennbar, sowohl im Vergleich von Personen verschiedenen Alters als auch bei den Personen einer Gruppe, die im Verlauf ihres Älterwerdens beobachtet wurden.

Die langfristige Aussagekraft der vitalen Kapazität lässt sie als einen zuverlässigen Gradmesser für den Alterungsprozess erscheinen. Lange bevor ein Mensch tödlich erkrankt, lässt sich die verbleibende Lebenserwartung an seiner vitalen Kapazität ablesen. Sie deutet darauf hin, ob jemand zum Beispiel in 10, 20 oder 30 Jahren sterben wird. Jemand mit niedriger Kapazität hat eine geringere Lebenserwartung als jemand mit hoher Kapazität.

Der Ingenieur und Sauerstoffexperte Michael Brown liefert eine wunderbare Beschreibung der Beziehung zwischen Alterungsprozess und Sauerstoffversorgung:

„Die Oxidation ist ein Prozess, in dem Nährstoffe geliefert werden, unsere Nahrung verdaut und Energie freigesetzt wird. Der Sauerstoff sorgt zudem für die Reinigung nach dem Prozess. Die Versorgung mit Sauerstoff könnte theoretisch den Alterungsprozess verlangsamen, indem sie unsere Zellen so sauber hält, dass sie sich nur sehr langsam abnutzen. Statt durch die giftigen Ablagerungen zu altern, müssten wir uns lediglich mit den wissenschaftlich nachgewiesenen Auswirkungen der kosmischen Strahlung abfinden.

„Wenn wir älter werden, neigen wir dazu, unseren Atemmechanismus zunehmend zu drosseln und in eine starre und funktional unzureichende Atemweise zu verfallen. Wenn wir nichts unternommen haben, um die Anhäufung unterdrückter Energie durch den alltäglichen Stress zu vermindern oder abzubauen, werden schließlich die Energiebahnen blockiert und der Körper verliert seine Lebenskraft. Dieser katabolische Prozess setzt sich typischerweise so lange fort, bis schließlich jeder Rest von Lebensgeist unsere physische Form verlassen hat. Das Resultat wird gemeinhin als Tod bezeichnet."

Diesen Prozess, der aus der unwissentlichen Verdrängung der Lebensessenz aus unserem Körper entsteht, kehren wir um, indem wir Transformative Atmung praktizieren. Wir fühlen uns nicht länger als Opfer des Zufalls oder des genetischen Erbes unserer Vorfahren. Indem wir uns den Atemmechanismus neu erschließen und lebenslang Verdrängtes transformieren, laden wir die Lebenskraft zur Rückkehr in den Körper ein, woraus sich ein mächtiger Schub an neuer Energie und jugendlicher Vitalität ergibt.

Ich konnte in meiner Arbeit im Laufe der Jahre oft erleben, wie Senioren in ganz erstaunlicher Weise auf die Atemarbeit ansprachen und welch neue Frische und Kraft sie dadurch gewannen. Im Folgenden will ich ein paar persönlich erlebte Beispiele anführen, um auf die vielfältigen Möglichkeiten hinzuweisen, die all denen offen stehen, die bereit sind, ihren Geist zu öffnen und die Macht ihres Atems zu nutzen, um zu Frische und Vitalität zurück zu finden.

Eines meiner bemerkenswertesten Erlebnisse verdanke ich einer Frau, die ich Gloria nennen will und der ich in Deepaks Zentrum begegnet bin, als ich dort unterrichtete. Gloria nahm damals an einem von Dr. Chopras einwöchigen Programmen teil, und bei dieser Gelegenheit hatte eine meiner Klientinnen aus Connecticut Gloria von ihrer eigenen faszinierenden Erfahrung mit Transformativer Atmung erzählt. Während unseres einführenden Gesprächs konnte ich sehen, wie gestresst und unglücklich Gloria sich fühlte. Sie hatte eine Geschwulst in ihrem Nacken entdeckt und fürchtete, dass eine bereits früher erlebte Krebserkrankung wieder ausbrechen könnte. Im Laufe unserer ersten Session kamen unglaublich viele traumatische Emotionen zum Ausbruch. Sie konnten schließlich mit der Atmung integriert werden und am Ende der Session fühlte sie sich voll enthusiastischer Energie.

Sie war voller Erstaunen darüber, wie viele Altlasten an Groll und Sorgen sie mit sich herumgeschleppt hatte und wie viel lebendiger sie sich nun fühlte. Was sie aber am meisten beeindruckte war, wie rasch alles zur Lösung kam. Der Knoten im Nacken schien kleiner geworden zu sein und tat nicht mehr weh. Wir vereinbarten zusätzliche Sessions.

Im Laufe des folgenden Jahres arbeitete ich monatlich sowohl mit Gloria als auch mit ihrem Ehemann und ihrer Tochter. Im Verlauf unserer Arbeit ließ sie mich wissen, dass sie zu Hause täglich mindestens eine halbe Stunde und manchmal eine Stunde lang das Atmen übte. Bei jeder Session erzählte sie mir, wie sich diese Atemübungen auf ihr Leben auswirkten.

Auch ihre Familienangehörigen fanden, dass sie in viel besserer Verfassung war, seit sie mit dem Atmen begonnen hatte und dass sie nun weitaus glücklicher wirkte. Sie fühlte sich so wohl wie noch nie zuvor in ihrem Leben; darüber hinaus besserten sich einige körperliche Probleme, deren nicht geringstes der bedrohliche Knoten gewesen war, der nun verschwand.

Nach vier Monaten Atemarbeit erwähnte sie, dass sie im vergangenen Jahrzehnt sowohl an Osteoporose als auch an einer seltenen Blutkrankheit gelitten hatte, die Medikation und ärztliche Überwachung erforderlich machten. Und nun hatte die letzte Untersuchung ergeben, dass sich die Osteoporose normalisierte und die Bluterkrankung verschwunden war.

Eine ihrer interessantesten Anmerkungen mir gegenüber war, dass sie und ihr Ehemann, seit über 40 Jahren verheiratet, nun, da sie täglich das Atmen übten, sich jeden Tag der körperlichen Liebe erfreuten, wodurch sich beide jünger und freudvoller fühlten.

Goldenes Yoga-Atmen

Von ähnlich erfreulichen Geschichten berichtet Carol Hawk, diplomierte Yogalehrerin und diplomierte Atembegleiterin, eine unserer Ausbilderinnen im Programm für persönliches Wachstum. In ihrem Tätigkeitsbereich an der Ostküste arbeitet sie viel mit Gruppen von Senioren, die an ihrem Programm des *Goldenen Yoga (Golden Yoga™)* teilnehmen. In diesen Kursen verbindet sie sanfte Dehnungsübungen und Bewegungen mit Transformative Atmung und anderen Atemübungen.

Carol entwickelte dieses Programm 1993, ausgehend von ihrer Überzeugung, dass jeder mindestens einige der 840.000 Yogastellungen ausüben kann. Dass jeder atmet war ihr zweiter Ausgangspunkt. Zunächst begann sie mit Yoga-Dehnübungen,

die sie nach und nach mit immer mehr Atemübungen ergänzte.
Bald hatte sie entdeckt, dass es die *Pranayama*-Atmung ist, die
den Senioren am meisten bringt.

Terry Lister ist an den Rollstuhl gebunden und lebt in einem
Seniorenheim. Er sagt: „Mit dem Atmen fühle ich mich
lebendiger und bin besser drauf."

Carol hat seit 1993 in zwölf Seniorenheimen insgesamt 24
Kurse im Goldenen Yoga durchgeführt und dabei mit mehr als
1000 Senioren gearbeitet. Das Alter der Teilnehmer reichte von
55 bis zu 104 Jahren. Carol betont die Tatsache, dass das Alter
nicht notwendigerweise die Atemfähigkeit einschränkt. In
mancher Hinsicht können wir relativ unbehindert damit spielen.

Sie hat sogar mit einem Dutzend älterer Leute gearbeitet, die
Atemgeräte brauchten und trotzdem an den Kursen teilnehmen
konnten. Durch die Atemübungen kamen sie zu der Erkenntnis,
dass sie noch immer ihre Atmung zu beherrschen vermochten,
indem sie während der Übungen den Luftstrom regulierten. So
wurden Lunge und Zwerchfell gekräftigt und sie erhielten
wieder mehr in Kontrolle über ihr Leben.

Carol erinnert sich an ihre Anfänge:

*Was mir als erstes auffiel, als ich das Goldene Yoga
üben ließ, ohne nachdrücklich auf die Bedeutung der
Atmung hinzuweisen, war, dass die Yogastellungen meine
Schüler so schnell ermüdeten, dass ich das
Klassenprogramm nicht vollständig durchführen konnte.
Damals stellte ich fest, dass ihre Atmung hochgradig
eingeschränkt war.*

*Daraufhin unterteilte ich das Programm in drei
Phasen. ‚Tief atmen' hieß die Einführung in jene einfache
Atemtechnik, in der man langsam und tief einatmet und
mit einem Seufzer ausatmet. Hieraus entwickelte sich*

bald ein rhythmisches, von Bewegungen und Tönen begleitetes Atmen, und daraus ergaben sich Phase zwei und drei. Und siehe da, auf einmal ließ sich der Unterricht auf eine Dreiviertelstunde, ja bis auf eine volle Stunde ausdehnen. Die Übenden fühlten sich nach der Stunde frischer als je zuvor. Der Unterschied zwischen den versuchsweisen ersten Stunden und deren verbesserter Version in drei Phasen war ganz erstaunlich.

Typischerweise beginnt Carol ihren Unterricht mit sanften Streckbewegungen, kombiniert mit dem Üben der ziemlich langsamen Vollatmung. Danach leitet sie die Gruppe in 20 bis 40 Minuten-Session mit Transformativer Atmung über. Die meisten Teilnehmer sitzen auf Stühlen oder in Rollstühlen.

Beim Atmen mit Senioren ist es besonders wichtig, dass sie lernen, durch die Nase und nicht, wie üblich, durch den Mund zu atmen, da sie sehr anfällig für Lungenentzündung sind; und die Nasenatmung hilft, Infektionen im Atmungssystem zu vermeiden.

Wenn sich meine Teilnehmer zum Unterricht einfinden, fühlen sie sich meistens geplagt von Schmerzen, Ängsten und Niedergeschlagenheit. Nach etwa zehn Atemzügen öffnen sich ihre Augen, sie werden munter und bewegen sich müheloser. Ich sehe Lächeln und weitere Anzeichen von Wohlbefinden. Sie beginnen mit geringer, lebloser und geisterhafter Energie. Nach dem Atmen kommt Farbe in ihre Wangen, sie tappen mit den Füßen und lachen vergnügt. Viele von ihnen verlassen tatsächlich ihre Rollstühle und schieben sie herum. Ja, sie beginnen sogar, sich zu berühren und sich ganz anders miteinander zu verhalten. Das allein zu beobachten ist für mich eine große Belohnung!

Kursteilnehmerin Hilda Adams sagt dazu: „Es hat mir die Schmerzen genommen und hilft mir, mich zu entspannen."

Carol berichtet weiter:

Viele der älteren Senioren leiden, scheint's, an ständiger Muskelverspannung, einer Kontraktion in Armen und Händen. Ein ähnliches Phänomen, eine Art Krampf, macht sich manchmal in Sessions mit Transformativer Atmung vorübergehend bemerkbar; gewöhnlich ein Hinweis auf angestaute Spannungen und Angst. Im Verlauf des Integrationsvorgangs fühlen sich Arme und Hände zeitweilig wie gelähmt. Doch der Atem vollführt sein Wunderwerk; die Muskelstarre löst sich und die Glieder sind danach entspannter als je zuvor.

Es war bestürzend für mich, festzustellen, dass tatsächlich viele ältere Menschen in diesem Muster aus Angst und Anspannung so sehr stecken bleiben, dass es zum dauerhaften Lebenszustand wird. Auch emotional hängen sie in einem Angstreaktionsmuster fest, (das heißt, sie reagieren angstvoll auf jede möglicherweise herausfordernde Situation, die somit zu einer Belastung wird).

Indem sie weiter atmen, beginnt sich die chronische Starre in ihren Armen aufzulösen und sie entspannen sich; manche erfuhren sogar vollständige Wiederherstellung und ihre Arme und Beine wurden wieder gelenkig und locker. Das Atmen hilft ihnen, aus ihrem Angstverhältnis gegenüber dem Leben herauszukommen und stattdessen

zur Entspannung zu finden; ich habe auch in ihrem
Verhalten entsprechende Veränderungen feststellen
können.

Eine weitere wunderbare Belohnung für mich ist, dass
die Teilnehmer in den Gruppen, die ich ein Jahr lang und
länger betreue, prompt in Hochstimmung geraten, wann
immer sie mich erblicken, da sie mich assoziieren mit
Verhaltensweisen, die ihnen erlauben, sich wohlzufühlen.
Sie beginnen automatisch, tiefer zu atmen. Das trägt
natürlich auch zu meiner Freude bei!

Ray Thomas berichtet: „Mein Blutdruck ist um 15 Punkte
gesunken, seitdem ich mit dem Atmen begonnen habe."

Und Frau Jimmy Ewell sagt: „Durch das Atmen fühle ich mich
glücklicher und lebendiger."

Doch die Heilarbeit mit älteren Menschen reicht noch tiefer.
Zahlreiche Einrichtungen an der Ostküste, in denen Carol
arbeitete, begannen sie zu bitten, bei der Behandlung von Angst
und Panikzuständen behilflich zu sein, wenn alle bisherigen
Maßnahmen versagt hatten.

„Ich nähere mich der Person, die unter einem solchen Anfall
leidet, so weit wie irgend möglich und leite sie an, mit mir zu
atmen. Es dauert nicht lange und der Patient beginnt, sich zu
entspannen und sich besser zu fühlen. Das hat jedes Mal
funktioniert."

Manchmal wurde sie auch zu Hilfe gerufen, um Symptome
der Parkinsonerkrankung zu kontrollieren. Nach einigen
Minuten Transformativer Atmung ließ das unkontrollierbare
Schütteln nach oder es legte sich für längere Zeit.

Carol sagt, dass ältere Menschen während der Session sehr
gern laute und klare Töne von sich geben. „Wir machen das viel;
es muntert sie umgehend auf. Sie lassen dann all die Jahre

hinter sich, in denen sie sich emotional zurückgehalten haben und nicht gehört wurden. Es war so rührend, zu erleben, wie sehr sie es lieben, gehört und berührt zu werden, und welch schöne Gelegenheit, sie zu berühren, sich während des Atmens bietet."

Ein anderer Schüler von Carol, Ruby Lee Anson sagt: „Immer, wenn ich atme, fühle ich mich jünger."

Carol bildete die Belegschaft in drei Altersheimen aus, damit sie die Heimbewohner zwischen Carols Besuchen bei den Atemübungen begleiten können. Befragt nach dem denkwürdigsten Erlebnis mit diesen Gruppen erzählte Carol folgende Geschichte:

Ich wurde gerufen, um einer siebenundachtzigjährigen Frau zu helfen, die schon seit drei Tagen mit starken Bauchschmerzen zusammengekrümmt im Bett lag und jammerte. Sie hatte sich völlig in sich zurückgezogen. Ich legte ihr meine Hände auf Bauch und Brust und machte ihr das Atmen vor. Nach nur wenigen Minuten der Atmung begann sie zu sprechen und danach schluchzte sie fast eine Stunde lang zwischen den Atemzügen. Ihr Zustand besserte sich ganz erheblich, und später war sie imstande und begeistert, einige Atemübungen selbstständig zu machen.

Moderne Visionäre der Medizin wie Dr. Deepak Chopra, Andrew Weil und Nathaniel Altman bringen in ihren jüngsten Schriften die Idee zum Ausdruck, dass Alterungsprozesse und Krankheiten weitgehend überwunden werden können durch Zellregeneration. Sie alle stimmen darin überein, dass die allerwichtigste Quelle für die Ernährung der Zellen in der erhöhten Sauerstoffversorgung des Körpers liegt, vorzugsweise durch die natürliche Methode – richtiges Atmen.

Zellen erneuern sich in einem Zyklus von 30 bis 90 Tagen, und die wichtigsten Voraussetzungen für das gesunde Funktionieren der Zellstruktur sind Sauerstoff und Kohlendioxid.

Auch ohne dieses Wissen kann jeder, sofern er nur gewillt ist, sehen, dass der Schlüssel zu einem jugendlichen, gesunden Leben im Potenzial der eigenen Atmung liegt.

„Glücklich und in Übereinstimmung sind jene, die ihre Heimstatt in der Atmung finden; ihnen gehört das innere Königreich und Königinnenreich des Himmels."

\- Aramäische Worte Jesu,
Gebete des Kosmos

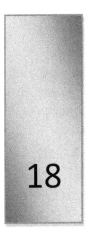

18

Atmen beim letzten Übergang

In den vergangenen Jahren habe ich einigen Menschen, die bereit waren, diese Welt zu verlassen, dabei geholfen, ihr Hinscheiden leichter und freudvoller zu erleben! Ich habe erfahren, dass sich auch die Angst und der Widerstand, die oft das endgültige Loslassen begleiten, mit bewusstem Atmen auflösen lassen.

Wenn wir uns im Leben an irgendetwas festhalten, zeigt sich das in unserer Atmung – gewöhnlich an der Anspannung im Solarplexus während der Ausatmung. Sterben ist das endgültige Loslassen. Üben wir, in den Solarplexus hineinzuatmen, so können die Muskeln wieder lernen, sich zu entspannen. Schließlich löst sich das Festhaltemuster auf, sodass es leichter fällt, sich in allen Lebensumständen flexibler zu verhalten und sich zuletzt auch dem Sterben hinzugeben.

Eine Erfahrung voll tiefster Bedeutung für mich war in dieser Hinsicht das Hinübergehen meiner eigenen Mutter vor zehn

Jahren. Sie hatte sechs Monate lang schwer an Schilddrüsenkrebs gelitten und fühlte sich infolge der intensiven Chemotherapie derart unwohl, dass sie sich in dieser Zeit nicht für Transformative Atmung öffnen konnte. Nach ihrem dritten Krankenhausaufenthalt – sie wog nur noch 92 Pfund – durften wir sie zu uns nach Hause nehmen, damit sie in einer vertrauten Umgebung sterben konnte. Sie litt ununterbrochenen Schmerz, und ihre Augen waren voller Angst und Entsetzen.

Als ich an einem hellen Montagmorgen Mitte Juni neben ihrem Bett saß, erwachte sie plötzlich aus ihrem halb bewussten Zustand und begann, bewusst und verbunden zu atmen. Sie begann einfach so zu atmen, wie ich mir das während ihrer ganzen Krankheit inständig gewünscht hatte.

Ich legte mein Buch beiseite und begann, meine Atmung mit ihrer zu synchronisieren. Ihre Augen öffneten sich weit, und dieses Fenster zu ihrer Seele verband sich voll und ganz mit dem meinen. Darin lag die Zusicherung, dass sie das Atmen bewusst als Hilfe benutzte, um in die nächste Phase ihrer Reise zu gelangen.

Wir atmeten ungefähr eine halbe Stunde lang im gleichen Rhythmus miteinander. Hin und wieder hörte sie für eine oder zwei Minuten auf, zu atmen. Ich fragte mich, ob sie nun gegangen sei. Aber sie begann wieder zu atmen, und ganz wie in einer Atemsession sah sie jedes Mal, wenn sie zurückkam, friedvoller aus.

Auf einmal öffnete sie in einem Moment intensivster Konzentration weit ihre Augen, wandte sich um und blickte mit dem lebhaftesten Ausdruck des Wiedererkennens hinter sich ins Nichts. Zu meiner eigenen Überraschung hörte ich mich sagen: „Es ist Papa – er ist hier, nicht wahr?"

Mein Vater war elf Monate zuvor gestorben. Sie nickte bejahend und Tränen füllten meine Augen. Der Raum war nun

von einer unglaublich energievollen Gegenwart erfüllt. Nur bei
der Geburt meiner Kinder habe ich je etwas Ähnliches gespürt.
Es war ein weihevoller Moment intensiver Freude. Der ganze
Raum schien von sehr hellem Licht erfüllt zu sein. Ich spürte,
dass sie im Begriff war, zu gehen und das fühlte sich zu meiner
Überraschung wunderbar schön an.
Nach zwölf weiteren Atemzügen hörte sie auf zu atmen.
Dann folgte noch ein Atemzug, ein vollkommen entspannter
Seufzer und es war vorbei. Mich erfasste ein überwältigendes
Gefühl von Frieden und Freiheit – ein tief inneres Wissen, dass
sie endlich aus ihrem Körper befreit war, der ihr nicht mehr
hatte dienen können. Sie war glückselig und wieder in Freiheit.

Und ich war sonderbar bestürzt, denn ich fühlte weder
Verlust noch Trauer, vielmehr empfand ich unendliche Freude
und Befreiung. Irgendwie wusste ich, dass dies die Gefühle
meiner Mutter waren. Und ich fühlte mich beschenkt, weil ich
diese kostbaren Augenblicke mit ihr geteilt hatte. Welch ein
Geschenk hatte sie mir damit gegeben, nach all diesen Monaten
voller Schmerz und Leiden. Sie gab mir die Gewissheit, dass das
Sterben eine ebenso kostbare Erfahrung sein kann wie das
Geborenwerden.

Viel früher im Leben hatte ich erfahren, welche Freude das
Gebären sein kann, wenn es mit der Fähigkeit zu atmen und zu
entspannen und dem Geschehenlassen einhergeht. Und nun
hatte ebendieses Atmen meiner Mutter die Geburt in eine
andere Dimension erleichtert, mit meiner Begleitung auf dieser
und der von Papa auf der anderen Seite.

Seit dieser bewegenden Erfahrung hatte ich öfter die
unschätzbare Gelegenheit, auch anderen Menschen bei ihrem
immer einzigartigen Hinübergehen mit Transformativer Atmung
beizustehen. Auch konnte ich einige Hospizpfleger ausbilden,

sodass sie ihren Klienten behilflich sein können, bei ihrem Dahinscheiden mehr Frieden zu finden.

Freilich, wie sehr auch Transformative Atmung ein möglicherweise niederschmettern des Geschehen, wie das Sterben meiner eigenen Mutter, in eine Erfahrung der Gnade und des Staunens vor der Schönheit des Lebens verwandeln kann – mir wäre lieber gewesen, sie hätte länger gelebt. Ich bin überzeugt, dass Transformative Atmung meiner Mutter dies hätte ermöglichen können, wenn sie es frühzeitiger angewandt hätte. An dieser Stelle bleibt mir nur, Sie zu ermutigen, so voll zu atmen und zu leben wie nur irgend möglich, bevor Sie mit dem letzten Atemzug Ihren Körper und Ihre Familie zurücklassen.

„Transformative Atmung ist ein Wunder, das direkt vor deiner Tür auf dich wartet. Das Atmen hat mich zu einem höheren Bewusstsein gebracht, das mir bei Depressionen, einem Selbstmordversuch und im täglichen Leben einer Heranwachsenden geholfen hat."

- Carolyne La Certe, 14 Jahre alt

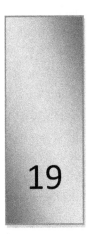

19

Psychotherapie, Prozac oder Atmen

D r. Henry Smith Rohrberg in Cape Cod, Massachusetts, war ein herausragender Psychotherapeut. Vor einigen Jahren durchlief er die vollständige Ausbildung zum „Transformational Breathing"-Begleiter. Er hatte mehr als zwanzig Jahre lang die traditionelle Psychotherapie praktiziert, bevor er mit Transformativer Atmung zu arbeiten begann. Rohrberg war erstaunt, wie schnell sich so viele der Probleme seiner Patienten durch das Atmen lösten. Wiederholt äußerte er, dass „eine einzige Session in Transformativer Atmung dasselbe leisten kann wie eine zwei Jahre dauernde traditionelle Therapie".

Die traditionelle Psychotherapie arbeitet vor allem mit dem Bewusstsein. Sie betrachtet und analysiert störende Muster und sucht Probleme aus der Vergangenheit gedanklich zu lösen. Wie die Transformative Atmung sucht sie das Bewusstsein von den selbst geschaffenen Einschränkungen zu befreien, die aus

Erfahrungen in der Vergangenheit entstanden sind. Sie strebt danach, Glaubenseinstellungen und gedankliche Annahmen, die eine Person in ihrer Entwicklung behindern, aufzulösen oder zu ändern.

Doch es hat sich gezeigt, dass manche der sehr tief verankerten Glaubenseinstellungen und Verhaltensweisen sich nicht einfach mit Hilfe von Gesprächstherapie, positivem Denken, Visualisierung, Affirmation oder irgendeiner Technik ändern lassen, die nur mit dem Bewusstsein arbeitet. Die Arbeit an diesen tief liegenden Einstellungen kann sich Jahr um Jahr von Sitzung zu Sitzung dahinziehen, denn solche Probleme sind so tief verwurzelt, dass das Bewusstsein sie nicht erfassen kann. Wir müssen einen Zugang zu diesen tiefsten Bereichen in uns finden, um die in den Zellen gespeicherte Energie bestimmter unbewusster und hartnäckiger Muster umwandeln zu können.

John Bradshaw, ein weltbekannter Lehrer und Therapeut für Suchtheilung, bezeichnet in all seinen Bestsellerbüchern die Bemühungen, auf den Grund der emotionalen Probleme zu gelangen und sie dort aufzulösen, als „Heilung der eigentlichen Ursache" unserer destruktiven Verhaltensmuster. Diese eigentlichen Ursachen setzen sich sehr früh in unserer Entwicklung im Unbewussten fest und überschatten unser ganzes Leben, wenn sie nicht aufgelöst und geheilt werden. In vielen Fällen entstehen aus ihnen psychische Erkrankungen, in denen selbst die essentiellsten Lebensfunktionen kaum oder überhaupt nicht ohne Medikamente erhalten werden können.

Es ist unfassbar, wie viele Menschen Prozac bei Depressionen oder Xanax bei Angstzuständen einnehmen. Obwohl diese Medikamente manchmal ein gewisses Maß an sofortiger Linderung gewähren, wird den Patienten sogar von den Herstellern geraten, sie nicht über mehrere Jahre hinaus einzunehmen. Unglücklicherweise können diese Medikamente zum einen die Symptome nur vorübergehend erleichtern, allerdings mit dem Nachteil direkter Nebenwirkungen, zum anderen nimmt die zerstörerische Kraft der Ursachen fortwährend zu. Das unterdrückte Material muss einfach zum Ausdruck gebracht und irgendwie verarbeitet werden.

Zusätzlich zum Preis, den die Medikamente den körperlichen, emotionalen und geistigen Kräften abfordern, zwingen die Kosten der Medikamente viele Menschen dazu, staatliche Hilfe zu suchen. Andere leiden einfach zusätzlich unter dem erhöhten finanziellen Stress. Medikamente sind bestenfalls unvollständige Lösungen und oftmals Versuche ohne Gewinnchancen, wie alle Versuche, Lösungen außerhalb von uns selbst zu finden.

Glücklicherweise bietet die Transformative Atmung eine sichere, wirksame Alternative. Viele Menschen sind durch die Atemarbeit erfolgreich von Psychomedikamenten entwöhnt worden. Elisabeth B., M.S.B. berichtet: „Ich konnte Antidepressiva und rezeptpflichtige Mittel gegen Allergie innerhalb von zwei Monaten nach meiner ersten Session in Transformativer Atmung absetzen."

Es gibt nur wenige psychotherapeutische Techniken, durch die man effektiv mit dem Unbewussten arbeiten kann. So kann uns die Hypnose dabei helfen, Zugang zu unserem Unbewussten zu finden und negative Glaubensüberzeugungen durch positive Affirmationen zu ersetzen. Arbeiten die Hypnosetherapeuten jedoch nicht spezifisch mit den unterdrückten Inhalten, so dauern diese im Unbewussten fort und bestimmen weiterhin das Verhalten. Hingegen wirkt Transformative Atmung energetisch im Kern des Problems und erzeugt dort eine höhere Energieschwingung, die das negative Muster und damit dessen Manifestationen in unserem Leben auflöst.

Ich will damit nicht behaupten, dass die Transformative Atmung die Psychotherapie ersetzen könnte oder sollte. Es ist wichtig, die Probleme in unserem Leben auf der Ebene des Bewusstseins zu erkennen und anzugehen. Und es ist ebenso wichtig, in die Tiefe zu gehen, wo wir die reinigende Kraft der Atmung nutzen können, um die Ursachen der Probleme energetisch aufzulösen.

Der folgende Abschnitt gibt Berichte einer kleinen Anzahl von Therapeuten wieder, die in Transformativer Atmung ausgebildet sind und diese Arbeit bei der Behandlung ihrer Klienten und Patienten einsetzen.

Einrichtung für psychiatrische Behandlungen in einem Wohngebiet

Kevin Makarewitz, M.A., war früher der Leiter des ausdrucksorientierten Therapieprogramms von Well Spring, einer psychiatrischen Einrichtung zur Behandlung von Erwachsenen und Jugendlichen des Wohngebietes von Bethlehem, Connecticut. Nachdem er die professionelle Ausbildung in Transformativer Atmung abgeschlossen hatte, integrierte er vor einigen Jahren Atemsessions in den Behandlungsplan für seine Klienten und Patienten. Die Ergebnisse waren beeindruckend.

Er stellt fest: „Einer der größten Gewinne liegt darin, dass es den Menschen ermöglicht, in Kontakt mit ihrer gesunden Energie zu kommen. Indem sie die körperlichen Blockaden aufbricht und die Vitalität wiederherstellt, dringt die Atmung durch die physischen, psychologischen und emotionalen Probleme hindurch zum gesunden Kern einer Person."

Kevin arbeitete mit etwa dreißig Personen beiderlei Geschlechts und unterschiedlichen Alters, die an chronischen Depressionen litten. Nach zehn bis zwölf Sessions hatten alle auf die Transformative Atmung positiv angesprochen. Er konnte auch beobachten, dass diejenigen Personen, die sich in ihren Sessions besondere Mühe gaben, die besten Resultate erzielten. Die Symptome verbesserten sich in jedem Fall, in manchen Fällen ganz bedeutend, und manchmal verschwanden sie völlig. Kevin arbeitete mit mehreren Problemfamilien. In allen Fällen konnte er feststellen, dass sowohl die Eltern als auch die Kinder mithilfe des Atmens ein tieferes Selbstgefühl entwickelten. „Sie begannen, sich mehr und liebevoller füreinander zu öffnen. Das Atmen half ihnen, Klarheit über persönliche Schwierigkeiten zu gewinnen und die eigenen Probleme nicht mit Problemen des familiären Zusammenlebens zu verwechseln."

Kevin fand, dass Transformative Atmung auch bei Symptomen akuter Angstzustände wirksame Hilfe leistete. „In solchen Fällen gewannen die meisten Patienten die Fähigkeit, das Atmen selbstständig zu nutzen, um ihre Angstzustände in den Griff zu bekommen und aufzulösen."

Auch Patienten, die an PTB (post-traumatic stress disorder) litten, reagierten sehr positiv. Kevin machte die Beobachtung, dass solche Patienten dazu neigen, „in eine traumatische Erinnerung zu gehen, durch diese hindurchzuatmen und schließlich viel entspannter und gegenwärtiger daraus hervorgehen".

Indem er die Arbeitsweisen und Ergebnisse dieser Atemtechnik mit denen der traditionellen Psychotherapie vergleicht, stellt Kevin fest: „Die Atemarbeit ist holistischer. Sie findet Zugang zum ganzen Menschen im Gegensatz zur Gesprächstherapie, die sich nur auf das Bewusstsein konzentriert. Die Transformative Atmung ist ein Weg, dorthin zu gelangen, worum es im Leben der Betroffenen geht und einen inneren Entwicklungsprozess in Gang zu setzen, der weit über die Möglichkeiten der Gesprächstherapie hinaus geht. Ich habe immer und immer wieder erlebt, dass Menschen, die sich verzweifelt und hoffnungslos fühlen, mit dem Atmen wieder zur Hoffnung und Lebendigkeit finden."

Großer Erfolg eines Bostoner Arztes

Dr. Abraham Sussmann, ein klinischer Psychologe, hat seit 1994 in seiner privaten Praxis in Boston, Massachusetts, Patienten unter anderem mit Transformativer Atmung behandelt. Er setzt diese Technik bei einer Anzahl verschiedener Krankheiten ein und hat damit bei vielen seiner Klienten Durchbrüche erzielt.

Dr. Sussmann berichtet, dass Menschen, „die ihre eigene Lebendigkeit nicht spüren, die grundsätzlich über zu wenig Energie verfügen und zu sehr in ihrem Kopf leben", gut auf Transformative Atmung ansprechen. Eine der häufigsten Diagnosen bei solchen Zuständen ist die der klinischen Depression.

Er glaubt, dass die Transformative Atmung diese Menschen ihren inneren Energiefluss und die eigene Vitalität erleben lässt. Er hat beobachtet, dass damit Energie und Optimismus zunehmen. „Der zusätzliche Gewinn für die Beziehungs-Therapie durch Transformative Atmung liegt darin, dass es uns eine energetische, aktive und vitale Erfahrung unserer selbst ermöglicht. Es fördert das Erwachen weiterer Innenbereiche im Menschen und kann uns damit für unsere innere Welt öffnen. Oft, wenn wir uns selbst tiefer erleben, durchdringen wir viele Gefühlsschichten. Dadurch wird es uns möglich, mit den verschiedenen Aspekten unserer selbst ins Reine zu kommen und das, was in uns auftaucht, zu integrieren."

Auch Menschen, die sich zu sehr darum sorgen, wie sie von anderen beurteilt werden, sprechen gut an. Solche Menschen, sagt Dr. Sussman, sind zu fremd-orientiert. „Das Erleben der Breathing Sessions öffnete ihnen den Zugang zur inneren Selbsterfahrung. Es half ihnen, die Fähigkeit zu unabhängiger Selbstbewertung zu entwickeln und in Verbindung mit der eigenen Innenwelt zu kommen."

„Für dissoziative Personen, d. h. Menschen, die sich ganz in ihr intensives Innenleben zurückziehen, erwies sich die Transformative Atmung dann als wirkungsvoll, wenn eine sichere und vertraute Beziehung zum Therapeuten bestand und das gefühlte Wagnis von ihm anerkannt wurde." In einem solchen Rahmen fand er heraus, „führte die Atemtherapie zu innerem Frieden, Ausgeglichenheit und Anpassung."

Furcht und Angstzustände, sagt Dr. Sussman, können mit der Atmung höchst erfolgreich behandelt werden, wenn von ihren körperlichen Manifestationen ausgegangen wird. „Das Atmen lässt die Betroffenen zunächst das Alleinsein erleben, aus dem heraus sie sich selbst finden. Das vermindert die Ängste. Ich betrachte daher die Transformative Atmung als ein wertvolles Werkzeug in der Psychotherapie."

Ein weiter Anwendungsbereich

Samvedam Randles ist Diplom-Psychologin und Reichianische Therapeutin mit zusätzlicher Ausbildung und Erfahrung in Postural Integration. Sie ist Mitbegründerin des Zentrums für körperorientierte Psychotherapie in Somerville, Massachusetts und hat viel mit dem Transformativer Atmung gearbeitet, an sich selbst, mit Familienmitgliedern und in ihrer therapeutischen Praxis.

Samvedam bietet sowohl monatliche Atemklassen wie auch Intensivkurse an Wochenenden an, unter dem Motto: „Die innere Kunst des Atmens." Sie hat mehr als 2500 Menschen in Gruppen und Einzelsitzungen zu außergewöhnlichen

Transformationen und Heilungen geführt. „Ein entscheidender Moment in meinem Leben", erinnert sie sich, „war der, als ich das Atmen einsetzen konnte, um meiner Mutter beizustehen, aus einer schmerzvollen, unheilbaren Krankheit in den himmlischen Frieden hinüberzugehen."

Mit welcher Begeisterung Samvedam die Transformative Atmung in ihrer Arbeit einsetzt, kommt in folgenden Worten klar zum Ausdruck:

„Ich liebe es. Ich freue mich über die energetischen Wandlungen, die es hervorruft – auf dieser Ebene kann Außerordentliches geschehen. Wir bleiben nicht im Denken stecken, weil es die Menschen sofort zum Kommentieren der tiefinneren Vorgänge verleiten würde. Ich atme mit jedem, der dazu bereit ist. Manche Klienten wollen zunächst reden und sind anschließend bereit, ins Atmen zu gehen.

„Es herrscht eine gewisse Uneinigkeit darüber, ob Transformative Atmung bei Überlebenden traumatischer Vorfälle angewendet werden soll, weil sie dadurch mitten in die vergangene traumatische Erfahrung zurückversetzt werden können. Meine Erfahrung zeigt jedoch, dass sie lernen müssen, neue Wege einzuschlagen, um nicht immer wieder in diese traumatischen Muster zu verfallen. Der Therapeut sollte auch in der Arbeit mit traumatisch Belasteten erfahren sein. Wir müssen sie begleiten und darauf achten, dass sie nicht in die gewohnten Muster verfallen. Da oft sehr vieles sehr rasch in Bewegung kommt, können sich Klienten, wenn sie das Gefühl bekommen, dass sie mitgerissen werden, dem Prozess widersetzen. Deshalb muss eine gewisse Basis des Vertrauens geschaffen werden."

Sessions in Transformativer Atmung erweisen sich nach Samvedam als sehr wirksam bei depressiven Klienten – „Das Atmen weckt ihre Gefühle und hilft ihnen, aus der

Gefühlslähmung der Depression heraus zu kommen" – und auch bei Klienten, die aufhören wollen, zu viel zu essen oder zu rauchen, erhält sie gute Ergebnisse.

Sie wendet die Atemarbeit auch bei der Behandlung von multipler Persönlichkeitsstörung und posttraumatischer Stressstörung an. „Diese Menschen berichten oft von erhebenden Erfahrungen; sie sehen zum Beispiel Licht, fühlen tiefen Frieden und empfinden anhaltende Freude."

Nach Samvedams Erfahrung hat sich Transformative Atmung als äußerst wirksam im Falle allgemeiner Angstzustände (Panikattacken) erwiesen. „Zunächst hilft es den Betroffenen, die eigentliche Ursache ihrer Angst herauszufinden. Sodann zeigt es ihnen, wie sie mit diesen Gefühlen umgehen und sie auflösen können."

Sie erinnert sich an eine Mittsiebzigerin, die an Panikattacken litt und nicht imstande war, Gefühle in sich wahrzunehmen. Sie war von fünf Psychiatern erfolglos behandelt worden. Nach einer Reihe von Atemsitzungen empfand sie große Erleichterung. Die Panikattacken ließen nach und konnten mit Atemübungen in Schach gehalten werden. Auch berichtete sie, dass sie Zugang zu ihren Gefühlen gefunden habe, was ihr früher, soweit sie zurückdenken konnte, nicht möglich gewesen sei.

Samvedam stellt fest, dass sie, seitdem sie die Atemtechniken in ihre Praxis integriert hat, mit mehr Erfolg und Freude arbeiten kann. Ihre Klienten sind aufmerksamer und finden zu rascheren Lösungen ihrer Probleme. „Wir haben jetzt einen viel besseren Zugriff auf alles, was wir benötigen, um die gesetzten Ziele zu erreichen."

Integration „gespaltener Persönlichkeiten"

Die Transformative Atmung bildet ein machtvolles Werkzeug zur Wiedereingliederung verloren gegangener, gefürchteter und abgelehnter Aspekte der Persönlichkeit und des Selbst. Es hilft uns, sämtliche Aspekte unserer Wesensnatur umfassend zu integrieren, einschließlich unseres von C.G. Jung so genannten Schattens. Dieser Prozess wird zu einer Art Seelen-Zurückholung. Obwohl die Seele selbst niemals wirklich verloren geht, trennen wir „inakzeptable" Anteile unserer Persönlichkeit von unserem bewussten Selbst ab. Die integrierende Dynamik der Transformativen Atmung bringt solche Aspekte in unser Gewahrsein und erlaubt uns, früher verdrängte Erfahrungen zuzulassen und die verlorenen, ungeheilten Anteile unserer selbst durch Akzeptanz und Vergebung endlich heimzuholen.

In vielen Fällen der multiplen Persönlichkeitsstörungen sind Teilaspekte der Persönlichkeit im Spiel, für die es keinen bewährten Weg der Integration in ein Ganzes gibt. Der bekannteste Fall einer solchen Störung, die in der Umgangssprache oft als Persönlichkeitsspaltung bezeichnet wird, wurde von Flora Rheta Schreiber ausführlich in ihrem bahnbrechenden Buch *Sybil* beschrieben.

Ich habe viele erstaunliche und dauerhafte Besserungen bei Menschen erlebt, die an multiplen Persönlichkeitsstörungen litten. Selbst bei Menschen mit schweren psychischen Erkrankungen haben sich dramatische Besserungen mithilfe der Transformativen Atmung ergeben. Ein Beispiel war Susan, eine Frau Anfang vierzig, die mit multiplen Persönlichkeitsstörungen diagnostiziert worden war. Sowohl die medizinischen wie die psychiatrischen Institutionen hatten ihre Behandlung abgesetzt. Ihr wurde mitgeteilt, dass sie mit ihren Krankheitssymptomen leben und so gut wie möglich damit zurecht kommen müsse. Sie konnte nicht arbeiten, hatte gerade über 25 Kilo zugenommen und fühlte sich fast andauernd vollständig überwältigt. Die mannigfachen Auswirkungen der vielen verschiedenen Persönlichkeiten, die in ihr lebten und sich durch sie zum Ausdruck brachten, hatten ihr Leben in ein unerträgliches Chaos verwandelt. Sie hatte früher in ihrem Leben über zehn Jahre lang eine Karriere aufrechterhalten. Jedoch erlebte sie zunehmend die unkontrollierbare Anwesenheit fremder Persönlichkeiten in sich, und das manchmal zu den unpassendsten Zeiten.

Susan benötigte mehrere Treffen, ehe sie sich soweit entspannen und so viel Vertrauen aufbringen konnte, dass sie für die Atemarbeit bereit war. Als wir mit der Folge der Sessions begannen, kam die Vielfalt der Wesen in Susans Innerem in ihrer Atmung zum Vorschein. Das war eines der interessantesten Atemmuster, die ich jemals gesehen habe, mit gleichzeitigem plötzlichen Auftauchen in den verschiedensten Abschnitten des Atemsystems. Unmöglich, dieses Muster willkürlich zu wiederholen.

Während einer ihrer anfänglichen Sessions ging Susan in die Zeit zurück, als sie 16 Jahre alt war. Sie wurde von Entsetzen gepackt, als in ihr die Erinnerung aufstieg, wie sie ohne ihre ausdrückliche Einwilligung hypnotisiert und im hypnotischen Zustand sexuell missbraucht wurde. Dieser Vorfall hatte offensichtlich einen schweren Bruch in ihrer Persönlichkeit und in ihrem Bewusstsein verursacht und war ebenso offensichtlich die ihrer Persönlichkeitsspaltung zugrundeliegende Ursache. Während sie weiter atmete, wurde sie von Angst geschüttelt, bis sich der innere Sturm allmählich legte.

Susan kam sechs Monate lang regelmäßig zu ihren Atemsessions. Immer mehr abgespaltene Teile ihrer Selbst tauchten auf und wir arbeiteten an jedem Einzelnen. Ich konnte miterleben, wie sie sich zu der ursprünglichen, ihrer selbst bewussten Identität namens Susan zusammenschlossen. Nach diesem langen emotionalen Heilungsprozess fühlte sie sich schließlich in der Lage, dem jungen Mann, der sie missbraucht hatte, zu verzeihen.

Innerhalb eines Jahres waren die Symptome, die sie über viele Jahre gequält hatten, bloße Erinnerung geworden. Sie wurde von ihren Medikamenten entwöhnt und begann sich wieder von Neuem als eine sehr interessante und facettenreiche Persönlichkeit zu fühlen und dementsprechend zu handeln. Gegen Ende des zweiten Jahres hatte sie genügend Selbstvertrauen zurückgewonnen, um sich zur Begleiterin für Transformative Atmung ausbilden zu lassen. So ging sie also noch einmal in die Schule und arbeitet nun glücklich als Atemtherapeutin und Beraterin.

Ganz ohne Antidepressiva

Während einer Zeit großer Anspannung in Johns Leben hatte ihm sein Arzt Antidepressiva als kurzzeitige Maßnahme verschrieben. Sechs Jahre später, immer noch mit diesen Medikamenten lebend, suchte John andere Methoden, um mit Stress und emotionaler Unruhe umzugehen, denn die Antidepressiva verminderten seine Lebensqualität. Sie beeinträchtigten die sexuellen Beziehungen mit seiner Frau und gaben ihm das Gefühl „ein wandelnder Zombie zu sein, weder tot noch wirklich lebendig."

John erinnerte sich, dass er einmal Ambitionen und Ziele für sein Leben gehabt hatte, doch nun verließen ihn Motivation und Lebensmut und seine Hoffnung schwand dahin.

Als wir mit Atemsessions begannen, kam John in Kontakt mit einem Trauma in seiner frühen Kindheit und mit dem tiefen Leid, das mit dem Verlust eines Elternteils verbunden war. In jener schwierigen Lebensphase hatte er begonnen, die mit diesen Ereignissen verbundenen Gefühle abzuwehren oder zu unterdrücken.

Im sicheren Umfeld einer begleiteten Atemsession fand er die innere Kraft und den Mut, sich diesen Erinnerungen und Gefühlen endlich zu stellen. Er ließ es zu, dass sie in ihm aufstiegen, sodass er nun den ganzen Schmerz fühlen und zum Ausdruck bringen und damit freisetzen konnte. Haben wir einmal aufgehört, unsere Gefühle in die unterirdischen Verliese unserer Psyche zu verbannen, so erleben wir, dass die tatsächliche Erfahrung bei Weitem nicht so qualvoll ist wie die Vorstellung, die wir uns von ihr gemacht hatten.

Nach drei Sessions wusste John intuitiv, dass er keine Medikamente mehr brauchte. Die verdrängten Gefühle, die so viele Spannungen und Ängste in ihm verursacht hatten, waren verschwunden. In Zusammenarbeit mit seinem Arzt konnte er im Laufe einiger Monate die Antidepressiva absetzen. Er hat kein Bedürfnis mehr, sie zu nehmen und sagt, er habe sich noch nie in seinem Leben so wohl gefühlt wie jetzt.

Ähnlich war es bei einer Frau namens Amy, einer erfolgreichen Innendekorateurin, die seit drei Jahren Antidepressiva eingenommen hatte und sich dennoch furchtbaren Angstzuständen ausgeliefert fühlte. Ihre Beziehungen litten darunter, und vielen ihrer Freunde gegenüber empfand sie Verfolgungsängste. Sie beschrieb sich selbst als „wie taub gegenüber dem Leben und jeder freudigen Regung."

In ihren Atemsessions arbeite Amy sich durch eine Menge alter Emotionen, vor allem solcher extremen Schreckens hindurch. Mich erstaunte, dass Medikamente derart intensive Gefühle so lange in Schach halten konnten. Ich habe beobachtet, dass sich unterdrückte Gefühle gewöhnlich noch rascher aufstauen, wenn sie fortwährend mit Medikamenten künstlich gedämpft werden. Mit Rezepturen, verordneten oder selbst gewählten, können Emotionen nicht gelöst werden. Sie schieben lediglich die Auseinandersetzung mit den Gefühlen auf.

Nach sechs Sessions hatte Amy eine ungeheure Menge an Ängsten, Schrecken und Widerständen integriert. Ihre Beziehungen verbesserten sich und ihre paranoiden Gefühle waren verschwunden. Sie teilte mir mit, dass sie mehr Frieden als je zuvor und ein ganz neues Lebensvertrauen in sich verspürte. Sie arbeitete einige Monate lang mit ihrer Therapeutin und konnte bald vollständig auf Antidepressiva verzichten.

In meiner Arbeit mit Menschen, die stimmungsverändernde Medikamente nehmen, habe ich immer beobachten können, dass das Atmen sowohl von der Medikamentenabhängigkeit befreit, als auch die Heilung der Gefühle ermöglicht, die zur Einnahme der Medikamente geführt hatten. Transformative Atmung bringt die Gefühle ans Tageslicht, um sie rasch und sicher in kreative Energie umzuwandeln.

Chronische Depression

Angi, eine Frau Anfang fünfzig, hatte in den vorausgegangenen drei Jahren unter Trübsinn und Verzweiflung gelitten. Viele Jahre lang hatte sie Hilfe bei holistischen Heilmethoden gesucht und jede ihr bekannte Technik ausprobiert, um diese Stimmungen loszuwerden. Nichts brachte die gesuchte Erleichterung. Je mehr sie versuchte, sich von den Depressionen zu befreien, umso enttäuschter und unglücklicher wurde sie in ihrem Unvermögen, sie aufzulösen. Als sie zu ihrer ersten Session kam, teilte sie mir mit, dass sie jede Hoffnung aufgegeben habe, ihre Stimmungen jemals überwinden zu können, aber sie sei bereit, alles zu versuchen, was ihre Gefühle auch nur im Geringsten verbessern könnte.

Angis erste Session war ein Durchbruch. Sie weinte und brachte eine Menge unterdrückter Traumen und Emotionen zum Ausdruck. Nach der Session fühlte sie sich so leicht und klar, dass sie in Freudentränen über das neu erwachte Gefühl der Hoffnung ausbrach. Sie machte weiterhin Atem-Sessions und erlebte einen solchen Wandel in ihrem Leben, dass sie sich für das „Training in Transformational Breathing" entschied, für sich selbst und zur beruflichen Ausübung. Bald nachdem sie dieses Programm beendet hatte, gab sie ihren mühseligen Job auf und fand unglaubliche Freude und Erfüllung in ihrem neuen Leben und ihrer neuen Arbeit – Angi kann sich fast nicht mehr an die Verzweiflung und Hoffnungslosigkeit erinnern, an denen sie vordem gelitten hatte.

Panikattacken

Diane, von den Eltern verlassen und bei ihrer Großmutter aufgewachsen, erlebte viel Missbrauch in ihrem Leben. Mit Ende vierzig litt sie an vielen schmerzhaften körperlichen Symptomen, vor allem im Magen-Darmbereich. Nach jahrelanger Einnahme verschiedener Medikamente und einem halben Dutzend chirurgischer Eingriffe litt sie noch immer unter Angstzuständen und Lustlosigkeit.

Als ich mit Diane zu arbeiten begann, nahm sie mindestens drei verordnete Medikamente, die sie in einen Zustand stetiger Verwirrung versetzten. Wir begannen mit Sessions in Transformativer Atmung und sie fühlte sich sofort anders.

Es überraschte mich nicht, festzustellen, dass sie nicht in die unteren Zonen des Atembereichs hineinatmete. Sobald sie begann, tiefer in den Magen- und Bauchbereich hineinzuatmen, kam eine Büchse der Pandora voll traumatischer und

angstvoller Emotionen aus der Kindheit an die Oberfläche und
löste sich rasch auf. Eines ihrer hauptsächlichen alten Traumen
hing damit zusammen, dass sie sich nie erlaubt hatte, Trauer
über den Verlust ihrer Großmutter zu erleben, die sie
aufgezogen hatte.

Je länger sie ihre regelmäßigen Atemsessions fortsetzte,
desto besser fühlte sich Diane. Sie konnte ihre flüssige Diät
aufgeben und war nun in der Lage feste Nahrung zu sich zu
nehmen. Unter der Anleitung ihres Arztes begann sie, die
Mehrheit ihrer Medikamente abzusetzen. Wann immer nun
Angstzustände aufkamen, konnte sie innehalten und einige
Übungen im verbundenen Atmen machen. Infolge dessen
verringerten sich Häufigkeit und Stärke ihrer Panikattacken.

Manische Depressionen oder bipolare Störungen

Erstaunliche Heilwirkung hat die Atemarbeit auch bei
Symptomen der manischen Depression gezeigt. Bei einer
solchen Atemarbeit ging es um Tom, einen jungen Mann, der
mit neunzehn Jahren begonnen hatte, geistige
Zusammenbrüche, wie seine Familie es nannte, zu erleiden.
Während solcher Zusammenbrüche verlor Tom gänzlich sein
Ich-Gefühl und benahm sich höchst wunderlich. Er schien unter
Halluzinationen zu leiden und verhielt sich so, als verkörpere er
andere Personen in anderen Zeiten. Zunächst wurde
Schizophrenie diagnostiziert. Nach dreimaligem Klinikaufenthalt
lautete die Diagnose bipolar gestört.

Bipolare Störung ist die vorzugsweise benutzte medizinische
Bezeichnung für manische Depression, die durch extreme
Wechsel in Stimmungen und Benehmen gekennzeichnet ist,
typischerweise wechselnd zwischen Perioden schwerer
Depression und solcher manischer Aktivität.

Tom und seine Frau wurden dahingehend beschieden, dass es für diese Krankheit keine Heilung gebe, dass die wechselnden Schübe jedoch mit Lithium kontrolliert werden können. Durch die Einnahme des Medikaments fühlte er sich benommen und wie betäubt und er war kaum mehr imstande, seine geliebten sportlichen Aktivitäten fortzusetzen. Nach seinem dritten Klinikaufenthalt begannen wir mit der Atemtherapie. Da hatte er schon fast ein Jahr lang Lithium genommen. Während der Sessions gingen wir durch das, was ich als Ausdrucksformen dissoziativer Persönlichkeit bezeichne, indem er Aspekte seiner Persönlichkeit zum Ausdruck brachte, die er abgelehnt und ins Unbewusste verdrängt hatte. Das Atmen brachte diese Teile der Psyche ins Bewusstsein, damit sie geheilt und in die Gesamtpersönlichkeit integriert werden konnten. Dabei konnte ich auch eine Entgiftung von all den Medikamenten in seinem Körper beobachten.

Nach unseren Sessions begann Tom, sich lebendiger, klarer im Kopf und konzentrationsfähiger zu fühlen und ihm wurde bald klar, dass er sich von Substanzen wie Alkohol und Marihuana, die seine Anfälligkeit verstärkten, fernhalten musste. Zurzeit bleibt er bei einer geringen Dosis Lithium, und er erlebte seit dem Beginn der Atemsessions keine Zusammenbrüche mehr. Die Ergebnisse der Atemarbeit haben Tom so ermutigt, dass er sich zum Atembegleiter ausbilden ließ, um seine Erfahrungen mit anderen zu teilen.

Selbstmordgefährdung

Jeremy war ein junger Mann Anfang zwanzig, der von sich sagte, er habe „nie etwas anders als Schmerz verspürt". Sein Umgang mit dem Schmerz bestand darin, sich zu verletzen. Als ich Jeremy kennenlernte, war seine Selbstaggression so stark geworden, dass er sich gerade kurz zuvor schwer verletzt hatte

und ins Krankenhaus gebracht werden musste. Ein
Familienmitglied konnte ihn dazu überreden, es mit
Transformativer Atmung zu versuchen. Nach seiner ersten
Session fühlte er sich für einige Tage sehr wohl und kam nicht
auf den Gedanken, sich zu verletzen. Nach der zweiten Session
tauchten sehr viele alte Emotionen auf und er erlebte ein
beträchtliches Maß an emotionaler Befreiung. Aus der dritten
Session ging er mit einem Gefühl vollständigen Friedens und
heiterer Ruhe hervor, das sich mit keiner von ihm je zuvor
erlebten Erfahrung vergleichen ließ. Er übt sich weiterhin täglich
in Transformativer Atmung, um voranzukommen und mit sich
selbst und seinem Leben in Einklang zu sein.

Essprobleme

Marcia, eine Frau Mitte dreißig, hatte fast ihr ganzes
bisheriges Leben Essprobleme gehabt und wog
mindestens sechzig Pfund zu viel, als sie mit der
Transformativen Atmung begann. Sie war bis dahin dem Muster
gefolgt, zu hungern, sich dann mit Essen vollzustopfen und
schließlich alles wieder zu erbrechen.

Marcia gestand, sie habe immer entweder Hungergefühle
oder Schuldgefühle, wenn es ums Essen gehe – entweder hasse
sie ihre Gefräßigkeit oder sie hasse sich selbst. Sie war in einem
Teufelskreis gefangen und hatte sämtliche Diäten und Kuren
versucht, auf die sie gestoßen war. Einige funktionierten eine
Zeit lang, aber nach und nach gewannen ihre alten
Gewohnheiten wieder die Oberhand und sie geriet noch weiter
aus dem Gleichgewicht und schämte sich noch mehr als zuvor.

Marcia vereinbarte einen Termin mit mir, nachdem sie
erfahren hatte, dass ich durch die Transformative Atmung
dreißig Pfund abgenommen hatte.

Eine der ersten Erkenntnisse, zu der Marcia in ihrer Session gelangte war, dass sie als Kind nicht genügend umsorgt worden war, und dass sie im Essen eine Art Selbstfürsorge gefunden hatte. Die Atemsession brachte sie dahin, zu erkennen, dass es gesündere Möglichkeiten gibt, für sich selbst zu sorgen, Möglichkeiten, die ihr gestatten würden, in Harmonie mit sich selbst und dem Leben zu sein. In ihrer zweiten Session kam sie auf Ideen, wie sie ihre Essgewohnheiten und die Auswahl der Nahrungsmittel ändern könnte, um ihre Bedürfnisse in besserer Weise zu befriedigen. Zu ihrer Überraschung fand sie es leicht, diese Änderungen vorzunehmen. Schon bald hatten sich Ihre Essgewohnheiten, ihr Selbstgefühl und ihr Aussehen deutlich gebessert. Nach einem Jahr regelmäßiger Atemsessions wog Marcia vierzig Pfund weniger, und Völlerei plus Erbrechen gehörten der Vergangenheit an.

„Der Korruption wiederstehen und Integrität besitzen jene,

deren Atem eine lichtvolle Sphäre bildet: Sie vernehmen das

Universelle Wort und fühlen die Macht der Erde, um sie durch

ihrer eigenen Hände Werk zu vollenden."

- Aramäische Worte Jesus
Gebete des Kosmos

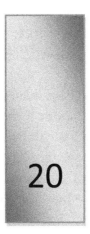

20

Die innere Befreiung des Strafgefangenen

Seit 1970 ist die Zahl der Insassen in den Gefängnissen der Vereinigten Staaten um 500 Prozent gestiegen. Machen Sie sich das einmal klar! 1998 befanden sich fünfmal mehr Menschen im Gefängnis als nur 30 Jahre zuvor. Das besonders Erschreckende daran ist, dass nahezu 59 Prozent der zu Gefängnisstrafen Verurteilten ihre Zeit für Drogenmissbrauch absitzen, verglichen mit 16,3 Prozent im Jahre 1970 (Federal Bureau of Prisons Statistics). Man überlege sich einmal die enorme Vergeudung an Begabungen, Energie und Geld, die diesem Tatbestand zugrunde liegt.

Wenn Sie niemals im Gefängnis waren, denken sie vielleicht nicht oft darüber nach, aber überlegen Sie einmal, wie viel von Ihren Steuerabgaben da hineinfließt. Die durchschnittlichen Kosten für jeden einzelnen Strafgefangenen pro Jahr betragen mehr als 20.000 Dollar! Und allzu oft resultieren daraus nur noch mehr Probleme: Mindestens 47 Prozent der aus dem Gefängnis Entlassenen landen innerhalb von drei Jahren wieder im Gefängnis. Offensichtlich verschlimmert das heutige System die Sachlage nur.

Wir haben erst damit begonnen, die weitreichenden Möglichkeiten für den Einsatz der Atemarbeit im Rehabilitationsprogramm von Gefängnissen auszukundschaften, und die Ergebnisse sind sehr ermutigend. Mehrere Kurzzeitprogramme mit Transformativer Atmung wurden in Gefängnissen sowohl der maximalen wie der minimalen Sicherheitsstufe durchgeführt. Ein vertieftes und längerfristiges Programm, das für alle Gefängnisse als Modell dienen kann, ist in Planung.

Selten sind die Umstände so beschaffen, dass einer starken Motivation für innere Wandlung ein Überfluss an Zeit entspricht, der dem Betreffenden erlaubt, sich ganz auf das gesetzte Ziel zu konzentrieren. Während viele von uns unter einem Zeitmangel leiden, der uns daran hindert, den Schwerpunkt auf die eigene Heilung zu legen, befinden sich Strafgefangene inmitten von Umständen, die einen idealen Rahmen für Heilwerdung und Wandlung bilden könnten. Sie haben sehr viel Zeit, um über ihr Leben nachzudenken. Und haben sie einmal in ihrer ersten Atemsession einen Hoffnungsschimmer entdeckt, so entwickelt die Mehrheit der Gefängnisinsassen sehr viel Motivation.

Destruktive Muster und tiefe Wunden im Unbewussten liegen schwer kriminellem Verhalten zugrunde. Diese tief in der Psyche verborgenen Muster und die daraus resultierenden Schmerzen und Spannungen kommen schließlich in Form von Gewalt oder sonstigen asozialen Handlungen zum Ausdruck. Verletzendes Verhalten entsteht selten aus sorgfältig bewusster

Überlegung, vielmehr aus unbewussten Mustern, die unseren innersten Wunsch, zu lieben und geliebt zu werden, überwältigen. Der einzige Weg, der aus der Gewohnheit führt, aus dem Verwundetsein heraus zu reagieren, besteht darin, die Wunden zu heilen.

Es ist offensichtlich, dass sich die Situation durch verschärfte Urteile und vermehrte Gesetzgebung nicht verbessern lässt. Sonst hätten die Vereinigten Staaten nicht die weltweit relativ höchste Zahl an Gefängnisinsassen. Das gegenwärtige System zur Verhaltenskorrektur korrigiert gar nichts. Es verstärkt nur noch die schrecklichen Ängste und inneren Fehleinstellungen, die in erster Linie zu kriminellem Verhalten führen.

Wenn wir Gefängnisinsassen nicht helfen, ihre Wunden zu heilen und ein neues Bewusstsein ihrer Möglichkeiten zu gewinnen, so werden sie sich weiterhin destruktiv verhalten und letztendlich uns allen schaden. Werden wir alle zu Gefangenen eines unablässig sich selbst fortsetzenden Systems, so wird es sich weiter aufblähen und uns immer mehr Angst und finanzielle Opfer abfordern.

Zugang zu einigen dieser düsteren, geschlossenen Anstalten zu erhalten war die größte Herausforderung für das „Unternehmen Transformative Atmung". Was wir dort bisher durchführen konnten, geschah zumeist auf freiwilliger Basis.

Eine engagierte Wegbereiterin in dem Bemühen, die Tür zur Rehabilitation von Strafgefangenen zu öffnen, war Cynthia Van Savage, Schauspielerin und ausgebildeter Coach für Transformative Atmung. Ihre liebevolle und selbstlose Arbeit in Gefängnissen hatte damit begonnen, dass sie über ihren eigenen tiefen Transformationsprozess berichtete, der ihr Leben als Opfer eines Missbrauchs in der Kindheit in ein Leben der Heilung, der Hoffnung und der Freude verwandelt hatte.

In ihrem zweiten Lebensjahrzehnt und darüber hinaus kämpfte sie mit Suchtproblemen. Ihr Leben war zunehmend von Ängsten erfüllt. Sie entwickelte Platzangst, litt unter Panikattacken und hatte angstbedingte Atemschwierigkeiten. Schließlich begann sie zu lesen und zu meditieren, um Selbstwahrnehmung zu entwickeln. Mit vierunddreißig hörte sie auf zu trinken. Als ein paar Jahre später die Inzest-Erinnerungen wieder an die Oberfläche kamen, kehrten Angstzustände und Panik zurück. Die Transformative Atmung war ihr hauptsächliches Werkzeug zur Überwindung der verheerenden Ängste.

Als Teil ihres Heilungsprozesses entwarf sie eine Eine-Frau-Musikshow mit dem Titel: *Bäume der Hoffnung – eine Lebensfeier*. Indem sie sich selbst in dieser Musikshow mitteilte, fühlte sie sich zu jenen Zuhörerschaften hingezogen, die selbst ein Bedürfnis nach therapeutischer Hilfe verspürten – und die stärkste Resonanz kam aus den Gefängnissen. Sowohl männliche wie weibliche Insassen erhielten Urlaub für den Theaterbesuch, um *Bäume der Hoffnung* zu sehen. Die Reaktion war so offensichtlich und begeistert, dass sie um Erlaubnis bat, mit den Männern ein experimentelles Programm durchzuführen.

Seit 1995 hat Cynthia Trainingsprogramme zur Selbstfindung entwickelt und in einigen Strafanstalten mit verschiedenartigen Gruppen durchgeführt. Dabei wurden einige Kommunikationstechniken und Übungen zur Verbesserung des Selbstwertgefühls angewandt; den Schwerpunkt des Programms jedoch bildete die Transformative Atmung.

Hier beschreibt sie ihr erstes zwölfwöchiges Programm, das sie im Garner Correctional Institute in Newton, Connecticut durchführte:

*Die erste Gruppe bestand aus zwanzig Männern.
Zunächst hatte ich Bedenken, mit ihnen eine komplette
Session durchzuführen. So haben wir während der ersten
drei Zusammenkünfte mit Atemübungen aus dem
Kundalini-Yoga gearbeitet. Und die Männer machten
wirklich mit.*

*Beim vierten Treffen spürte ich sehr viel Spannung und
Aggressivität im Raum. Ich fühlte instinktiv, dass es nun
an der Zeit war, in eine komplette Atemsession zu gehen.
So schickte ich ein stilles Gebet zum Himmel und dann
fingen wir an. Wir begannen mit ungefähr dreißig
Minuten Bewegung und Atmen. Danach nahmen die
Männer auf ihren Stühlen Platz und setzten das volle
ununterbrochene Atmen fort. Mir wurde sogar gestattet,
das Licht zu dämpfen, etwas, das dort normalerweise
nicht erlaubt ist. Allein schon die Augen zu schließen in
einem Raum voll anderer Insassen fiel vielen Männern
schwer. Ich nahm an, dass es bei vielen von ihnen lange
dauern würde, die Mauern zu durchbrechen, die sie einst
aufgerichtet hatten, um sich in ihrer Verletzlichkeit zu
schützen. Doch konnte ich miterleben, wie sich viele unter
ihnen im Atemprozess öffneten und eine Wandlung
erfuhren. Die Ergebnisse am Ende des zwölfwöchigen
Programmes berührten mich tief.*

Einer der Insassen sagte: „Es macht mich entspannter und
lässt mich meine Emotionen und Gefühle anderer Menschen
gegenüber spüren. Mehr Achtung für die Anderen in der
Gruppe. Ich kann das Problem in mir deutlicher wahrnehmen
und ich kann sogar über meine Gefühle und Emotionen reden."
Ein anderer berichtet: „Das Atmen hilft mir,
Auseinandersetzungen aus dem Weg zu gehen. Bisher bin ich

immer gleich hochgegangen. Jetzt bin ich entspannt und kümmere mich nicht darum, was Andere machen. Ich schlafe auch besser, weil ich mir keine Sorgen mache. Ich habe vierzehn Jahre meiner 120-jährigen Haft abgesessen, und meine Situation frustriert mich jetzt nicht mehr so sehr. Ich möchte, dass dies ein reguläres Programm wird."

„Ich könnte viele Geschichten erzählen", sagt Cynthia, „doch meine größte Belohnung ist, dass es mir gelang, die Erfahrung bedingungsloser Liebe zu vermitteln, die sie, wie so viele der Insassen sagten, zum allerersten Mal in ihrem Leben erfuhren. Für mich ist es ein direktes Ergebnis des Atmens. Zu sehen, wie weit das Atmen selbst die zu lebenslänglicher Haft Verurteilten gebracht hat, verschlug mir fast die Sprache. Viele der Männer erfuhren tiefreichende Wandlungen in ihren Einstellungen und ihrem Verhalten."

Die folgenden Kommentare sprechen für sich selbst:

Ein als Schläger berüchtigter Insasse sagte: „Ich hatte schon seit Langem große Lust, jemandem ordentlich eins drauf zu geben. Es kam zu einer Auseinandersetzung und ich wurde so wütend, dass ich nur noch zuschlagen wollte. Stattdessen ging ich weg. Anschließend ging mir der Grund dafür auf: Ich hatte unwillkürlich zu atmen begonnen, wie in der Unterrichtsstunde."

Ein anderer Mann war zu Beginn des Programms voller Wut, da in ihm während einer Session die Erinnerung aufgestiegen war an eine in der Kindheit erlittene Misshandlung. Er berichtete: „Ich habe das Atmen jeden Morgen in der Küche geübt, in der ich arbeite, und ich reagiere nicht mehr auf provokantes Verhalten." Er war auch dankbar, dass er gelernt hatte, wie er die Einzelhaft vermeiden konnte: „Kürzlich geriet ich in Streit mit einem Aufseher, der mich sehr aufbrachte. Ich ging in meine Zelle und nahm ein paar tiefe Atemzüge, und plötzlich fühlte ich mich besser."

Cynthia erklärt diese Verbesserung der Selbstkontrolle als Folge der Selbstakzeptanz, die aus der Atemerfahrung erwächst.

Die Angst vor den eigenen Gefühlen treibt uns dazu, Anderen Macht über uns zu geben. Wenn ich auf deine Angriffe reagiere, dann wird mein Handeln durch dein Verhalten bestimmt. Wahre Selbstbestimmung kommt aus dem eigenen Innern – kommt daher, dass wir furchtlos zu unseren eigenen, tiefsten Gefühlen stehen und ihnen Achtung erweisen. Verleugne ich meine Gefühle, so verletze ich mich selbst. Andere spüren das und werden dich in deiner negativen Selbsteinschätzung zusätzlich bestärken. Sie können ihre Widerhaken in dich einbohren. – Wenn ich meine eigenen Gefühle annehme, dann liebe ich mich selbst und bin nicht abhängig von irgendjemandes Anerkennung. Ich habe nichts zu verteidigen, wenn ich mit mir selbst im Reinen bin.

Aus den Kommentaren vieler Insassen ging hervor, dass sie ein neues Selbstwertgefühl gewonnen hatten. Einer berichtete: „Seit ich mich für diese Klasse eingeschrieben habe, habe ich einen spirituellen Zugang zu meinen Gefühlen gewonnen. Ich merke, dass das Programm meinem täglichen Leben sehr zugute kommt."

Ein Anderer sagte: „Es bringt mich dazu, mich um mein inneres Selbst und meine Emotionen zu kümmern. Ich bin nun in der Lage, zu spüren, wenn ich dabei bin, die Selbstkontrolle zu verlieren, und ich kann innehalten, bevor ich mein inneres Gleichgewicht verliere."

Und noch ein Anderer berichtete: „Ich weiß jetzt, wer und was ich bin und dass ich – nur ich – für mich selbst verantwortlich bin."

Cynthia erhält vom Gefängnispersonal oft Bestätigung über verändertes Verhalten der Insassen. Eines Nachmittags nahm eine Beraterin sie zur Seite und flüsterte ihr zu, sie sei dankbar dafür, dass die Wutausbrüche eines bestimmten Insassen aufgehört hätten. Dieser Insasse schrieb später in das Feedbackformular, das am Ende des Programms zum Ausfüllen angeboten wurde:

Sie haben mir etwas gegeben, das mir niemand je zuvor gegeben hat: Seelenfrieden. Vor dem Atemerlebnis in der Klasse habe ich mich immer wegen meines Vaters verrückt gemacht. Zuweilen konnte ich nicht schlafen, essen, nicht einmal über ihn sprechen. Nun weiß ich, dass er mich liebt, und er weiß, dass ich ihn liebe. Er hat es mir gesagt. Und seitdem bin ich ein Anderer geworden.

Viele Insassen berichteten, zusätzlich zu den psychologischen Besserungen, auch von verbesserter Gesundheit. „Seitdem ich mit diesem Atmen begann, bin ich verständnisvoller im Umgang mit Anderen. Und obwohl ich an einem Emphysem leide, fällt mir das Atmen leichter. Ich spüre, dass meine Lungen sich etwas entspannt haben."

Ein Asthmatiker meldete ganz ähnliche Ergebnisse: „Meine Lungen fühlen sich besser an und meine Atmung hat sich verbessert."

Wieder ein Anderer berichtete: „Es entspannt mich. Es nimmt die harten Kanten weg. Keine Medikamente mehr – und es lindert meine Arthritisschmerzen."

Ein Insasse, der wegen schwerer Migräne regelmäßig die Krankenstation aufgesucht hatte, sagte: „Ich nutze das Atmen, um aus Streitereien und meinen Migräneanfällen herauszukommen."

Solcher Zuwachs an Gesundheit ist nicht nur für die Insassen, sondern auch für die Steuerzahler ein Gewinn.

Schließlich erhielt Cynthia die Erlaubnis, ein erweitertes Programm durchzuführen; dieses Mal mit Verwendung von Matten bei der Gymnastik und unter Mitwirkung eines Betreuers. Das war von Vorteil für manche der Insassen, die Mühe hatten, sich im Sitzen zu entspannen.

Sie erinnert sich an einen Schweren Kerl mittleren Alters – einen Berufsverbrecher – der in den vorangehenden Sessions seine Augen nicht schließen wollte, da er sich als selbsternannten Führer der Gruppe betrachtete. In der Gymnastikklasse dagegen zog er seine Matte weg von der Gruppe in eine Ecke, wo er sich hinlegte.

Cynthia erinnert sich: „Er legte sich hin und wie ich erfreut feststellen konnte, brachte er es fertig seine Augen zu schließen. In der vierten Session gelang ihm zum ersten Mal das aktivierte Atmen. Er musste die Klasse vorzeitig verlassen, und gerade als er sich erhob, kam ich ins Stolpern, als ich von einem Insassen zu einem anderen weitergehen wollte. Ich war zutiefst erstaunt über den Ausdruck echter Besorgnis und wirklichen Mitgefühls, das aus seinen Augen strahlte, als er mich fragte, ob ich wohlbehalten sei. In diesem Augenblick wusste ich, dass er eine innere Umwandlung erlebt hatte, was er bestätigte, als er über seine Session befragt wurde: Es hat sich angefühlt wie eine Art Meilenstein."

Cynthia erhielt auch Gelegenheit, das gesamte Betreuungspersonal in das Transformative Atmungs-Programm einzuführen. An der Gruppensession nahmen Psychiater,

Berater und Pfleger teil – die meisten taten sich schwer damit, in der Gymnastikhalle des Gefängnisses rücklings auf Matten zu liegen. Doch gelang es einigen Mitgliedern des Personals, sich beim Atmen zu entspannen. Einer der Therapeuten hatte ein tiefes mystisches Erlebnis und konnte auch einige alte Kindheitsprobleme auflösen. Nach der Session brauchte er zehn Minuten Zeit, um sich zu sammeln und über das, was mit ihm geschehen war, nachzudenken. „Da hat man nun so viel studiert", brach es später aus ihm heraus, „und wir wissen einen Dreck!"

„Eines Tages" erinnert sich Cynthia, „rief mich die Direktorin der Suchtabteilung an und berichtete, dass sie eine unerhörte Wandlung bei einem der Männer beobachtet hatte. Sie fand die Veränderung sowohl in seiner Erscheinung wie in seiner Entwicklung schier unglaublich. Er nutzte die Transformative Atmung, um eine Menge Emotionen aufzulösen, die ihn jahrelang gequält hatten. Nach seiner Entlassung aus dem Gefängnis Anfang 1998 nahm er Kontakt mit mir auf, um mir mitzuteilen, er habe das Gefühl, dass er seine Wandlung unserer Gruppenerfahrung im Garner Gefängnis verdanke. Nach seiner Entlassung fand er nicht nur eine einträgliche Beschäftigung, er ist seitdem auch aktiv im Netzwerk der Anonymen Alkoholiker und ein verantwortlicher Vater für seine Kinder. Kürzlich hat er außerdem begonnen, in einem Rehabilitationszentrum für Drogenabhängige zu arbeiten."

Das Training zur Selbstbestimmung wurde auch im J. R. Manson Institut für Jugendliche angeboten, einer Hochsicherheitsanstalt für männliche Jugendliche im Alter von 16 bis 22 Jahren, mit ähnlich ermutigenden Ergebnissen. Cynthia erinnert sich:

Während einer energiegeladenen Gruppensession schrie einmal ein junger Insasse seinen emotionalen Schmerz heraus. Zum folgenden Treffen erschien er nicht, und ich erfuhr vom Pflegepersonal, dass er beschämt war, sich in solcher Weise seiner Verletztheit überlassen zu haben. Unter vier Augen teilte er mir jedoch mit, dass diese Erfahrung ihm geholfen habe, Aspekte von sich selbst wahrzunehmen, von denen er bisher nichts geahnt hatte.

Nach Ablauf des Programms überreichte diese Gruppe Cynthia eine selbstverfertigte Urkunde. Die Kommentare, die jeder auf die Rückseite dieses Dokuments geschrieben hatte, ließen erkennen, wie tief die Erfahrung sie berührt hatte und auf wie vielen Ebenen sie Hilfe gefunden hatten.

Einer der jungen Männer, der in seiner Kindheit schweren Missbrauch erlitten hatte, verbüßte wegen eines äußerst gewalttätigen Verbrechens eine langjährige Haftstrafe. Er schrieb in dem Dokument, dass diese Gruppenerfahrung ihn zutiefst berührt habe und dass er für immer verändert sei. Er ließ Cynthia wissen, dass die Wandlungen, die er in den Breathing Sessions erfahren habe, sein ganzes weiteres Leben bestimmen würden.

Der folgende Brief wurde dem Gefängniswärter von einem jungen Mann zugesandt, der von dem Erlebnis berichtete, „in reines Licht zu atmen".

Lieber Wärter, ich möchte Ihnen danken, dass Sie mir ermöglicht haben, am Selbstermächtigungsprogramm teilzunehmen. Es ist ein einzigartiges Gruppenerlebnis. Es hat mir geholfen, innezuhalten und über die Härten des Lebens nachzudenken, und mir wurde klar, dass man alles ertragen kann. Im Gefängnis zu sitzen gibt mir manchmal das Gefühl, dass ich wegen meiner Vergangenheit keinerlei Chance habe, noch einmal etwas Rechtes zu werden. Die Gruppe hat mir jedoch geholfen zu erkennen, dass die Verantwortung für mein Leben immer noch bei mir liegt und dass ich die Chance habe, mich zum Besseren zu wenden, wenn ich das wirklich möchte. Ich habe die Gruppe sehr geschätzt und alle, die aus freien Stücken bereit waren zu helfen und ihr Mitgefühl zu zeigen.

   Ich danke Ihnen,
   T. G.

Cynthia erinnert sich, dass am Ende der Atemsession dieses Mannes, „sich unsere Blicke trafen und er lächelte. Solche Liebe in seinen lächelnden Augen zu sehen war so schön! Ich hatte schon die ganze Zeit gespürt, dass von allen Gruppenteilnehmern er das stärkste Engagement aufbrachte, aber er hatte sich zurückgehalten bis zur letzten Session. Es war für mich eine große Genugtuung, zu sehen, wie viel er gewonnen hatte durch seinen Einsatz für seine Heilungsreise mit Transformativer Atmung."

   J. D., ein anderer Teilnehmer in derselben Gruppe, hatte wegen seiner Bandenzugehörigkeit im Alter von vierzehn Jahren eine Haftstrafe von dreizehn Jahren abzusitzen. Er war achtzehn Jahre alt, als er mit dunkler Sonnenbrille und einer sehr abweisenden, arroganten Miene in Cynthias erste Klasse im J. R. Mansion Gefängnis hereinspazierte. Er tat so, als ob er über alles erhaben sei und nur da, um die Zeit totzuschlagen. Cynthia war überrascht, als er am Ende wartete, bis alle anderen gegangen waren und sie fragte, ob er teilnehmen dürfe. „Ich sagte ihm, er könne seine Rolle spielen, solange er wolle,

solange er damit nicht den Fortschritt irgendeines anderen
störe."

Nach der dritten Klasse ließ er sich etwas zuschulden
kommen und erhielt zwei Wochen Einzelhaft. Bei der Rückkehr
zur Klasse war er offensichtlich entspannter. Er erzählte Cynthia,
dass er in der Isolierung jeden Tag das Atmen geübt habe,
manchmal stundenlang, und dass er geweint, geweint und
geweint habe. Er könne fühlen, dass der Zorn, den er so lange
mit sich herumgetragen habe, nun vergangen sei. Als das
Programm unterbrochen wurde, schrieb auch J.D. dem Wärter
mit der Bitte um Fortsetzung. Er schrieb: „Das war das einzige
[Programm], das mir wirklich geholfen hat. Auch andere
Insassen sollten die Gelegenheit haben, an dieser
Gruppenarbeit teilzunehmen, da sie wirklich etwas bringt."

Seitdem hat dieser junge Mann sein Leben der Aufgabe
gewidmet, Tatsachen über das Bandenwesen aufzudecken,
soweit ihm das hinter Gittern möglich ist. Sein Ziel ist,
Gemeinden dabei zu helfen, Wege zu finden, „einen guten
Einfluss auf die Straßenkinder zu üben, statt sie dem Einfluss der
Banden zu überlassen".

Stolz weist Cynthia auf einen Artikel hin, den D.J. verfasste,
um die Gesellschaft aufzurufen, den Straßenkindern dabei zu
helfen, ihre eigene innere Stärke zu finden, damit sie nicht den
Verlockungen von Banden so leicht verfallen. Im Folgenden ein
enthüllender Ausschnitt:

*So viel Macht zu spüren versetzt einen jungen
Teenager in einen Gefühlsrausch, mit dem nicht viele von
ihnen umgehen können, ohne dass er ihnen zu Kopf steigt.
Darüber entscheiden zu können, ob jemand zu Schaden
kommen oder sogar getötet werden soll, hat so viel
Anziehungskraft, dass die meisten dieser Kinder,*

besonders im Alter von vierzehn Jahren, dem nicht widerstehen können. Du siehst das Geld, das glänzende Gold, die Mädchen, denen der böse Junge imponiert, und du möchtest dabei sein. Es geht alles so leicht, dass du deinen Augen nicht traust. Es dauert nicht lang und du trägst diese schwarzen und goldenen Farben um den Hals als Zeichen der Zugehörigkeit zur Bande. Niemand kann dich anrempeln, dir den Respekt verweigern, dich schlagen oder sich über dich lustig machen, ohne seinen Kopf zu riskieren.

Nachdem du alles machst, was verlangt wird, damit du die Farben erhältst, Geld machen kannst, Mädchen hast und vor allem in der Mannschaft respektiert wirst, dann wird die Fangleine über dich geworfen: Bist du einmal drin, gibt es kein Entkommen. Dann beginnst du Aufträge zu erhalten, wonach du jeden, den sie dir nennen, zusammenschlagen oder erschießen musst. (J. D.s bester Freund wurde mit vierzehn Jahren getötet, weil er dem Bandenführer nicht Folge geleistet hatte).

Heutzutage töten Kinder und werden getötet, und das ist nicht zum Lachen. Und dennoch unternimmt niemand etwas, um sie zum Aufhören zu bringen. Die Polizei verhaftet sie, aber das führt zu nichts, denn für jeden, den sie hinter Gitter bringen, sind zwei andere bereit, ihn zu ersetzen.

Im Juni 1998 erhielt Cynthia folgenden glücklichen Bericht von J.D.: „Meine Atemübungen mache ich noch immer. Sie sind mir zur täglichen Gewohnheit geworden. Und immer, wenn es mir zu hektisch wird, gehe ich ins Atmen und komme zur Ruhe. Seitdem ich an Ihrer Atemgruppe teilgenommen habe, bin ich nicht ein einziges Mal (in Einzelhaft) gekommen."

Bei ihren Gesprächen und ihrer Arbeit mit Menschen, die aufgrund ihres selbstzerstörerischen Verhaltens im Gefängnis gelandet sind, ist es Cynthias Ziel, dass jeder Einzelne dahin gelangt, zu glauben und zu sagen, „Ich habe eine Wahl. Ich muss nicht das Produkt meiner Vergangenheit bleiben. Ich kann in der Gegenwart leben. Ich kann den Weg des Verbrechens, der Gewalttätigkeiten und des Missbrauchs verlassen und stattdessen den Weg der Verantwortlichkeit, der Reife und der positiven Veränderung wählen."

Ich bin Cynthia zutiefst dankbar für ihre mutige und fürsorgliche Arbeit in diesem außerordentlich herausfordernden Umfeld und ich beglückwünsche die Insassen, die sich bereitfinden, das wertvolle Geschenk, das Cynthia anbietet, mit offenem Herzen zu empfangen und sich zu eigen zu machen.

Überflüssig zu sagen, dass noch viel Atemarbeit in den Gefängnissen geleistet werden muss und dass sie Jedem von uns zugutekommt.

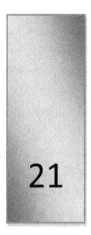

21

Die Öffnung zum Unendlichen

Seit Jahrhunderten haben große Lehrer aus dem östlichen Teil der Welt erklärt, dass der Atem der Schlüssel ist, um die unbegrenzten Möglichkeiten, die in uns schlummern, zu erschließen.

Der Yogimeister Babaji sagte einmal: „Der Atem ist der Verbindungsweg zwischen den sichtbaren und den unsichtbaren Welten."

In einem der Gebete in seiner aramäischen Muttersprache verkündet Jesus: „Selig sind, die um die Verfeinerung des Atems wissen; geführt von Gottes Licht werden sie ihre grundlegenden Prinzipien und Ideale erkennen."

In den Schriftrollen vom Toten Meer spricht Jesus über die Heiligkeit des Atems: „Atme lang und tief, damit der Engel der Luft in dein Inneres gelangen kann. Ich sage dir wahrheitsgemäß, dass der Engel der Luft all das, was deinen

Körper äußerlich und innerlich verschmutzt hat, entfernen wird. Niemand wird vor Gottes Angesicht treten, den der Engel der Luft nicht gereinigt hat. Alle müssen durch Luft und Wahrheit neu geboren werden, denn dein Körper atmet die Luft der Mutter Erde, und dein Geist atmet die Wahrheit des himmlischen Vaters."

Im modernen christlichen Dogma wird der Heilige Geist auch Lebensatem genannt.

Neue Forschungen stimmen mit uralten spirituellen Aussagen überein, dass das Unbewusste die Verbindung zu den spirituellen Bereichen der Wirklichkeit darstellt. Der unbewusste Geist enthält alles Wissen jenseits unseres gewöhnlichen Bewusstseins, und unser Atem ist der Zugang zum Bereich des Unbewussten. Diese einzigartige Eigenschaft des Atems – dass er sowohl ein völlig bewusster wie auch ein völlig unbewusster Prozess sein kann – erlaubt es uns, Unbewusstes in unser Gewahrsein zu bringen und damit dessen unglaubliche Kräfte zu nutzen.

Für einige Menschen beginnt mit der transformativen Atemarbeit eine erstaunliche mystische Reise. In den ersten zwei Etappen der Entfaltung öffnen wir unseren Atem und machen den Weg frei für die unterdrückte Energie in unserem Unbewussten. In der dritten Etappe verbinden wir uns tiefer mit unserer Spiritualität. Für Viele wird die Atemarbeit ein spirituelles Forschen und eine spirituelle Versöhnung

Jeanne Marie, eine Teilnehmerin im Ausbildungsprogramm, berichtete über ihre Erfahrung an einem der Schulungswochenenden:

Lichtwesen erschienen, umgaben mich, hielten mich, legten ihre Hände unter und über meine Beine und Arme. Sie schienen nicht körperlich zu sein, eher aus Licht, ohne

*feste Konturen und Glieder und sie schienen ineinander
überzugehen. Ich bat sie, in jeder Session bei mir zu sein,
und ihre Antwort lautete: „Wir sind bei dir seit Anbeginn
der Zeit."*

*Als die Session zu Ende ging, blieben diese Wesen und
als ich mich erhob, erhoben sie sich mit mir. Als einige der
anderen Teilnehmer auf mich zu kamen, um einen Kreis zu
bilden, wurden die Lichtwesen zu den Personen im Kreis.*

Es war wahrhaftig eine Freude, im Laufe der Jahre die
mannigfachen inneren Reisen und mystischen Erlebnisse von
Teilnehmern mitzuerleben. Immer wieder bin ich erstaunt, wie
unterschiedlich und großartig solche Erfahrungen sein können.
In jedem dieser Fälle erscheinen diese Erweckungen als etwas
Einzigartiges und Kostbares – Spiegelungen der unendlichen
Möglichkeiten des Lebens.

In der folgenden Geschichte beschreibt Dennis Straub eine
Erfahrung während seiner allerersten Atemsession:

*Ein wenig hatte ich schon über Transformative Atmung
gehört. Allerdings hätte ich mir niemals das Geschenk
vorstellen können, das an jenem Tag auf mich wartete:
ein Zusammensein mit meiner zehn Jahre alten Tochter
Lauren, die gerade ein Jahr zuvor gestorben war.*

*Musik lief, als ich mich hinlegte und mit dem
ununterbrochenen Atmen begann. Schon bald empfing ich
eindrucksvolle Bilder. Ich erlebte eine ganze Reihe
aufregender Reisen, und bei jedem Abenteuer gab es
Hindernisse, die ich überwinden musste, um an mein Ziel
zu gelangen.*

*Schließlich wurde mir mitgeteilt, dass ich nun am Ziel
meiner Reise angelangt sei und meiner Tochter Lauren*

begegnen würde. Ich fühlte das Gewicht ihres Körpers auf meiner Brust, als sie rittlings auf mir saß, wie sie es so oft getan hatte und ich konnte sehen, wie sie lächelnd und weinend auf mich herab blickte. Der Blick ihrer Augen war voll tiefer Liebe und voller Glück darüber, dass ich ihr Vater gewesen war. Wir konnten zunächst nichts weiter tun, als einander tief in die Augen zu schauen.

Etwas später konnte ich ihr die Frage stellen, die mich seit ihrem Tod verfolgt hatte: „Warum bist du gegangen? Wie habe ich habe ich das Erlebnis vermisst, dich aufwachsen zu sehen! Ich fühle mich um die Freude betrogen, den Vater-Tochter-Reigen mit dir zu tanzen.“ Ihre Antwort war, dass jeder einen solchen Reigen tanzen kann, dass wir jedoch den Reigen des Lebens zusammen getanzt haben.

Danach befanden wir uns in einem Ballsaal, in dem Musik zu hören war, die von Engeln in einem Orchester auf der Seite des Raumes gespielt wurde. Die Decke des Ballraums schimmerte wie Perlmutter, dem Inneren einer Muschelschale gleich. Lauren trug ein festliches Gewand in lichtem Blau. Ihr blondes Haar fiel in natürlichen Locken ihren Rücken hinab, wie vor ihrer Chemotherapie. Der ganze Ballsaal gehörte uns! Wir tanzten, sprachen miteinander und kommunizierten auf einer sehr viel höheren Ebene wortlos miteinander, indem wir uns tief in die Augen schauten.

Als Vater eines Kindes, das früh starb, kann ich mit Worten einfach nicht beschreiben, wie heilsam und tiefgreifend sich Transformative Atmung auf meine Trauerarbeit auswirkte. Durch die Atemsessions wurden meine Fragen beantwortet. Ich fand Frieden, und ich fühlte, wie es ist, Vater eines hohen und machtvollen

Engels zu sein, der auf die Erde gekommen war und seine
Mission in der kurzen Zeit von zehn Jahren vollendete.
Dieses erneute, wenn auch nur ganz kurze Zusammensein
war unbeschreiblich kostbar für mich.

Henry Orion aus North Carolina erzählt in folgender
Geschichte, wie er während einer transformativen Atemübung
zum ersten Mal seinem Selbst als Ureinwohner von Amerika
begegnete:

Meine Frau Janet und ich haben das Glück, Zugang zu
einer herrlichen Wildnis zu haben, die unberührt und
einsam in den Bergen im westlichen Carolina liegt. An
einem außerordentlich schönen Abend, als ich mich dort
dem voll aktivierten Transformativen Atmung hingab,
erfuhr ich spontan eine tiefe spirituelle Verbindung mit
meinen indianischen Geistführern.

Nach einem kräftigen, langen Einatmen fühlte ich die
Gegenwart eines uralten, weisen, spirituellen Ältesten,
der aus dem Himmel herab kam. Ich war überwältigt von
Ehrfurcht und Begeisterung. Ein Teil von mir stieg mit
diesem Wesen auf und wurde zu einer Gruppe von zehn
bis zwölf indianischen Ältesten geführt, die in einem Kreis
versammelt waren. Als ich mich der Ratsversammlung
genähert hatte, öffnete sich der Kreis. In der Mitte des
Kreises befand sich ein riesiges Feuer. Bei näherem
Hinsehen bemerkte ich, dass diese Ratsmitglieder
eigentlich Teil der inneren Flamme aus intensivem,
weißem Licht waren. Ihre Körper waren mit dem Feuer
verbunden, und doch brannten sie nicht. Sie waren im
Wesen ein Teil dieser göttlichen Energie. Ein
überwältigendes Gefühl der Demut stieg in mir auf. Ich

*verneigte mich und fühlte mich unsäglich dankbar, dass
ich in ihrer göttlichen Gegenwart verweilen durfte.*

*Ich blieb beim Atmen und fühlte ich mich vollkommen
offen für alle Weisheit und tiefe Einsicht, die diese
wundervollen Wesen mir vermitteln konnten. Sie
übermittelten mir ein tiefes Verständnis des indianischen
Sprichworts „Mitakuye Oyasin", das bedeutet: „All das,
womit ich verbunden bin". Dies wurde mir in einem
Dialekt gesagt, den ich nicht verstand, der sich mir jedoch
unmittelbar durch meinen Körper erschloss.*

*Außerordentliche Bilder aller möglichen Lebensformen in
und auf der Erde gingen durch mich hindurch, und ich
spürte die spirituelle Energie, die von jedem Tier, jeder
Pflanze, jedem Mineral, Fisch, See, Fluss und Ozean der
Welt durch mich hindurch und in den Himmel strömte.
Spontan begann ich mit Worten zu singen, die wie aus
einer indianischen Sprache klangen. Ich fühlte, wie sich
mein Körper in den eines tapferen jungen Indianers
verwandelte und verspürte eine erstaunliche Kraft in mir.
Später erzählte mir Janet, dass sie lange Haarsträhnen zu
sehen glaubte, die mir über die Brust fielen.*

*Himmelwärts schauend nahm ich erneut die
Gegenwart jenes zuerst erschienenen Ältesten wahr. Im
Zuge einer letzten kraftvollen Einatmung kam sein Gesicht
auf einer Kugel aus leuchtend weißem Licht zu mir herab.
Ich fühlte mich älter und weiser und bereit, mein höheres
Gewahrsein und Verständnis von „Mitakuye Oyasin"
weiterzugeben. Ganz allmählich sank mein Körper auf den
Boden neben Janet zurück, während ich die Sätze leise
weiter sang, die mir in dieser spirituellen Zeremonie und
tiefen Offenbarung gegeben worden waren. Diese*

Verbindung zum höheren Geist bleibt Janet und mir für immer erhalten.

In meinen eigenen Sessions erlebe ich das Göttliche vor allem in ekstatischen Gefühlen und in Lichtvisionen. Viele Menschen begegnen Engeln und spirituellen Lehrern. Manche gehen in rein energetische Zustände, in denen sie sich als unterschiedliche Manifestationen reiner Energie erleben. Es ist ganz schwierig zu beschreiben, was viele als unbeschreibbare Wirklichkeitsebenen bezeichnet haben, Ebenen, welche die grenzenlosen Aspekte des Seins und unserer innersten Natur aufzeigen. Oftmals werden spirituelle Räume erlebt, mit so viel liebevoller Energie erfüllt, dass wir vor Freude nur weinen können.

Noch eine ähnliche Erfahrung:

Die Transformative Atmung hat mein Leben tatsächlich auf allen Ebenen vollkommen verwandelt, auf der Ebene des Denkens, des Fühlens, auf spiritueller und physischer Ebene. Es hat alle Beziehungen verwandelt, besonders diejenige zu mir selbst. Es hat mir geholfen, in meine geistige Wirklichkeit zu gelangen und wirklich im Innersten zu wissen, dass ich Geist bin und mich in Alles was ist ausweiten kann. Ich spüre jetzt mehr Freude, als ich jemals für möglich hielt und mehr als ich mir jemals erträumen konnte. Ich umarme nun das Leben, alles im Leben und in jeder Form. Dieses Training hat mir mehr gebracht, als ich mir jemals vorstellen konnte. Ich habe keine Worte, um das angemessen auszudrücken.

Ich lade Sie ein, kommen Sie, erleben und umarmen sie diese Form der Atemtherapie, so wie viele Tausende es getan haben.

Sie werden mit Sicherheit ihr Leben umwandeln, von Kampf und Schmerz in Leichtigkeit und Freude. Sie werden eine natürliche Quelle der Energie sein, so unerschöpflich wie die Sonne. Sie werden auf dem Weg vorangehen – eine Fackel in der Dunkelheit, die das innere spirituelle Feuer entzündet.

„Judith Kravitz ist die beeindruckendste Lehrerin

auf dem Gebiet der Atemtherapie, die mir jemals

in Ost und West, begegnet ist.

Ihre machtvollen Techniken ermöglichen die unmittelbare

Erfahrung von Befreiung auf vielen Ebenen. Man könnte von

Abkürzung zur Erleuchtung sprechen. "

- Tulku Rimpoche Thubten, Tibetischer Lama

Anhang A

Checkliste Atemanalyse

Dies ist eine kurze Übersicht über jene Bereiche des Körpers, die in der Atmung eine Schlüsselrolle spielen; was sie bedeuten und wie sie mit dem Atem zusammenhängen.

Mund und Kiefer:

Während der Ausatmung verbissen den Mund zu schließen ist eine Art Festhalten an toxischer Negativität (zurückgehaltene Energie und Gefühle). Ein angespannter oder zusammengebissener Kiefer ist eine der wirksamsten Möglichkeiten, Gefühlsausdruck zu kontrollieren und unten zu halten; er zeigt Unterdrückung des Selbst und unserer Gefühle an, insbesondere so starker Gefühle wie Trauer und Wut.

Affirmationen: Ich nehme das Gute in mir an. Ich lasse all meine Angst und Wut los. Ich kann in Sicherheit meine Gefühle zum Ausdruck bringen. Ich erlaube mir, Freude zu empfinden.

Kehle:

Dieser Bereich betrifft den Selbstausdruck. Eine gepresste Muskulatur der Kehle verweist auf ein Unvermögen, sich selbst zum Ausdruck zu bringen. Wahrscheinlich wurde den Menschen, die dieses Muster aufweisen, als sie Kinder waren, nicht erlaubt, sich frei zum Ausdruck zu bringen, und vermutlich erlauben sie sich das noch immer nicht. Sie werden vielleicht würgen, husten oder die Gefühle, die losgelassen werden wollen, zu ersticken suchen. Dieser innere Konflikt schafft noch mehr Stress. Die Fähigkeit, mit Leichtigkeit in diesem Bereich zu atmen kann in einer verbesserten Fähigkeit, sich selbst zum

Ausdruck zu bringen wie auch in einem verstärkten Gefühl von Freiheit und Mühelosigkeit resultieren.

Affirmationen: Ich atme mühelos. Ich kann mich selbst in aller Sicherheit voll ausdrücken. Mein Selbstausdruck ist frei und klar.

Oberer Brustkorb (Thymus):

Hier finden wir den Ausdruck des Höheren Willens oder der göttlichen Vorsehung für uns als Seelen. Dieser Wille ist weiterreichend, weiser und liebevoller als unser kleiner persönlicher Wille in der physischen Welt. Die Öffnung dieses Bereichs führt zu mehr Gewahrsein und Leidenschaft für unsere einzigartige Aufgabe in diesem Leben. Ein aufgeblasener und rigider Brustkorb zeigt an, dass der betreffende Mensch seinem Höheren Willen nicht Folge leistet. Solche Menschen lassen den Atem nicht ganz los.

Affirmationen: Ich kann meinem Willen in Sicherheit Ausdruck geben. Mein Wille und Gottes Wille sind eins.

Herzbereich:

Keine Atembewegung in diesem Bereich zeigt an, dass das Herz *verschlossen* ist, und der Ausdruck von Liebe und Mitgefühl wurde ausgesperrt. Solche Menschen hatten oft eigenwillige Eltern und verschlossen ihre Herzenergie, um in einem Kampf des Willens zu überleben. In diesem Fall ist of Vergebungsarbeit notwendig, mit der wir beginnen, indem wir die unterdrückten Emotionen Wut, Groll und Trauer umarmen und durch sie hindurchatmen. Dieser Mensch wurde verletzt oder überwältigt und muss ein Gefühl der Sicherheit und Bereitwilligkeit in sich wachrufen, um sein Herz zu öffnen. Ist dieser Bereich einmal geöffnet, dann wird es diesem Menschen möglich, Liebe viel freier und fließender zu empfangen und zu geben.

Affirmationen: Ich kann unbesorgt mein Herz öffnen. Ich bin liebevoll. Ich bin liebenswert. Ich kann in Sicherheit Liebe empfangen/zum Ausdruck bringen. Ich kann meine Gefühle unbesorgt jetzt und immer zum Ausdruck bringen. Ich verdiene nur Liebe. Ich bin nur Liebe.

Unterer Brustkorb (Solarplexus):

Muskelverspannung unterhalb des Brustbeins verweist auf Angst. Der *Angstgürtel* überspannt Zwerchfell und untere Rippen. Der obere Solarplexusbereich hängt zusammen mit der Angst vorm Loslassen – in Vertrauen und Hingabe. Oberbauchflattern während des Atmens zeigt die Integration von Angstmustern an. Menschen, die diesen Bereich während des Atmens aufblasen, haben oft die Gewohnheit, alles selbst in die Hand zu nehmen, damit es „in Ordnung geht" – ein Perfektionist, der häufig überlastet ist.

Affirmationen: Ich lasse los und überlasse mich Gott. Mein Herz und mein Wille sind eins. Ich lasse die Dinge kommen und gehen. Ich bin immer in Sicherheit.

Unterbauch:

Hier im Unterbauch sind der persönliche Wille und die schöpferische Kraft beheimatet. Bauch- oder Zwerchfellatmer sind daher willensstarke, kreative Menschen. Sie sind auch geerdet und fühlen sich wohl in ihrem Körper. Menschen, die nicht in diesen unteren Bereich des respiratorischen Systems atmen, haben einen schwächeren Willen und lassen sich leicht von anderen beherrschen oder ausnutzen. Sie haben eine Tendenz zur Selbstverurteilung und zu Schuldgefühlen. Sie ermangeln der Konzentration und sind im Allgemeinen nicht ganz anwesend in ihrem Körper; sie beschreiben sich selbst als zerstreut und nicht in Kontakt mit ihrem Körper.

Affirmationen: In meinem Körper bin ich sicher zu Hause. Ich atme mühelos. Ich vergebe mir voll und ganz. Ich bin vollkommene Schöpferkraft.

Anhang B

Die Physik der Atmung
von Scott Kwiatkowski, D.O.

Krankheit entsteht, wenn mit einer Körperfunktion etwas nicht stimmt – wenn Ihr Körper nicht die Arbeit verrichten kann, die er gewöhnlich verrichtet. Es gibt viele Faktoren, die Ihren Körper schädigen und sein Funktionieren beeinträchtigen können. Zuoberst auf der Liste stehen Infektionen. Eine Infektion ist eine Vermehrung parasitärer Organismen im Körper. Wenn also Bakterien, Viren oder Parasiten in den Körper eindringen, entsteht eine Infektion, und wenn sie stark genug zunehmen, um die Funktionsfähigkeit des Körpers zu verlangsamen, entsteht Krankheit. Hier werden wir über verschiedene Bakterien sprechen, die Infektionen verursachen, und warum die Infektionen bekämpft werden können durch eine erhöhte Versorgung des Körpers mit Sauerstoff.

Bakterien sind einzellige Organismen, kleiner und primitiver als Tierzellen. Bakterien sind primitiver insofern, als sie eine weniger komplizierte DNA aufweisen; es fehlen ihnen viele der chemischen Bestandteile, die sich in Tierzellen finden, und ihre Zellen werden durch Zellwände gebildet. Viele Bakterien befinden sich natürlicherweise im Körper. Sie verursachen selten Probleme, sofern sie nicht, wie Unkraut im Garten, überhand nehmen und sich dahin ausbreiten, wohin sie nicht gehören. Andere Bakterienarten jedoch verursachen immer Krankheiten, wenn sie sich im menschlichen Körper verbreiten. Diese bezeichnet man als pathologische Bakterien. Die Bakterien lassen sich in zwei Gruppen einteilen, je nachdem, ob sie Sauerstoff bzw. keinen Sauerstoff zur Energieerzeugung brauchen. Einige Bakterien brauchen Luft zur Erzeugung von Energie und man nennt sie *aerob*, während andere den Sauerstoff gar nicht mögen – diese werden *anaerob* genannt. Etliche Bakterien gedeihen mit und ohne Sauerstoff und werden als *fakultativ anaerob* bezeichnet..

Aerobe Bakterien erzeugen bestimmte Enzyme (chemische Substanzen), um im Beisein von Sauerstoff gut überleben zu können. Diese Enzyme erlauben den Bakterien, den Sauerstoff als Energiequelle zu nutzen und die für sie unverträglichen Substanzen, die der Sauerstoff erzeugt, aufzubrechen. Die anaeroben Bakterien hingegen nutzen die Fermentation zur Energiegewinnung und erzeugen keine solchen Enzyme. Sie sterben im Kontakt mit Sauerstoff ab. So genannte *mikroaerophile* Bakterien wiederum besitzen nur ein einziges schützendes Enzym, das ihnen gestattet, geringe Dosen von Sauerstoff zu tolerieren.

Sauerstoffmoleküle sind im Allgemeinen sehr instabil, d. h., sie verbinden sich leicht mit anderen Molekülen, zum Beispiel mit anderen Sauerstoff- oder Wasserstoffmolekülen. Aus einem Sauerstoffmolekül, das eine gewisse Ladung verliert, könnte andererseits auch ein Superoxid-Radikal (O_2) entstehen. Oder es könnte sich mit Wasserstoff verbinden und sich zu einem Hydroxy-Radikal (OH) wandeln, oder es kann sich mit zwei Wasserstoffmolekülen verbinden und Wasserstoffperoxid (H_2O_2) bilden. Solche Chemikalien werden Sauerstoffradikale genannt. Sie sind für Zellen sehr giftig, sei es für Tierzellen oder Bakterien. Sie zerstören Zellmembranen und Zellwände, indem sie die Moleküle auseinander reißen, die die Zelle zusammenhalten. Dieser Prozess stellt eine Form der Oxidation dar. Der Grund dafür, dass aerobe Zellen nicht zerstört werden, liegt darin, dass sie Antioxidantien und Enzyme enthalten. Die Enzyme *Katalase* und *Peroxidase* brechen das Wasserstoffperoxid-Molekül auf. Das Enzym *Superoxid Dismutase* (SOD) bindet das Sauerstoffradikal an zwei Wasserstoffmoleküle und bildet so ein Wasserstoffperoxid und ein stabiles Sauerstoffmolekül.

Tierische Zellen, aerobe Bakterien und fakultative Anaeroben können alle drei dieser Enzyme erzeugen. Mikroaerophile Bakterien vermögen nur Superoxid Dismutase zu bilden und können deshalb nur geringe Mengen Sauerstoff tolerieren. Anaerobe Bakterien wiederum haben keine Enzyme und sterben daher im Kontakt mit Sauerstoff ab.

Nachfolgend sind einige der gewöhnlichen Bakterien aufgeführt, die erhöhten Sauerstoffgehalt im Zellgewebe schwer tolerieren können. Bei den Mikroaerophilen sind dies einige Arten von Streptokokken, Spirochäten, Camphylobacter und Heliobacter. Beispiele für anaerobe Bakterien sind einige Arten von Peptostreptokokken, Bacteroiden und Clostridium.

Campylobacter jejuni: verursacht plötzlichen Durchfall mit Bauchschmerzen und Unwohlsein im ganzen Körper. Menschen werden durch Kontakt mit Tieren oder unsachgemäß verwendete Lebensmittel infiziert.

Heliobacter pylori: erzeugt bei Menschen Magengeschwüre. Die Übertragung ist ungeklärt.

Streptokokkus viridans: Das ist eine große Gruppe von Strep-Bakterien, welche die roten Blutzellen zerstören können. Sie kommen normalerweise in Mund, Vagina und Darm vor. Verlässt jedoch das Bakterium den Mund und wird (gewöhnlich mit der Nahrung) eingeatmet, kann dies zu abgeschlossenen Eiterherden und Lungenentzündung führen.

<u>Peptostreptokokkus</u>: Verhält sich wie Strep viridans.

<u>Bacteroides fragelis</u>: Bildet 99 Prozent der Darmflora. Es lebt friedlich, solange die Darmwand nicht durch eine Verletzung durchbrochen wird. Dann bildet B. fragelis Abszesse im Gewebe außerhalb der Darmwand.

<u>Bacteroides melanogenicus</u>: Kommt normalerweise im Mund vor; wird es eingeatmet, zerstört es Lungengewebe.

Diese Organismen kommen häufig vor, doch nur selten verursachen sie Krankheiten. Der Körper verfügt über gute Abwehrmechanismen, um die Infektionen aus den oben beschriebenen Gründen abzuwehren. Indes, da gibt es noch etwas anderes.

Bekanntlich gibt es viele Ursachen, die die Körperfunktionen beeinträchtigen und zu Erkrankungen führen, die nicht durch Eindringlinge von außen verursacht werden. Autoimmunleiden, psychiatrische Leiden und Krebs sind typische Beispiele. Doch was immer auch die Krankheit verursacht, die Voraussetzungen für eine Heilung sind immer die gleichen. Jeder kranke Körper wird von einer Verbesserung der Bewegung, des Kreislaufs und der Sauerstoffzufuhr profitieren. Das ist mithilfe der Atmung leicht, am besten jedoch durch die Transformative Atmung zu bewerkstelligen.

Warum sind körperliche Bewegung, Kreislauf und Sauerstoffzufuhr so wichtig? Alles in Ihrem Körper muss im Fluss sein oder etwas durch sich hindurchfließen lassen. Das vollzieht sich durch Bewegung von Flüssigkeit innerhalb und außerhalb Ihrer Zellen. Sie benötigen ein reichliches Maß an Flüssigkeit und Bewegung in Ihrem Körper, um sicherzugehen, dass jede Zelle den Sauerstoff und die Nährstoffe erhält, die sie benötigt – Aufbaustoffe, um Schäden zu reparieren und Infektionen abzutöten, und die Fähigkeit, Abfallstoffe fort zu schwemmen. Denken Sie an den Ausguss in Ihrer Küche. Wenn das Wasser nicht abfließen kann, so bildet sich eine übel riechende, schlammige Verstopfung. Wenn Sie für einen besseren Abfluss sorgen, wird sich die Verstopfung auflösen, und die Unannehmlichkeit ist behoben.

Sauerstoff und andere Nährstoffe werden im Blut durch die Arterien zu den Zellen transportiert. Diese Delikatessen werden aus den Arterien in die Flüssigkeit entladen, die die Zellen umgibt, und somit umfluten Nährstoffe und Sauerstoff die Zellen. Während die Zellen sich diese einverleiben, entladen sie den Abfall wieder in die Flüssigkeit, der durch Venen und Lymphgefäße entsorgt wird. Wird nun dieser Vorgang an irgendeiner Stelle unterbrochen, so werden entweder die Zellen nicht ausreichend ernährt, oder sie können ihren Abfall nicht richtig loswerden. Das heißt, die Zellen werden entweder hungern oder im Unrat ersticken. Das ist wie in einem Restaurant. Der Kellner bringt Ihnen das Essen und stellt es vor Sie auf den Tisch. Sie essen und schieben dann die Schüsseln und Teller mit dem, was Sie nicht mögen, beiseite. Ihr Kellner kommt zurück und räumt den Tisch ab. Wenn die Bedienung zu langsam abläuft oder irgendein Personal ausfällt, so wird entweder der Hunger an Ihnen nagen oder Sie werden vor einem Berg schmutzigen Geschirrs sitzen, oder beides. Dementsprechend ist die Bewegung der Flüssigkeit in Ihrem Körper *entscheidend* für sein Überleben. Jetzt wissen Sie also, was Bewegung und Zirkulation in Ihrem Körper bewirken. Was hat das jedoch mit der Atmung zu tun?

Sauerstoff ist eines der Hauptelemente der Luft. Wie Sie wissen, wird er als Baustein und Katalysator für fast alle Stoffwechselvorgänge im Körper benötigt. Sie wissen auch, dass freie Radikale aus Sauerstoff entstehen und dass sie zur Abwehr von Krankheit notwendig sind. Somit ist sollte man so viel Luft wie möglich einatmen, und damit Ihr Körper Luft aufnehmen kann, muss er in Bewegung sein. Um Luft in die Lunge zu ziehen, müssen Muskeln sich zusammenziehen, die Rippen weiten und die Wirbelsäule strecken. Vollatmung unter Verwendung aller acht Diaphragmen wird Ihren gesamten Körper mit jedem Atemzug in Bewegung setzen. Diese Atmung bewirkt Bewegung, Zirkulation und Sauerstoffversorgung für einen gesunden Körper.

Was genau leistet der Sauerstoff für uns und warum braucht unser Körper so viel davon? Der Körper braucht den Sauerstoff, um Energie zu erzeugen. Der Körper erzeugt und speichert Energie in chemischer Form, hauptsächlich in dem ATP genannten Molekül (Adenosintriphosphat). Wenn ATP zur Anwendung kommt, wird eines der Phosphate freigesetzt, wodurch eine Menge Wärmeenergie entsteht. Dadurch wird ATP in ADP (Adenosindiphosphat) umgewandelt. Die dabei entstehende Energie dient als Energiequelle für alle chemischen Reaktionen im Körper. ATP entspricht dem Kraftstoff für Ihr Kraftfahrzeug – es lässt den Motor laufen – doch außerdem baut es Ihr Lebensfahrzeug auf, repariert es und vermehrt seinen Kraftstoff. Sie können somit nachvollziehen, dass der Sauerstoff für Ihren Körper lebensnotwendig ist. Auf welche Weise, ist im Folgenden dargestellt:

Der Körper benötigt also Sauerstoff, um Energie (ATP) zu erzeugen. Dieser Prozess der Energieerzeugung mit Sauerstoff wird *aerobe Atmung* genannt. Der Körper kann auch Energie erzeugen ohne Sauerstoff zu verwenden (anaerobe Atmung), sowie durch die Aufspaltung von Zucker. Allerdings reichen die beiden letztgenannten Möglichkeiten bei Weitem nicht aus, um dem Bedarf des Köpers zu genügen, wie sich an dem Unbehagen zeigt, das uns befällt, wenn wir den Atem anhalten.

Wie also erzeugt der Körper Energie mit Hilfe von Sauerstoff? Der Sauerstoff wird durch die Atmung in die Lungen gezogen. In den Lungen wird der Sauerstoff ins Blut aufgenommen. Er wird von den roten Blutzellen durch den ganzen Körper getragen und in das Gewebe abgegeben. Der Sauerstoff durchwandert die einzelnen Gewebezellen bis zu den winzigen Energiezentren – den Mitochondrien. Im Mitochondrium wird der Sauerstoff zu einem Teil der Elektronen-Transport-Kette. Diese Kette ist eine Gruppe von Chemikalien, die wie in einem Montagefließband funktionieren. In diesem Fließbandprozess sorgt der Sauerstoff dafür, dass elektrische Ladung flussabwärts wandert, und solche fließende Ladung lässt Energie entstehen. Diese Energie wird genutzt, um ein Phosphatmolekül an das ADP anzuhängen und dieses damit in ein ATP zurück zu konvertieren. Somit fällt dem Sauerstoff in diesem Fließbandprozess die Aufgabe zu, die Energie im Körper dauernd aufrecht zu erhalten! Tatsächlich wird über 90 Prozent des Sauerstoffs im Körper dafür verbraucht.

Einige Chemikalien können diesen Prozess direkt verhindern, und sie gelten daher als *Gifte*. Kohlenmonoxid beispielsweise wirkt auf den Prozess ein, indem es die Elektronen-Transport-Kette verlangsamt und die roten Blutzellen unfähig macht, neuen Sauerstoff aufzunehmen. Eine Vergiftung durch Kohlenmonoxid verläuft schnell und tödlich. Auch Zyanid wirkt direkt auf die Elektronen-Transport-Kette. Es bringt den Elektronenfluss abrupt zum Halt und führt so zum schnellen Tod.

Wenn also eine schwere Hypoxie (mangelnde Sauerstoffversorgung der Zellen) vorliegt, kann das Zelltod verursachen. Was passiert jedoch, wenn der Körper als Ganzes nicht genug Sauerstoff erhält? Oder wenn er nicht imstande ist, den Sauerstoff zu nutzen, der ihm auf weniger dramatische Weise und eher chronisch eingeschränkt zur Verfügung steht?

In diesem Fall wird die geistige Aktivität nachlassen und ebenso die Fähigkeit der Muskeln, ihre Funktion zu erfüllen.

Mit vermehrtem Sauerstoff kann der Körper vermehrt Energie erzeugen. Vermehrte Energie lässt alles im Körper intensiver und besser ablaufen. Mehr Sauerstoff bedeutet, dass Ihr Körper besser funktionieren kann, und das wiederum führt ohne Umwege zu mehr Energie und Leidenschaft ich Ihrem Leben.

Es liegt etwas in der Luft

Wir wissen nun, wie die Luft durch die Atmung von außen in die Lungen gelangt. Die Luft bewegt sich, einmal in den Lungen, von den oberen Luftwegen zum Ende der Luftkanäle, kleinen Bläschen namens Alveolen. Die Alveolen sind von einem Netzwerk feiner Blutgefäße (Kapillaren) umgeben. Sind die Alveolen mit Luft gefüllt, muss der darin enthaltene Sauerstoff in diese Kapillaren hineindiffundieren. (Diffusion ist die passive Bewegung einer Substanz, die mit abnehmender Konzentration einhergeht). Der Sauerstoff bewegt sich von der höheren Konzentration in den Alveolen zu niedrigerer Konzentration im Blut, in dem er zu allen Körpergeweben transportiert wird, um dort Energie durch Zellatmung zu erzeugen.

Während wir so viel Zeit verwendet haben, uns klar zu machen, wie wichtig die Luft ist und wie wichtig es ist, mehr Luft in den Körper zu bringen, haben wir uns bis jetzt nicht wirklich gefragt, was Luft eigentlich ist. In der Luft sind viele Gase enthalten. Sauerstoff ist das bekannteste darunter, aber es ist nicht das einzige. Da unser Anliegen ist, mehr Sauerstoff für mehr Energie in unseren Körper zu bringen, müssen wir uns fragen: „Wie viel davon gibt es da draußen und wie viel davon können wir in den Körper hereinbringen?" Eine andere wichtige Frage, die wir bedenken müssen ist, ob wir möglicherweise zu viel Sauerstoff zu uns nehmen können und was geschieht, wenn das der Fall ist.

Luft enthält 21 Prozent Sauerstoff, 78 Prozent Stickstoff, 0,93 Prozent Argon, 0,03 Prozent Kohlendioxid und Spuren anderer Gase, einschließlich einer wechselnden Menge Wasserdampf (1). Uns interessiert hier in Bezug auf die Atmung des Sauerstoffs, des Kohlendioxids, des Stickstoffs und des Wassers.

In Guyton und Halls *Textbook of Medical Physiology, 9th Edition* ist dargelegt, dass die Gase der Luft außerhalb der Lunge Konzentrationen aufweisen, die verschieden sind von denen innerhalb der Lunge. Außerhalb der Lunge entsprechen die prozentualen Anteile der obigen Angabe. Im Innern der Lunge wird die Luft auf ihrem Weg zu den Alveolen befeuchtet, und der Wasserdampf verdünnt die verschiedenen Gase. Der Unterschied in der Konzentration der Gase hängt auch damit zusammen, dass die Luft in den Alveolen nicht vollständig mit jedem Atemzug ausgetauscht wird, während der Sauerstoff andauernd aus dem Luftinhalt der Alveolen heraus absorbiert wird und das Kohlendioxid fortwährend in die Alveolen hineindiffundiert. Somit sind also die Gaskonzentrationen in den Alveolen aufgrund des zusätzlichen Wasserdampfs, der Absorption des Sauerstoffs und der Ablagerung des Kohlendioxids verschieden von denen in der Luft der Atmosphäre. Die Luft in den Alveolen enthält 14 Prozent Sauerstoff, 75 Prozent Stickstoff , 5 Prozent Kohlendioxid und 6 Prozent Wasser.

Sie können die Sauerstoffkonzentration von 14 Prozent in den Alveolen mit einer intensiveren Atmung den 21 Prozent in der Atmosphäre annähern, wie zum Beispiel in einer Session für Transformative Atmung. Im gleichen Masse, in dem

Geschwindigkeit und Volumen der Atmung zunehmen, nimmt auch die Sauerstoffaufnahme zu, denn auf diese Weise gelangt der Sauerstoff schneller in die Alveolen, als er vom Blut absorbiert wird. Das verstärkt die Diffusion von Sauerstoff über die ganze Fläche der Kapillarmembranen und führt somit zu einer stärkeren Sauerstoffanreicherung des Blutes. Die erhöhte Sauerstoffkonzentration im Blut führt wiederum zu höheren Konzentrationen im Gewebe und ebenso in den Zellen selbst.

Der verstärkte Blutfluss bringt mehr Nährstoffe und Sauerstoff in die Zellen; zudem beschleunigt er die Abführung von Kohlendioxyd und anderen Abfallprodukten des Stoffwechsels. Die erhöhte Sauerstoffzufuhr erlaubt den Zellen, ihre Stoffwechselprozesse zu beschleunigen und damit mehr Energie (ATP) zu erzeugen, d. h., das Gewebe erhält mehr Sauerstoff und die Energieproduktion im Körper wird verstärkt.

Gibt es, abgesehen von einer allgemeinen Steigerung des Wohlbefindens, noch andere Auswirkungen der erhöhten Sauerstoffzufuhr in das Gewebe? Unbedingt. Sauerstoff ist in seiner aktiven Form sehr reaktiv, wie wir es im vorhergehenden Abschnitt über die Bakterien gezeigt haben, da er sich bereitwillig an andere Moleküle, wie die des Wasserstoffs und an andere Sauerstoffmoleküle anhängt (1).

Ein Sauerstoffmolekül (O_2) kann ein gewisses Maß an Ladung verlieren und zu einem Superoxid-Radikal (O_2-) werden, oder es kann sich mit Wasserstoff verbinden und zu einem Hydroxy-Radikal (OH-) werden, und es kann sich auch mit zwei Wasserstoffmolekülen verbinden und so ein Wasserstoffperoxid bilden (H_2O_2) (2).

Diese Chemikalien sind für alle Zellen, seien es tierische oder bakterielle Zellen, sehr giftig. Der Sauerstoff und seine Radikale halten sich die Balance wie auf einer Wippe. Sie verbinden sich leicht miteinander und brechen auseinander, um stabile

Verhältnisse zu bilden (1). Indem wir die Sauerstoffzufuhr verstärken, verstärken wir auch den Prozess zusätzlicher Produktion von Sauerstoff – Radikalen, um ein Gleichgewicht zu erhalten. Das heißt mit Zunahme von Sauerstoff entstehen mehr Wasserstoffperoxide, mehr Superoxid- Radikale und mehr Hydroxy-Radikale (2). O weh, sind Radikale nicht schädlich? Nur wenn sie überhandnehmen. Sind Bildung und Auflösung von Radikalen nicht im Gleichgewicht, so leidet die Gesundheit. Es gibt auch schädliche Wirkungen durch eine übermäßige Sauerstoffkonzentration, und die meisten dieser Wirkungen ergeben sich aus einem Prozess, der als Sauerstoffvergiftung bezeichnet wird. Dieser Prozess der *Sauerstoffvergiftung* ist noch nicht ganz aufgeklärt und somit nicht zureichend beschrieben; aber einige Fakten sind identifiziert worden (2). Drei Variablen sind in dieser Hinsicht zu beachten: Konzentration, Druck und Einwirkungszeit des Sauerstoffs. Mit deren Zunahme erhöht sich die Vergiftungsgefahr.

Die hauptsächlichen Symptome der Vergiftung betreffen das Nervensystem. Bekannte Symptome sind Zittern, Zuckungen und Krämpfe. Das kann beim Einatmen von Luft (einem Gasgemisch) bei normalem atmosphärischem Druck nicht vorkommen. Die Vergiftung kann nur entstehen, wenn jemand konzentrierten Sauerstoff (50 Prozent oder mehr) bei erhöhtem Druck (zweifachem atmosphärischen Druck oder mehr) einatmet (2,3).

Um einem erhöhten atmosphärischem Druck von zwei Atmosphären (2 atm) ausgesetzt zu sein, müssen Sie sich 10 Meter unterhalb des Meeresspiegels oder in einer Druckluftkammer befinden. Da Luft nur 20 Prozent Sauerstoff enthält, ist es unmöglich, bei normalem atmosphärischem Druck mehr als 20 Prozent Sauerstoff aus der Luft aufzunehmen. Das heißt, zu einer Sauerstoffvergiftung kann es während der Transformativen Atmung nicht kommen. Die normalen, gesunden Zellen in unserem Körper besitzen Enzyme, die sie vor Schaden durch Radikale schützen. Probleme tauchen nur dann auf, wenn diese Enzyme überfordert werden. Der vermehrte Zufluss von Sauerstoff durch die erhöhte Atemgeschwindigkeit und das vergrößerte Atemvolumen wird demgemäß auch die Produktion von Radikalen erhöhen. Wie zuvor erklärt, besitzen unsere Zellen jedoch schützende Enzyme und außerdem sind sie besser befähigt als die meisten Bakterien und Krebszellen, solche Enzyme zu erzeugen. Denken Sie daran, dass die Enzyme *Katalase* und *Peroxidase* die Moleküle des Wasserstoffperoxids abbauen. Das Enzym *Superoxiddismutase* bindet das Sauerstoff-Radikal an zwei Wasserstoffmoleküle und bildet damit Wasserstoffperoxide und ein stabiles Sauerstoffmolekül. Diese Bereicherung an Sauerstoff im Gewebe ist eine Hilfe bei der Vernichtung von Bakterien und Krebszellen und verbessert gleichzeitig die Gesundheit unserer Zellen und damit unseres Körpers.

Die Physiologie der Aktivierung

Symptome, die bei der Aktivierung auftreten können, sind unter anderem Wärme in den Ohren, ein Kribbeln in den Handflächen und an den Fußsohlen, manchmal von einer leichten Starre gefolgt. Die Starre ähnelt einem Muskelkrampf – eine Kontraktion, die sich nicht leicht auflöst. sie entsteht vor allem in den Handflächen, den Fußsohlen und rund um den Mund.

Obwohl die Symptome bei der Aktivierung denen der Sauerstoffvergiftung und der Hyperventilation ähneln, führt die Aktivierung weder zu jener noch zu dieser. Zwar kann

Hyperventilation während der Transformativen Atmung
auftreten, doch ist der Atembegleiter diesbezüglich wachsam.
Die Atmenden können Hyperventilation ohne Weiteres
vermeiden, indem sie sich während der Ausatmung entspannen.
Laut Staedmans Medizinischem Wörterbuch kommt es zur
Hyperventilation bei erhöhter Atemgeschwindigkeit, die zu
einem Abfall in der Konzentration von Kohlendioxyd im Blut
führt. Allerdings ist nicht die Atemgeschwindigkeit der
ausschlaggebende Faktor bei einer Hyperventilation – vielmehr
ist es das Volumen des ausgeatmeten Gases. Bei einer
Hyperventilation wird die Einatmung an Länge oder
Kraftaufwand von der Ausatmung übertroffen. Dadurch verliert
das Blut mehr Kohlendioxid. Da dieses als Säure wirkt, steigt bei
der Abnahme von Kohlendioxyd der pH-Wert des Blutes, und
das Blut wird somit mehr alkalisch (basisch). Der Körper aber
kann nicht gut funktionieren, wenn sich der pH-Wert nicht
innerhalb der normalen Werte von 7,35 bis 7,44 befindet.

Solche Symptome durch Hyperventilation sind
wahrscheinlich nicht so sehr die Folge des zu niederen
Kohlendioxidgehaltes als eher eines zu niederen
Stickstoffgehaltes; das ist noch nicht vollständig geklärt. Anders
als hyperventilierende Atmende, die kraftvoller und stärker aus-
als einatmen, nutzen Atmende beim Transformativen Atmen
eine bewusste und absichtsvolle Einatmung und entspannen
sich bei der Ausatmung, indem sie die gefüllten Lungen sich
selbst entleeren lassen. Mit einer guten Atemtechnik wird das
Kohlendioxyd proportional angemessen ausgeschieden, der pH-
Wert verändert sich nicht und es tritt keine Hyperventilation
auf. Was also verursacht die Aktivierung, wenn nicht die
Vermehrung an Sauerstoff oder die Verminderung an
Kohlendioxyd? Die wahrscheinlichste Ursache scheint eine
Änderung der Stickstoffkonzentration im Blut zu sein.

Bei einem intensiven Luftaustausch, zum Beispiel bei
körperlichen Übungen oder bei Transformativer Atmung,
erreicht die Konzentration des Sauerstoffs in den Alveolen
beinahe die Sauerstoffkonzentration der Luft. Die Zunahme an
Sauerstoffmolekülen in den Alveolen geht auf Kosten der
Stickstoffmoleküle. Da in den Alveolen mehr Sauerstoffmoleküle
vorhanden sind, diffundieren auch mehr von ihnen ins Blut,
wiederum auf Kosten der Stickstoffmoleküle. Das Stickstoffgas
wirkt wie ein Anästhetikum. Je höher seine Konzentration,
desto geringer ist die Erregbarkeit eines Neurons (Nervenzelle)
(2,3). Dieser Prozess, *Stickstoffnarkose* genannt, kann leicht
während des Tauchens in der Tiefsee beobachtet werden. Die
Stickstoffmenge im Blut nimmt proportional zur Tauchtiefe zu.
Wenn die Stickstoffmenge das normale Maß übersteigt,
entwickeln sich neurologische Symptome(1). Die Symptome
reichen, je nach dem Maß der Stickstoffmenge, von
Schwindelgefühlen und Unbeholfenheit bis zur Muskelschwäche
und Betäubung.

Da der Stickstoff als Anästhetikum eine Lähmung bewirkt, ist
anzunehmen, dass eine Abschwächung des neuralen
Anästhetikums zu einer Verstärkung der neuralen Erregbarkeit
führt. Das bedeutet, dass mit einer Zunahme der
Sauerstoffkonzentration in den Alveolen, im Blut und im
Gewebe die Stickstoffkonzentration in diesen Bereichen
abnimmt, wodurch das Gewebe leichter energetisiert und
erregt werden kann. Das ist es, was während der Aktivierung
geschieht – Gewebe wird leichter erregbar. Das Muskelgewebe
wird erregbarer, Kontraktionen ergeben sich leichter, und
manchmal kann es zu "Muskelstarre" (*tetany*) kommen. Auch
Nervenfasern werden erregbarer, zünden leichter und ein
Kribbeln macht sich im Körper bemerkbar.

Indem wir also ein gut untersuchtes Modell für neuronale Lähmung (erhöhte Stickstoffkonzentration beim Tiefseetauchen) in Betracht ziehen, können wir leicht nachvollziehen, wie sich die neuronale Erregbarkeit durch eine Verminderung der Stickstoffkonzentration erhöhen ließe. Diese Verminderung der Stickstoffkonzentration ist, viel eher als die Zunahme an Sauerstoff oder die Verminderung an Kohlendioxid, der wahrscheinlichste verantwortliche Faktor für die Aktivierung im Prozess der Transformativen Atmung.

Zugestanden, diese Theorie erklärt wahrscheinlich noch nicht den ganzen Sachverhalt, aber sie bietet eine solide physiologische Erklärung für das Phänomen der Aktivierung. Es gibt andere Erklärungen für das Phänomen der Aktivierung, sie sind eher metaphysischer Natur und vielleicht ebenso berechtigt. Eine Erklärung nimmt an, dass mit vollerer Atmung mehr *Prana* aufgenommen wird. Eine Zunahme an Prana kann ebenso verantwortlich für das Aktivieren sein und gleichermaßen für die anderen heilsamen Wirkungen der Transformativen Atmung.

Dr. Kwiatkowski ist Spezialist für funktionale Anatomie – wie der Körper funktioniert, wie er krank wird – und für manuelle Behandlungen zur Wiederherstellung guter Gesundheit. Dr. Kwiatkowski besuchte das Potsdam College und erhielt dort ein Diplom in „Honors Psychologie", einem forschungsintensiven Programm mit dem Schwerpunkt in Neuroanatomie. Später arbeitete er an der Universität in Albany, wo er in einem Team assistierte, das Neurotransmitter im Gehirn und in der Retina untersuchte. Unmittelbar vor dem medizinischen Studium besuchte Dr. Kwiatkowski das Stillpoint Zentrum für Massage und wurde zugelassener Massagetherapeut. Während der Ausbildung informierte er sich umfassend über funktionale

Anatomie, Myologie und Kinesiologie. 1998 erhielt Dr. Kwiatkowski den medizinischen Grad des New York College für osteopathische Medizin, und er arbeitete daraufhin im Sankt Barbara Hospital in der Abteilung für osteopathische, manipulative Medizin. Nach dem Abschluss dieser Arbeitszeit wurde er zugelassener Spezialist auf dem Gebiet der Neuromuskuloskeletaren Medizin und osteopathischen Manipulation. Er lebt nun in Bethesda, MD und leitet dort seine Praxis für holistische Medizin.

Literaturhinweise zum Anhang

(1) Guyton, Hall: Textbook of Medical Physiology, 9th Edition. WB Saunders Co., Philadelphia, 1996; 501-513, 557-559

(2) Scanlon, Cl, Spearman, CB, Sheldon, RL: Egan's Fundamentals of Respiratory Care, 6th Edition. Mosby, St.Louis, 1995: 704-707

(3) Murray, JF, Nadel, JA: Textbook of Respiratory Medicine, Second Edition.WB Saunders Co., Philadelphia, 1996; 2108-2109

(4) Miller-Keane: Encyclopedia and Dictionary of Medicine, Nursing, and Allied Health, 6th Edition.WB Saunders Co., Philadelphia, 1997; 785

Anhang C

Bibliografie

Altman, Nathaniel: *Oxygen Healing Therapies for Optimum Health and Vitality*; Healing Arts Press, Vermont, 1995.

Bradshaw, John: *Healing the Shame that Binds You;* Health Communications Inc., Deerfield Beach, 1988.

Cousins, Norman: *Anatomy of An Illness as Perceived by the Patient*; W.W. Norton and Company Inc., New York, 1979.

Douglas-Klotz, Neil: *Prayers of the Cosmos: Meditations on the Aramaic Words of Jesus;* Thorsons/Harper San Francisco, 1990.

Dyer, Wayne M.D.:*Your Erroneous Zones;* Avon Books, New York, 1995.

Ellis, George: *The Breath Of Life, Mastering The Breathing Techniques of Pranayama;* Newcastle Publishing, California, 1993.

Farhi, Donna: *The Breathing Book: Good Health and Vitality Through Essential Breath Work*; Henry Holt and Company Inc., New York, 1996.

Foundation for Inner Peace: *A Course In Miracles*; 1971.

Grof, Stanislav, M.D.: *The Holotropic Mind: The Three Levels of Human Consciousness and How They Shape Our Lives;* Harper Collins, New York, 1990.

Keyes, Ken jr.: *The Hundredth Monkey*; Vision Books, Kentucky, 1981.

McCabe, Edward: *O2xygen Therapies: A New Way of Approaching Disease*; Energy Publications, New York, 1988.

Milanovich, Dr. Norma J., Betty Rice, and Cynthia Ploski: *We, The Arcturians: A True Experience;* Athena Publishing, 1990.

Rama, Swami, Rudolph Ballentine M.D., and Alan Hymes M.D.: *Science of Breath: A Practical Guide*; Himalayan Institute Press, Pennsylvania, 1979.

Szekely, Edmond Bordeaux: *The Essene Gospel of Peace*; International Biogenic Society, B.C. Canada, 1981.

Schreiber, Flora Rheta: *Sybil;* Warner Books, 1995.

Anhang D

Empfohlene Literaturliste

Baba, Prem Raja: *The God Book: Create Your Own Miracles;* Prem Raja Baba, CA, 1998.

Baba, Prem Raja: *The Joy Book: Ascension, Life Mastery, Unconditional Love;* Prem Raja Baba, CA, 1991.

Chopra, Deepak, M.D.: *Ageless Body, Timeless Mind: The Quantum Alternative To Growing Old;* Harmony Books, a division of Crown Publishers Inc., NY, 1993.

Epstein, Donald M., with Nathaniel Altman: *The 12 Stages of Healing: A Network Approach To Wholeness;* co-published by Amber-Allen Publishing and New World Library, CA, 1994.

Ford, Debbie: *The Dark Side of The Light Chasers: Reclaiming Your Power, Creativity, Brilliance and Dreams;* Riverhead Books, New York, 1998.

Hay, Louise L: *You Can Heal Your Life;* Hay House Inc., CA, 1984.

Jasmuheen: *Living On Light: The Source of Nourishment for the New Millennium;* KOHA Publishing, Germany, 1998.

Johari, Harish: *Breath, Mind, and Consciousness;* Destiny Books, Vermont, 1989.

Jon, Shahan: *Receiving The Cosmic Christ: The Experience of Global Community;* Karuna Foundation, CA, 1990.

Jones, Laurie Beth: *Jesus CEO: Using Ancient Wisdom for Visionary Leadership;* Hyperion, NY, 1992.

Katie, Byron, with Stephen Mitchell: *Loving What Is;* Harmony Books, New York, NY, 2002.

Kelder, Peter: *Ancient Secret of the Fountain of Youth;* Doubleday, New York, 1985.

Lewis, Dennis: *The Tao Of Natural Breathing: For Health, Well-Being and Inner Growth;* Mountain Wind Publishing, California, 1997.

Martine, Linda, and Yvonne Clark: *Health, Youth, and Beauty Through Color Breathing;* Berkley Medallion Books, California, 1977.

Matheson, Richard: *What Dreams May Come;* Tom Doherty Associates, Inc., NY, 1978.

Nhat Hanh, Thich: *Breathe! You Are Alive: Sutra on the Full Awareness of Breathing;* Parallax Press, California, 1996.

Nishino, Kozo: *The Breath Of Life: Using the Power of Ki for Maximum Vitality;* Kodansha International, New York, 1997.

Price, John Randolph: *The Abundance Book;* Hay House Inc., CA, 1987.

Ramacharaka, Yogi: *The Hindu Yogi: Science Of Breath;* D. B. Taraporevala Sons and Co., Private Ltd., Bombay, India, 1966.

Ray, Sondra, with Bob Mandel: *Birth and Relationship: How Your Birth Affects Your Relationships;* Celestial Arts, CA, 1987.

Redfield, James: *The Tenth Linda MartineLInsight: Holding The Vision;* Warner Books Inc., NY, 1996.

Sieczka, Helmut G.: *Chakra Breathing: Pathway to Energy, Harmony and Self-Healing;* Life Rhythm, California, 1993.

Sky, Michael: *Breathing: Expanding Your Power and Energy;* Bear and Company Inc., New Mexico, 1990.

Walsch, Neale Donald: *Conversations With God: An Uncommon Dialogue, Book 2;* Hampton Roads Publishing Company Inc, VA, 1997.

Weil, Andrew, MD: *Spontaneous Healing: How To Discover and Enhance Your Body's Natural Ability to Maintain and Heal Itself;* Alfred A. Knopf, Inc, NY, 1995.

Weil, Andrew: *Breathing, The Master Key to Self Healing* (Audio); Sounds True, Boulder, CO, 1999.

Deutsche Bücher (Übersetzungen)

Chopra, Deepak: Jung blieben – ein Leben lang: Vitalität und Klarheit bis ins hohe Alter; KOHA Publishing, Germany, 2011.

Epstein, Donald M., und Nathaniel Altman: 12 Phasen der Heilung; Lüchow Verlag, Germany, 1996.

Ford, Debbie: Das Geheimnis des Schattens: Verdrängtes erkennen, ganz werden, Lebensfreude gewinnen; Goldmann-Verlag, München, 2003.

Hay, Louise L.: Gesundheit für Körper und Seele; Ullstein Taschenbuchverlag, Germany, 1995.

Johari, Harish: Atem, Geist und Bewusstsein – Einführung in das Swara Yoga; Sphinx-Verlag, 1992.

Jones, Laurie Beth: Jesus Christ, Manager. Weisheiten für visionäres Management; Signum-Verlag, 1996.

Katie, Byron, mit Stephen Mitchell: Lieben, was ist. Wie vier Fragen Ihr Leben verändern können; Aracana, München in der Verlagsgruppe Random House GmbH, 2002.

Kelder, Peter: Die Fünf Tibeter, Integral Verlag, München, 1997.

Lewis, Dennis: Das Tao des Atmens; Ariston Verlag / Random House, 1997.

Matheson, Richard: Das Ende ist nur der Anfang. Hinter dem Horizont; Goldmann Verlag, München, 1998.

Redfield, James: Die zehnte Prophezeiung von Celestine; Wilhelm Heyne Verlag GmbH & Co. KG, München, 1996.

Sieczka, Helmut G.: Energie und Harmonie durch den Atem; Goldmann Wilhelm GmbH, München, 1994.

Walsch, Neale Donald: Gespräche mit Gott – Band 2: Gesellschaft und Bewusstseinswandel; Goldmann Verlag, München, 1998.

Weil, Andrew: Spontanheilung. Die Heilung kommt von innen; C. Bertelsmann Verlag, München, 1995.

Anhang E

DIPLOMIERTE ATEMBEGLEITER/INNEN
für Transformative Atmung

Anhang E der deutschen Version von Breathe Deep Laugh Loudly weicht ab vom entsprechenden Text der 3. Ausgabe des Originals.

Hier verweisen wir den Leser auf die aktualisierte Liste der Atembegleiter weltweit, die sich auf der Webseite der Transformational Breath Foundation befindet.

www.transformationalbreathing.com

www.breathe2000.com

Index

A

B

C

K

U

V

W

X

Y

Z

CPSIA information can be obtained
at www.ICGtesting.com
Printed in the USA
LVHW081537200919
631725LV00026B/540/P